Michael Dorris wurde 1945 geboren, ist Anthropologe und Schriftsteller und hat sich seit Jahren in Romanen und Essays mit den Problemen der Indianer befaßt. Sein Buch *Erzähl ihm nicht von den Bergen* gewann in den USA den National Book Critics Circle Award und war Bestseller auf der New-York-Times-Liste.

Vollständige Taschenbuchausgabe August 1997
Droemersche Verlagsanstalt Th. Knaur Nachf., München

Titel der Originalausgabe: »The Broken Cord«

Originalverlag: Harper Collins, London
Photonachweise:
Photo 1: Sterling Clarren u.a. »The Fetal Alcohol Syndrome«
The New England Journal of Medicine 298 (19), 1978
Photo 2: K. L. Jones und D. W. Smith »Recognition of the
Fetal Alcohol Syndrome in Early Infancy«, *Lancet* 2:999-1001, 1973
Photo 3 und 4: A. P. Streissguth, C .S. Herman und D. W. Smith
»Stability of Intelligence in the Fetal Alcohol Syndrome:
A Preliminary Report«
Alcoholism: Clinical and Experimental Research 2 (2): 165-170, 1978
Photo 5, 6 und 7: K. L. Jones, D. W. Smith, C. N. Ulleland
und A. P. Streissguth
»Patterns of Malformation in the Offspring
of Chronic Alcoholic Mothers«
Lancet 1:1267-1271, 1973
Umschlaggestaltung: Agentur Zero, München
Umschlagfoto: Tony Stone/Phil Borges, München
Druck und Bindung: Clausen & Bosse, Leck
Printed in Germany
ISBN 3-426-60403-5

2 4 5 3 1

Michael Dorris

Erzähl ihm nicht von den Bergen

Die Geschichte des Indianerjungen Adam

Aus dem Englischen
von Veronika Straaß

Knaur

Für Louise, die diese Geschichte
mit mir teilt, sie mit mir lebt
und erzählt, wer uns zu einer Einheit macht.

Für unseren tapferen Sohn.

Vorwort

Der Schnee fiel in dicken Flocken heute, am vierten Februar 1988, zwei Tage, bevor Michael und ich unsere erste gemeinsame Auslandsreise antreten, zehn Tage vor dem Valentinstag, den wir in Paris verbringen werden, 15 Tage nach Adams 20. Geburtstag. Es ist kein besonderer Tag; kein Tag, der einen Durchbruch in Adams oder meinem Leben markiert; ein Tag, in der Schwebe gehalten vom tiefen Schnee, der Stille, den geschlossenen Schulen und unserer ländlichen Abgeschiedenheit an einer steilen Schotterstraße, die kein Auto zu befahren wagt, bevor der städtische Schneepflug vorbeigekommen ist.

Es ist aber ein Tag, an dem Adam einen Anfall hatte. Seine Großmutter rief an und sagte, daß sie ihn von ihrem Fenster aus mit einem Anfall im Schnee liegen sehen konnte. Er war hingefallen, als er den Weg zum Briefkasten freischaufelte. Auch Michael stand an der Tür, aber ich war zuerst draußen, weil ich Turnschuhe anhatte. Als ich in den Schnee sprang, fühlte ich einen Augenblick lang ein dumpfes Gefühl von Dankbarkeit gegenüber Michael, daß er es mir überließ, Adam zu Hilfe zu kommen. Obwohl wir es uns einander nicht eingestehen: Das sind Momente, wo es leicht ist, Adams Eltern zu sein. Seine Anfälle werden jetzt stärker. Und doch, wenn er sich nicht gerade beim Fallen verletzt, kann man nichts weiter tun als tröstend zur Stelle zu sein, dafür zu sorgen, daß er in stabiler Seitenlage liegt, daß er atmet. Ich rannte zu Adam und nahm ihn in die Arme, sprach seinen Namen, sagte: »Ich bin ja bei dir,« sprach in meinem beruhigendsten Tonfall. Als er wieder zu sich kam, stand ich auf, lehnte ihn gegen mich und wir standen da und schüttelten seinen Ärmel und den Ausschnitt seiner Jacke aus.

Ein einsames Schneemobil fuhr vorbei, machte kehrt um zu

sehen, ob mit uns alles in Ordnung sei. Ich vermute, unser Anblick muß so etwas wie gelinde Besorgnis ausgelöst haben. Wir standen aneinandergelehnt, aneinandergekuschelt und atmeten schwer. Adam ist größer als ich und normalerweise viel stärker. Ich hielt ihn mit beiden Armen um die Taille gefaßt und sah über seine Schulter. Noch immer fiel Schnee und trieb durch die tiefhängenden Äste der Kiefern. Um uns herum war so eine Reinheit, ein feuchtes und elektrisierendes Schweigen. Die Luft war warm und der Schnee schmolz schon in meinen Schuhen.

Es ist leicht, die absolute, die dramatische Liebe zu geben, die ein bestimmtes, physisches Problem verlangt, es ist leicht, zurückzurutschen und zu -wanken, Adam die Stiefel auszuziehen und dafür zu sorgen, daß er die richtige Dosis Medizin bekommt.

Es ist leicht, von Fall zu Fall Schutzengel zu sein. Aber es ist nicht einfach, tagein, tagaus mit einem Kind zu leben, das durch das Fetale Alkohol-Syndrom oder den Fetalen Alkohol-Effekt behindert ist. Diese vermeidbaren, angeborenen Schäden manifestieren sich auf vielerlei Weise, aber sie werden ausschließlich durch Alkohol am sich entwickelnden Körper und Gehirn des ungeborenen Babies verursacht. Der Bericht des Gesundheitsministers der Vereinigten Staaten für 1988 warnt vor den Gefahren des Trinkens während der Schwangerschaft. Jetzt, da sich kein Blut-Alkoholspiegel als unbedenklich für den Fetus herausgestellt hat, sagen viele Ärzte, die Richtschnur sei neun Monate lang (oder länger wenn eine Mutter stillt) vollkommene Abstinenz. Es wird noch davon die Rede sein, daß jede Frau verschieden auf Alkohol reagiert, je nach Alter, Ernährung und Stoffwechsel. Aber Trinken zur Unzeit kann Abnormitäten an Gesicht und Körper des Babies ebenso wie geringere Intelligenz verursachen. Trinken kann auch partiell das Urteilsvermögens beeinträchtigen oder das Verhalten verändern. Adam leidet zu einem gewissen Grad an allen diesen Symptomen. Ein hartes Schicksal für einen Moment Entspannung.

Ich hatte nie vor, die Mutter eines Problemkindes zu sein. Wer hat das schon? Aber als ich nach einem Jahr Ehe mit ihrem Vater die drei Kinder Adam, Sava und Madeline offiziell adoptierte – die er Jahre zuvor als alleinstehender Mann adoptiert hatte –, geschah es einfach. Ich habe unterdurchschnittlich wenig Geduld, und deshalb hege ich große Bewunderung für Leute wie Ken Kramberg, Adams Lehrer, und andere wie Faith und Bob Annis, die tagein und tagaus mit Behinderung zu tun haben. Und ich bewundere meinen Mann Michael, der Monate seines Lebens damit zugebracht hat, Adam beizubringen, wie man Schuhe zubindet. Das Zusammenleben mit Adam berührt meine Tätigkeit nur ganz am Rande; dies ist das erste Mal, daß ich über ihn schreibe. Ich habe ihn nie verschlüsselt als Romanfigur eingesetzt oder bewußt aus unserer gemeinsamen Erfahrung geschöpft. Es ist nämlich schmerzhaft für einen Romanautor, über wahre Begebenheiten im eigenen persönlichen Leben zu schreiben.

Ich habe erlebt, wie Michael, ein Anthropologe und Romanschriftsteller, sechs Jahre lang mit diesem Manuskript gekämpft hat. Die Arbeit war eine Odyssee aus der Welt der professionellen Objektivität in ein verwirrendes Reich, in dem sich Grenzen nicht mehr so leicht ziehen lassen. Es war qualvoll für Michael, diese Geschichte noch einmal zu durchleben. Aber ich glaube, er sah sich schließlich dazu genötigt, nachdem er die Größenordnung des Problems erkannt hatte, nachdem er so viele verzweifelte und hochherzige Geschichten von anderen Leuten gehört hatte. Und schließlich motivierte ihn das zerbrechlichste der menschlichen Gefühle – die Hoffnung: Wenn eine Geschichte von FAS zugänglich und damit real wird, könnte sie irgend jemanden irgendwo davon abhalten, ein weiteres alkoholverkümmertes Kind zur Welt zu bringen!

Lesen fällt Adam nicht leicht, aber er zwang sich selbst dazu, diese Geschichte zu lesen. Sie faszinierte ihn und er hat der Veröffentlichung zugestimmt. Obwohl er an unseren Berufen keinen Anteil nimmt, weder Stolz noch die leiseste Spur von Groll zeigt, macht es ihm Freude, wenn unsere Familienbilder gelegentlich in der Zeitung erscheinen. Er sieht Michael und mich in erster Linie in den Rollen, die wir uns selbst in puncto Haushalt zugeteilt haben. Michael ist der

Mann, der die Wäsche macht, ich bin der Koch. Und darüber hinaus – das ganz besonders! – sind wir die Leute, die auf ihn eingehen. In diesem Sinne ist er, obwohl erwachsen, auf dem Stand eines sehr kleinen Kindes, das die Welt nur als Erweiterung seines Willens sieht. Adam ist die Welt, so wie er sie versteht, und er kennt nur den Teil von uns, der in sein Blickfeld ragt.

Deshalb kennt uns Adam in gewisser Weise besser als wir uns selbst kennen, obwohl es für ihn schwierig wäre, dieses Wissen zu beschreiben. Er kennt unsere Grenzen und ich zumindest verstecke meine Grenzen vor mir selbst, besonders wenn ich sie übertrete, besonders wenn ich wütend werde. Manchmal scheint mir, daß in meinem Zusammenleben mit Adam Ärger von Anfang an untrennbar mit Liebe verbunden war, und ich stand dem einen so hilflos gegenüber wie dem anderen.

An einem leicht bewölkten Oktobertag 1981 haben wir geheiratet, Michael, seine drei Kinder und ich. Adam war 13 und weil er noch vor der Pubertät stand, war er klein, etwa so groß wie ein Zehnjähriger. Er war und ist keine charmante Person, aber er ist großzügig, immer gutherzig und deshalb liebenswert. Er hatte damals die Gabe – und hat sie immer noch –, die in Anbetracht der Realitäten dieser Welt auch ein Fluch ist: die Gabe des absoluten, gelassenen Vertrauens. Er nahm unsere Zeremonie, unsere Gelöbnisse wörtlich. Schließlich erklärte uns derselbe Freund, ein ansässiger Richter, zu Mann, Frau und Familie, der später für mich formell das Gesuch stellen sollte, die Adoptivmutter von Adam, Sava und Madeline zu werden. Noch später dann, als wir uns unter Schmerzen mit gewissen Tatsachen abfanden, half er uns, für Adam testamentarisch eine lebenslange Versorgung festzulegen. Als Richter Daschbach die magischen Worte aussprach, drehte sich Adam erfreut zu mir um und sagte »Mami!«, nicht Louise. Jetzt war es offiziell. Ich schmolz dahin. An diesem Vertrauen war nicht zu rütteln – bis ich selbst es tat.

Zehn Monate später. Wir sitzen am Abendbrottisch. Ich habe gegessen, die anderen Kinder auch. Es ist ein gutes Abendessen, eine ihrer Lieblingsspeisen. Michael ist unterwegs. Adam ißt einen Bissen, dann legt er seine Gabel weg und sitzt vor seinem Teller. Als ich ihn bitte aufzuessen, sagt er, »Aber Mami, ich mag das nicht.«

»Doch, du magst es,« sage ich ihm. Ich bin daran gewöhnt, daß mich Adam ein-, zweimal testet, wenn Michael fort ist, und diese Herausforderungen sind ermüdend, manchmal machen sie mich sogar verrückt. Aber Adam muß wissen, daß ich dieselben Regeln habe wie sein Vater. Er muß es wissen, immer wieder und wieder und wieder. Und Adam mag dieses Essen mit Sicherheit. Ich hatte es gemacht, weil er es eine Woche zuvor hinunterschlang und sagte, daß er es gern äße. Und ich war glücklich.

»Du mußt essen, sonst hast du morgen früh einen Anfall,« sage ich ihm. Das hat sich immer wieder als richtig herausgestellt. Ich bin vernünftig, bleibe fest, bin anfangs sogar geduldig, obwohl ich alles schon viele Male zuvor gesagt habe. Das ist normal, das ist Adams Art, nur ein Test. Wieder sage ich ihm, er solle aufessen.

»Ich mag das nicht,« sagt er wieder.

»Adam,« sagte ich, »du mußt essen, sonst bekommst du einen Anfall.«

Er starrt mich an. Nichts.

Unsere kleineren Kinder tragen ihre leeren Teller zum Spülbecken. Ich spüle sie ab. Adam sitzt. Sava und Madeline gehen die Treppe hoch zum Spielen, und Adam sitzt. Ich fühle seine Stirn, denke, daß er vielleicht krank ist, aber er ist kühl und ziemlich zufrieden mit sich. Er ist gerade 14 geworden. Aber immer noch versteht er nicht, daß er zusätzlich zu seinen Medikamenten soundsoviele Kalorien pro Tag zu sich nehmen muß, weil er sonst von einer Attacke heimgesucht wird. Die Elektrizität in seinem Gehirn spielt dann verrückt, die Impulse werden wirr und ziellos.

»Iß auf. Ich mein's ernst.«

»Hab ich schon,« sagt er, während der Teller noch voll vor ihm steht.

Ich zeige einfach drauf.

»Ich mag das nicht,« sagt er mir wieder.

Ich gehe zurück zum Schrank. Ich klappe ein Sandwich mit Erdnußbutter zusammen. Er mag sowas. Vielleicht ist er mit einem Zugeständnis meinerseits zufrieden, vielleicht ißt er dann, aber als ich es auf seinen Teller lege, schaut er es nur an.

Ich gehe ins Nebenzimmer. Es ist acht Uhr und ich bin mitten in einem Buch von Bruce Chatwin. Es gibt noch mehr im Leben…, aber ich habe die Verantwortung. Ich muß ihm klarmachen, daß er mich nicht einfach auf die Palme bringen kann.

»Iß das Brot…«

»Hab ich schon.« Das Brot ist unberührt.

»Iß dein Abendessen…«

»Ich mag das nicht.«

»Okay. Dann iß die Hälfte.«

Er tut's nicht. Er sitzt da. In seinen Augen ist ein Ausdruck von dickköpfigem Triumph, der mich zur Weißglut treibt. Urplötzlich ist da die verwünschte und unterdrückte Frustration, die mit einem Schlag hochkommt.

»Iß!« schreie ich ihn an.

Theatralische Auftritte, Fußstampfen, erhobene Stimmen beeindrucken ihn normalerweise durch den Ernst unserer Gefühle viel mehr, als wenn wir ihm mit Vernunft kommen. Aber nicht dieses Mal. Kein Befehl, kein Betteln, Flehen bringt ihn dazu, zu essen, nicht einmal zu seinem eigenen Guten. Und er ist so dünn, so dünn. Sein Gesicht ist ausgemergelt, seine Rippen springen aus seinem Brustbein vor, seine Knie sind dick und knochig und seine Waden und Oberschenkel wie Stöcke. Ich will nicht, daß er hinfällt, einen Anfall hat, sich wehtut.

»Bitte… mir zuliebe. Tu's doch.«

Er sieht mich ruhig an.

»Nur mir zuliebe, okay?«

»Ich mag das nicht.«

Jetzt ist es aus. Was bleibt da noch? Wenn ich ihm nicht einmal helfen kann zu überleben, wie kann ich seine Mutter sein?

»Dann laß es eben bleiben. Und sag nicht mehr Mami zu mir!«

Dann gehe ich weg, fix und fertig. Ich laße ihn sitzen und er ißt nicht, und am nächsten Morgen hat er einen Anfall. Er fällt neben das Aquarium, kriegt den Tisch zu fassen und sein Kopf ruckt und sein Mund ist verzerrt. Ich halte ihn, warte es ab. Immer noch zwei Tage, bis Michael wieder nach Hause kommt und ich glaube nicht, daß ich der Situation gewachsen bin und ich weiß nicht, wie Michael es geschafft hat, aber das ist nur ein kurzes Aufwallen von Panik. Adam richtet sich schließlich auf. Er zieht andere Hosen an. Er lebt seinen Tag weiter. Den Anfall bringt er nicht mit dem Nahrungsmangel in Verbindung: Er wird es nie tun. Aber meine Worte bringt er damit in Verbindung, wie ich allmählich merke. Er erinnert sich. Seit diesem Abend nennt er mich Louise, und ich kümmere mich nicht darum. Zuerst freue ich mich darüber und denke, es wird sich schon wieder geben, wenn wir einander verziehen haben und uns wieder näher kommen. Schließlich vergißt er ja sonst fast alles.

Aber von allem, was ich zu Adam gesagt habe, von allen Worten der Liebe, allen Ermutigungen, von allen Anordnungen, die ich ihm gegeben habe, den Versicherungen, Erklärungen und Anweisungen, prägt sich perfekt und unauslöschlich nur das eine über Monate hinweg ein: »Sag nicht mehr Mami zu mir.«

Adam nennt mich jetzt »Mutter« oder »Mami«, aber es brauchte Jahre der Geduld, der Rückfälle und der Selbstkontrolle. Adams Vater mußte erklären und ich mußte erklären und mit Umarmungen belohnen, wenn er nett zu mir war, damit wir wieder zu Mutter und Sohn zurückfanden. Wir mußten dazu erst eine lange Reise nach Westen unternehmen, nur wir beide. Wir mußten erst einen Sommer lang Seite an Seite arbeiten. Wir pflanzten 35 Bäume und einen ganzen Garten und ein Blumenbeet. Wir dünnten die Erdbeeren aus, stutzten die Fliederbüsche und Forsythien. Wir spielten ›Schiffeversenken‹ und ›Sorry‹. Wir lebten zusammen. Und ich gab es auf, ihn zum Essen überreden zu wollen, ich fand genug Abstand, ihm die Medizin in die Hand zu drücken und wegzugehen. Ich erkannte, daß ich ihn nicht schützen kann.

Deshalb sage ich, daß man eine bestimmte Ader haben muß, die ich nicht wirklich habe, um mit einem Menschen zu leben und zu arbeiten, der bis ins Mark starrsinnig und doch ein Opfer ist. Unausgesetzte, provozierende Anwürfe gegen den gesunden Menschenverstand zermürben auf die Dauer die Seele. Eine Logik, die sich über Logik hinwegsetzt, kann einen in den Wahnsinn treiben. In den Jahren, die ich mit Adam verbracht habe, habe ich mehr über meine Grenzen erfahren als mir lieb war. Und doch, trotz der lächerlichen Diskussionen, der bis-aufs-Blut-Kämpfe wegen der Medikamenteneinnahme, trotz der kleinlichen und zermürbenden Anweisungen, die man jeden Tag geben muß, und obwohl man einem fast erwachsenen Mann Handschuhe über die aufgesprungenen, frostzerbissenen Hände ziehen muß und dabei weiß, daß er sie im eisigen Wind von minus 30 Grad wegwerfen wird, sobald er außer Sichtweite ist, trotz all dem gedieh etwas Geheimnisvolles zwischen uns, ein Band absoluter Einfachheit, Liebe. Sie ist fraglos das A und O unserer Beziehung, sogar jetzt, wo Adam zu einem etwas unabhängigeren Leben gefunden hat.

Aber diese Liebe ist untrennbar mit Wut verbunden, und in meine Liebe zu Adam mischt sich meist zugleich Wut auf etwas anderes; denn es ist unmöglich, die Liebenswürdigkeit, das innere Licht, die Qualitäten, auf die ich bei Adam vertraue, zu lieben, ohne die Tatsache zu hassen, daß er diese Qualitäten nie voll zum Ausdruck wird bringen können, weil seine leibliche Mutter trank. Er ist ein Opfer des Fetalen Alkohol-Effektes. Immer, sein ganzes Leben lang, wird er einsam sein.

Als Twen habe ich heftig getrunken und bekam schließlich Hepatitis. Glücklicherweise. Von einem gelegentlichen Glas Wein abgesehen kann ich Alkohol nicht mehr vertragen. Aber seit diesen frühen Tagen verstehe ich das Verlangen nach Alkohol, diese physische Anziehungskraft. Ich hatte mich emotional an eine bestimmte Konfiguration von Chemikalien gebunden und ich bin mir bis zum heutigen Tag der Anziehungskraft dieser (An-)Bindung bewußt ebenso wie der enormen Schwierigkeit, davon loszukommen.

Adams Mutter kam nie davon los. Sie starb an Alkoholvergiftung und ich hätte mehr Mitleid mit ihr, wenn es Adam nicht gäbe. So wie die Dinge stehen, hoffe ich nur, daß sie starb, bevor sie die Gelegenheit hatte, noch ein Kind mit Adams Problemen in die Welt zu setzen. Auch kann ich nur wünschen, daß sie während ihrer Schwangerschaft (falls man ihr nicht raten oder helfen konnte) gezwungen wurde, diese entscheidenden neun Monate abstinent zu bleiben. Weil in der Reagan-Ära Programme für Alkohol- und Drogen-Behandlung sowie für Schwangerschaftsvorsorge radikal zusammengestrichen wurden, spitzte sich in einigen amerikanischen Indianerreservaten die Lage so verzweifelt zu, daß in manchen Fällen eine Gefängnisinternierung während der Schwangerschaft der letzte Ausweg war. Einige Leute, über deren Ansichten Sie in diesem Buch lesen werden, haben eine noch radikalere Einstellung und fordern sogar die Zwangssterilisation von Frauen, die bereits das Leben mehrerer Kinder wie Adam ruiniert haben und sich dennoch weigern, während ihrer Schwangerschaft mit dem Trinken aufzuhören. Einige Frauen, auch Männer, werden sich darüber empören, gute Menschen, die glauben, daß es das Recht jedes Einzelnen sei, sich selbst Schaden zuzufügen, daß Trinken unsere freie Wahl sei, daß die Freiheit einer Person, entweder nach Glück oder Hoffnungslosigkeit zu streben, sakrosankt sei. Auch ich glaubte das, und doch haben das Frustrierende, das Anrührende in Adams Leben meine Zweifel genährt, haben mich überzeugt, daß einige meiner Prinzipien selbstgefällig und unerprobt waren. Woran bemißt sich hier denn Verantwortung? Wo genau ist die Trennlinie zwischen Selbstverletzung und Kindesmißbrauch? Grobe Fahrlässigkeit wiegt fast so schwer wie vorsätzlich begangenes Unrecht, so lautet ein Rechtsgrundsatz. Wo ziehen wir die Trennlinie?

Die Leute, die sich dafür aussprechen, schwangere Frauen zur Abstinenz zu zwingen, kommen aus den Gemeinden, die mit einem Problem von alptraumhaften Ausmaßen zu tun haben. Alle sind sich darüber einig, daß es nicht die beste Lösung ist, diese Frauen einzusperren, besser wäre es, sie zu behandeln. Aber dieses Problem baut sich nun schon seit Generationen auf. Frauen, die selbst am Fetalen Alkohol-Syndrom oder am Fetalen Alkohol-Effekt leiden, sind äußerst schwer zu beraten, denn eine der schädlichsten Auswirkungen von FAS ist die Unfähigkeit, Ursache und Wirkung zu verknüpfen oder »vorauszudenken«. Außerdem nehmen viele Alkohol- und Drogenbehandlungs-Programme keine schwangeren Frauen auf – und damit auch keine ungeborenen Kinder, die wichtigsten aller Patienten. Ohne Frage, der mit viel Tamtam geführte Krieg gegen Drogen kann nicht mit Gewehren gewonnen werden, er bedarf der konzertierten Anstrengungen einer mitfühlenden Gesellschaft. In Alkohol-Rehabilitations-Programme sollte man ebenso einfach hineinkommen wie in Spirituosenhandlungen und diese Programme sollten kostenlos sein. Die Kosten könnten in einigen Gebieten von den Einkünften staatlicher Spirituosenhandlungen, in anderen von den Erträgen der Alkoholsteuer bestritten werden.

Da wir, das Volk, die Regierung sind, tragen wir alle in gewisser Weise die Schuld , daß wir zugelassen haben, daß ein Problem zu dieser Größenordnung anwächst. Dennoch hieße es, das Individuum abzuwerten, wenn man einen Menschen nicht zum gewissen Grad für sein Verhalten verantwortlich machen würde. Wenn eine Frau erst einmal beschlossen hat, ein Kind auszutragen, ein anderes menschliches Wesen entstehen zu lassen, hat sie dann auch das Recht, diese Person zu Adams Leben zu verurteilen? Und ist ein Vater nicht auch dafür verantwortlich, für eine alkoholfreie Schwangerschaft einzutreten und zu versuchen, sie zu sichern?

Weil seine Mutter trank, ist Adam einer der Verwundeten der Erde. Hatte Adams Mutter das Recht, ihm seine Neugier zu nehmen, die Freude, die ihm eine gute Mathematiknote beschert haben könnte, durfte sie ihm den Spaß am Lesen nehmen, ihm das Staunen über die Komplexitäten und Launen der Natur vorenthalten? Hatten sie und sein abwesender Vater das Recht, ihn zum Außenseiter unter Kindern zu stempeln, ihn zu einem Leben ohne Freunde zu verdammen, aus seiner Sexualität eher ein Problem als ein Vergnügen zu machen, sein Gehirn zu spalten, ihm heftige Anfälle anzuhängen?

Mir scheint, niemand hat das Recht, solchen Schaden zu stiften, nicht einmal aus tiefer Ignoranz heraus. Die römisch-katholische Kirche definiert zwei Arten von Ignoranz, überwindbare und unüberwindliche. Ignoranz ist dann unüberwindlich, wenn eine Person gewissen Formen des Wissens nicht ausgesetzt ist. Die andere, überwindbare Art Ignoranz ist gewollt, ist ein bewußtes Abwenden von der Wahrheit. Auf jeden Fall glaube ich, daß Adams Mutter nicht das Recht hatte, ihren und unseren Sohn zu schädigen.

Nachdem ich weiß, was ich heute weiß, bin ich mir sicher, daß ich selbst während meiner Trinkerphase lieber für neun Monate ins Gefängnis gegangen wäre und ein normales Kind geboren hätte, als ein menschliches Wesen zur Welt zu bringen, das für den Rest seines Lebens Opfer meiner Taten gewesen wäre. Und ich würde jetzt bestimmt für neun Monate ins Gefängnis gehen, wenn ich damit Adam heilen könnte. Jenen, die sich über diese Einstellung immer noch empören, jene, die sich ihrer Sache so sicher sind, so sicher in ihre Opposition, sage ich dasselbe, was ich denen sage, die einer armen Frau keine sichere Abtreibung erlauben wollen und die doch nicht selbst zu Adoptionsbüros gegangen sind, um die nicht vermittelbaren, die problembeladenen, die unerwünschten Kinder aufzunehmen.

Wenn Sie mit mir nicht übereinstimmen, dann bitte, kommen Sie mit und setzen sie sich neben die Alkoholgeschädigten, wenn sie versuchen, addieren zu lernen. Meine Mutter, Rita Erdrich, die mit behinderten Kindern an der Indianerschule in Wahpeton arbeitet, tut das Tag für Tag. Trocknen Sie ihnen die Tränen der Verzweiflung. Kämpfen Sie für sie in einer Gesellschaft, die sie nicht verstehen. Erzählen Sie ihnen jede einfache Sache, die sie fürs Überleben wissen müssen, eine Million, zwei Millionen, drei Millionen Mal. Halten Sie ihren Kopf, wenn sie unnötige Anfälle haben und wischen Sie das Blut von ihren zerbissenen Lippen. Zwingen Sie sie dazu, ihre Medizin zu nehmen. Verwahren Sie die Verwundeten dieser Erde sicher. Lieben Sie sie. Sehen Sie ihnen zu, wie sie aufwachsen, nur um im bequemen Schlamm des Alkoholismus zu versinken. Werden Sie Opfer eines Verbrechens, das die Täter gar nicht als Vergehen begreifen. Versuchen Sie, deren Mangel an Reue zu verstehen. Als Steuerzahler zahlen Sie schon für ihre Gefängnisstrafen und begleichen die Rechnungen für teure Behandlung und Erziehung. Seien Sie selbst ein Opfer, schlagen Sie mit ihrem Kopf gegen eine Welt aus Stein, scheitern Sie unablässig. Dann gehen Sie zürück zu der Mutter, und sagen Sie zu ihr noch einmal von Angesicht zu Angesicht: »Es war Ihr Recht.«

Wenn ich am wütendsten bin, falle ich im Geiste über Adams Mutter her, weil es schließlich ihre Hand war, die die Flasche hob. Wenn ich am traurigsten bin, wünsche ich ihr erschöpft... aber an einen schlimmeren Ort als die Hölle, die ihr Leben und Sterben vermutlich war, kann ich sie nicht wünschen. Wenn ich sie jemals träfe, ich weiß nicht, was ich dann tun würde. Vielleicht wären wir beide resigniert angesichts dieser enormen Lektion. Es ist fast unmöglich, einen anderen Menschen für soviel Schmerz zur Verantwortung zu ziehen. Obwohl ich weiß, daß unser Sohn halbverhungert und an die Stäbe seines Bettchens gebunden war, daß er von einer Wohlfahrtsorganisation rausgeholt wurde, denke ich immer noch, es muß die »Schuld der Gesellschaft« gewesen sein. In der Öffentlichkeit bin ich defensiv, wenn ich um einen Kommentar zu Themen der amerikanischen Ureinwohner gebeten werde. Ja, sage ich, da gibt es furchtbare Probleme. Es dauert sehr, sehr lange, Gemeinschaften zu heilen, die von Eroberungs- und Krankheitswellen überflutet worden sind. Es dauert lange, bis sich Menschen selbst geheilt haben. Manchmal scheint es hoffnungslos. Doch an manchen Orten geschieht es. Stammesgemeinden, am bemerkenswertesten die Gruppe am Alkali-See in Kanada, treffen sich, schwören dem Alkokohol ab, nehmen wieder ihre eigene Menschlichkeit, ihre eigene Kultur an. Es sind zähe Leute und sie lehren eine wertvolle Lektion: Soweit es irgend in unserer Macht steht, müssen wir unser Leben selbst in die Hand nehmen.

Aber in unserer Liebe zu Adam beugen wir uns dem Schicksal.

Wenige seiner Probleme können gelöst oder letztendlich geändert werden. So konzentrieren Michael und ich uns stattdessen nur auf das, was wir kontrollieren können – unser eigenen Reaktionen. Wenn wir ihm mit Würde, Freude und Fröhlichkeit dabei helfen können, sich den Schwierigkeiten des Lebens entgegenzustellen und sie zu besiegen, ...dann sind wir reich beschenkt. Da ist sovieles, was Adam nicht geben kann – weil man ihn der Möglichkeiten dazu beraubt hat.

Ich weiß, daß mein Mann hofft, durch das Buch *The Broken Cord* (Broken Cord, der englische Originaltitel, bedeutet: Zerbrochenes Band oder auch »Zerrissene Nabelschnur«, Anm. d. Ü.) werde es eine Zukunft ohne diese besondere und vermeidbare Tragödie geben. Ich empfinde das genauso. Es wäre mir lieber, FAS und FAE würden durch Aufklärung, durch Erziehung und neues therapeutisches Engagement ausgemerzt. Das ist die Hoffnung, in der dieses Buch geschrieben wurde. Aber wenn das nicht möglich ist, würde ich jeden denkbaren Weg einschlagen, um FAS und FAE auszuschalten.

Michael und ich haben ein Bild von unserem Sohn. Auf diesem Bild, das auf dem Land meines Großvaters in den Turtle Mountains von Nord-Dakota aufgenommen wurde, ist aus irgendeinem Grund kein Defekt an Adams Haltung oder Gesicht erkennbar. Obwohl vielleicht ein informierter Arzt aus seinen Zügen FAS diagnostizieren könnte, ist Adams Gesichtsausdruck intelligent und gelassen. Er lächelt, seine Augen leuchten und seine Stirn ist dunkel und glatt. An diesem Portrait weist nichts auf irgendeinen Mangel hin.

Ich sehe mir dieses Bild an und denke, »Hier ist der andere Adam. Der Mensch, der unser Sohn ohne Alkohol wäre.« Manchmal stellen Michael und ich uns vor, daß wir ihn begrüßen, daß wir lange in seine Augen schauen und er in unsere und in diesem Blick verstehen wir nicht nur unseren Sohn sondern er versteht auch uns. Er ist zu einem Partner herangewachsen, zu einem Gleichgestellten, nicht zu einer Person, die Mitleid, Schutz oder Extra-Chancen braucht. Neben der alten Reservatshütte, wo meine Mutter geboren wurde, vor den windzerzausten Weizenfeldern und Wäldern des Ahnenlandes steht erwartungsvoll Adam, der selbstsichere Mann, der er sein sollte. Die Welt öffnet sich vor ihm – so viele Türen, so viel Licht. In diesem Bild ist er bereit, sein Leben in die Hand zu nehmen.

Louise Erdrich

Ich saß in der Abfertigungshalle des Flughafens von Pierre und wartete. Der Terminal sah aus wie eines dieser riesigen Kaufhausschaufenster, in denen Schmuck und Kosmetik ausgestellt werden – eine Glasfront, neutrale Farben, helle Beleuchtung –, nur daß dieser rechteckige Kasten hier auf der platten, windgestriegelten Ebene im mittleren Süd-Dakota völlig isoliert dastand. Kurz bevor wir landeten, war ein Luftzug unter die Tragflächen des kleinen Shuttle-Flugzeugs gefahren und hatte meine Mitreisenden zuerst erschreckt aufstöhnen und dann verlegen lachen lassen: nochmal davongekommen!

Nach der Landung konnte ich sie mir genauer ansehen; drei Beamte in tadellos gebügelten Anzügen, die in der Landeshauptstadt zu tun hatten; zwei Rancher, die stolz ihre stadtfeinen Gürtel zur Schau trugen – große Gebilde in Silber und Türkis, die einen mächtigen Brustkasten von dünnen, gestiefelten Beinen trennten -; eine beunruhigte Mutter, die einem Kind mit Ohrendruck zuredete, es solle schlucken oder gähnen; ein Verwandter auf Besuch, der lauthals von einer Frau mit Lockenwicklern und Bermudashorts begrüßt wurde.

Ich war in Hochstimmung und fühlte mich völlig fehl am Platze. Ich war ein Fremder und in einer Mission hier, die niemand vermuten würde: Innerhalb einer Stunde würde ich alleinerziehender Vater sein.

Wir schrieben das Jahr 1971; ich war 26 Jahre alt, ehemaliger Möchte-gern-Hippie, Anwärter auf den Doktortitel in Anthropologie an der Yale Universität und Dozent für Erstsemester an einem kleinen experimentierfreudigen College in Neuengland. Dieser wolkige Nachmittag in Pierre war der Höhepunkt einer Odyssee, die ich neun Monate zuvor begonnen hatte, als mir während einer Freilandarbeit im ländlichen Alaska in den Sinn kam, daß ich ein Kind wollte. Ich wollte Vater sein.

Ich erinnere mich genau, in welchem Zusammenhang mir das klar wurde. Ich lebte damals in einer Hütte in Tyonek, einer indianischen Gemeinde an der Westküste der Cook-Bucht. Man sprach dort

Athapaskisch. Ich sammelte Informationen darüber, was für einen Einfluß die Modernisierung und die Einnahmen aus der Ölförderung auf das Leben in diesem entlegenen Fischerdorf hatten. Ich verbrachte viel Zeit damit, die Sprache zu lernen. Linguistisch gesehen war sie dem Navajo und Apache verwandt, aber sie war unverkennbar an die subarktische Umgebung angepaßt. Fast immer wurde im kollektiven Plural gesprochen und gedacht – eine Eigenheit der Sprache, die für einen Außenstehenden äußerst schwierig zu erfassen war. Das Wort für »Leute«, »dene«, wurde in etwa als Synonym für »wir« eingesetzt – das Subjekt für praktisch jedes Prädikat, bei dem ein Personalpronomen erforderlich war. Daher wurde jede Tätigkeit, zumindest der Auffassung nach, zu einer Gruppenerfahrung.

Es war mein zweiter Herbst in Tyonek. Ich hatte den Vormittag damit zugebracht, die ältliche Mrs. Nickefor Alexan zu interviewen. Sie war die anerkannte Expertin für Themen, die von traditioneller Kräutermedizin bis zu den Gepflogenheiten und Tabus angemessener Brautwerbung reichten.

Nachmittags kehrte ich zu meiner Hütte zurück und ordnete ungestört meine Notizen; die meisten Erwachsenen der Gemeinde waren in ihren Räucherhütten damit beschäftigt, den Fischfang vom August zu konservieren und einzudosen, und die Kinder, die mich im Sommer so oft besucht hatten, waren wieder in der Schule. In einer Welt der »Wirs« war ich ein »Ich«, im Grunde niemandem verpflichtet und an niemanden gebunden.

Immer wieder sah ich aus meinem Fenster hinaus auf den dunkler werdenden Himmel. Während die westliche Zeitrechnung zum größten Teil auf dem 24-Stunden-Rhythmus von Tag und Nacht aufbaut, verlängert sich dieser Rhythmus hier im hohen Norden auf volle 12 Monate. Im Sommer ist es jederzeit hell genug zum Fischen, also werden die Dories (kleine Boote, Anm. d. Übers.) nicht dann zu Wasser gelassen, wenn die Armbanduhr es vorschreibt, sondern wenn die Lachse nach ihrem launenhaften Zeitplan zu wandern beginnen. Im Winter herrscht pechschwarze Nacht, verschärft durch lebensfeindliche Temperaturen, die manchmal bis auf 50 Grad unter Null fallen. Deshalb ist der kurze Herbst von schwerer Arbeit ebenso wie von Melancholie geprägt; man legt letzte Hand an die Ernte des Sommers und bereitet sich auf das bevorstehende harte Wetter vor. An den besten Tagen liegt dann das sonst so wilde Wasser still wie ein Spiegel da und reflektiert das rote und violette Licht der Wolken. Wenn man sich ganz in diese Erfahrung versenkt – für die einheimischen Volksstämme dieser Region ist diese Zeit etwas ganz Besonderes –, kann man sich ihr innerlich nur ausliefern.

Ich stand von dem Tisch auf, der mir als Schreibtisch diente, und stand an der offenen Vordertür. Mein Häuschen thronte so hoch oben auf einer Anhöhe über dem Strand, daß es völlig in ein unwirkliches Licht getaucht schien, ganz im Strudel der Energie von Sternen und Meer. Die Farben um mich verschmolzen regellos miteinander und mit mir. Es war keineswegs so, daß ich irgendeine Vision gehabt hätte. Mein Denken war vielmehr für einen Augenblick völlig leer und klar; es war bereit für eine ganz neue Botschaft – und diese Botschaft ließ keinen Zweifel zu: Ich wollte ein Baby. Diese Eingebung war so klar, so unerschütterlich, daß ich sie kein einziges Mal in Frage gestellt habe. Statt dessen schloß ich die Tür, legte meine Arbeit zur Seite und setzte vier Briefe an Büros der sozialen Fürsorge auf mit der Frage, ob Adoption für einen alleinstehenden Mann möglich sei und falls ja, wie und wann das geschehen könne.

In meiner Familie waren alleinerziehende Mütter seit Generationen die praktizierte Norm gewesen. Meine Großväter und mein Vater waren alle jung gestorben und hatten Witwen zurückgelassen, die ihre Kinder allein und mit Hilfe unserer weitreichenden Verwandtschaft aufgezogen hatten. Meine Vorbilder für diese Rolle waren starke, tüchtige Mütter, Tanten und Großmütter, und ich sah keinen zwingenden Grund, diese Tradition nicht fortzusetzen. Ich hatte zwar die vage Vorstellung, daß ich eines Tages heiraten würde, aber im Augenblick war da nichts in Sicht. Besonders in den sechziger Jahren hatten einige Frauen zuerst Kinder und dann Ehemänner. Warum konnte ich dann nicht auch zuerst ein Kind und dann eine Frau haben?

Die einzige Antwort auf meine Anfragen kam vom katholischen Sozialdienst von Alaska, und ich vereinbarte einen Gesprächstermin für den Tag, an dem ich wieder nach Anchorage fahren und Vorräte kaufen mußte. Als ich ein paar Wochen später an dem kleinen Backsteingebäude klingelte, war ich mir meines Vorhabens zwar immer noch genauso sicher, aber ich hatte schreckliche Angst, daß ich einen schlechten Eindruck machen und dadurch irgendwie meine Chancen gefährden könnte. Ich hatte mich sorgfältig in einen dunklen Anzug geworfen und trug zum ersten Mal seit Jahren eine Krawatte. Im Empfangsraum benahm ich mich, als würde ich durch Einwegspiegel beobachtet, und las entschlossen drei Artikel – ich habe kein einziges Wort daraus im Kopf behalten – in dem katholischen Magazin, das ich im Regal fand. Ich verzichtete auf eine zweite Tasse Kaffee, damit mein unsichtbarer Bewerter mich nur ja nicht für suchtgefährdet hielt, ich schlug meine Beine übereinander, stellte sie dann schnell wieder nebeneinander, um männlicher zu wirken, und verkniff mir die Zigarette, nach der es mich so verlangte.

Endlich wurde mein Name aufgerufen, ich betrat ein Büro mit blauem Teppichboden. Die Ordensschwester mir gegenüber fühlte sich womöglich noch unbehaglicher als ich. Sie hatte ihre Augen hinter der randlosen Brille abgewandt; sie bot mir noch einen Kaffee an, den ich energisch ablehnte, und starrte schließlich angestrengt auf das einzige Stück Papier in ihrem Ordner – ein Stück Papier, das ich als meinen Brief wiedererkannte.

»Sie haben einen ungewöhnlichen Wunsch, Mr. Dorris,« sagte Schwester Clare. »Hat er vielleicht etwas mit Ihrem Interesse für Anthropologie zu tun?«

Auf diese Frage war ich nicht vorbereitet, also sah ich sie einfach an und wartete auf eine Erläuterung. Sie schien verlegen zu sein.

»Wissen Sie, wir dachten, Sie könnten da vielleicht eine Art Experiment vorhaben.«

Ich versuchte, die Sache zu erklären, aber es war nicht einfach. Ich hatte zwar ausführlich über Strategien nachgedacht, die mich meinem Ziel näherbringen würden, hatte mir aber weit weniger Zeit dafür genommen, das Ziel selbst zu analysieren. Aber ich versicherte ihr, daß ich es ehrlich meinte. Das sei kein verrückter Einfall nach einer durchzechten Nacht. Wenn ich mein Kind fütterte, würde ich bestimmt kein Glöckchen läuten und eine Graphik der Ergebnisse zeichnen. Ich sei zuverlässig und ein solider Bürger – trotz meiner langen Haare und obwohl ich im Augenblick keine bezahlte Anstellung hätte. Meine Zukunftsaussichten seien gut, und ich hätte nichts zu verbergen. Und, oh ja, ich sei Indianer und hätte, wenn möglich, am liebsten ein indianisches Baby.

Sie stellte Fragen über meine Vergangenheit, und ich beantwortete ausführlich alles, was sie wissen wollte. Ja, ich sei ein Einzelkind gewesen, aber ich suchte jetzt nicht nach einem kleinen Bruder oder einer Schwester, sondern nach einem Sohn oder einer Tochter. Ich sei nie verlobt gewesen, aber natürlich sei ich gern mit Frauen zusammen – aber sie solle mich auf keinen Fall für promiskuitiv halten. Wie alle Menschen hätte auch ich meine Ecken und Kanten, aber ich suchte sicherlich kein Kind, um irgendeine krankhafte Lücke in meinem Leben zu füllen. Ich sei außerordentlich bindungsfähig, was feste Beziehungen zu Erwachsenen anging – sie möge nur irgend jemanden auf dieser Referenzliste fragen, die ich zweckmäßigerweise vorbereitet und zufällig mitgebracht hatte –, aber zur Zeit gäbe es keine »Herzdame« in meinem Leben.

Sie schrieb all diese Dinge auf einen gelben Formblock und trug am Rand eine Kodierung aus Sternchen und Kontrollzeichen ein, aus denen ich nicht schlau wurde – zumal ich sie nur verkehrt herum sehen konnte. Nach einer Stunde sagte sie, sie würde die Angelegenheit mit dem Vorstand besprechen. Der nächste Schritt, falls es überhaupt soweit käme: Ein Sozialarbeiter ihres Büros würde mir in meiner Wohnung einen ausführlichen Besuch abstatten. »Machen Sie sich nicht zu große Hoffnungen«, warnte sie, als ich mich zum Gehen anschickte. Sie habe von alleinstehenden Frauen gehört, die adoptieren wollten, aber noch nie von einem unverheirateten Mann. Sie sei sich überhaupt nicht sicher, was ihre Leute davon halten würden.

Ich muß enttäuscht ausgesehen haben, denn als Schwester Clare mich zur Tür brachte, vertraute sie mir mit sanfter Stimme an, »ich stehe auf Ihrer Seite«.

Meiner Familie schrieb ich in den folgenden Wochen nichts von meinem Plan, auch den Leuten im Dorf gegenüber sprach ich nicht davon. Es war, als müßte ich auf das Ergebnis eines Schwangerschaftstests warten und hätte Angst, daß verfrühter Jubel Unglück bringen könnte. Aber ich dachte darüber nach, wie es sein würde, Vater zu sein. Ich stellte mir bunt gemischte Szenen aus den kommenden Jahren vor: mein Kind, wie es laufen lernte, wie es auf seinem ersten Fahrrad fuhr, wie es Geburtstagskerzen ausblies, mein Kind auf dem Schulweg, wie es die Welt entdeckte, wie es nicht nur zu einem Sohn oder einer Tochter, sondern auch zu einem Freund heranwuchs. Per Versand bestellte ich Bücher über das Eltern-Sein, darüber, wie man Kinder »trocken« bekommt, über mögliche Spezialprobleme, die bei alleinerziehenden Eltern oder mit adoptierten Kindern auftreten können. Als schließlich der Brief von der katholischen Wohlfahrt eintraf, in dem man mir mitteilte, daß ich die erste Hürde genommen hatte und ein Feld vorgerückt war, war meine bevorstehende Vaterschaft für mich schon so wirklich geworden, daß ich eher erleichtert als überrascht war.

Zu Ehren meines Hausbesichtigungstermins brachte ich mein Einzimmerhäuschen auf Hochglanz. Die Aussicht auf noch mehr bohrende persönliche Fragen über meine Motive und Hoffnungen machte mich ebenso neugierig wie ängstlich. Offengesagt: Ich war gespannt auf das, was ich sagen würde.

Eines frischen Morgens im zeitigen Frühjahr traf eine Sozialarbeiterin namens Janet Lindeman mit dem Postflugzeug ein; wir liefen von der Landebahn zum Strand und warteten darauf, daß die Briefe sortiert würden. Sie war eine großgewachsene, dunkelhaarige Frau, trug einen beigefarbenen Hosenanzug und braune Schuhe mit flachen Absätzen – in einer Gemeinde Einheimischer mitten in der Wildnis entschieden fehl am Platz –, aber sie gab sich alle Mühe, die neugierigen Blicke der Leute zu ignorieren, denen wir begegneten. Sie hatte eine ernste, etwas skeptische und äußerst professionelle Art.

Kaum hatten wir uns einander vorgestellt, als sie auch schon ein Notizbuch und einen Kugelschreiber zutage förderte und mit beunruhigender Gründlichkeit anfing, meine Worte zu protokollieren. Da ich daran gewöhnt bin, Interviews zu führen, hatte ich bald heraus, worauf es ihr ankam: Wenn ich Kinder wollte, warum heiratete ich dann nicht und zeugte selbst welche? Hegte ich irgendeine unausgesprochene Feindseligkeit gegen Frauen, gegen die Ehe oder gegen langfristige partnerschaftliche Beziehungen? War ein Kind meine unüberlegte Lösung für ein insgeheim elendes Leben?

»Beschreiben Sie zwei Ehen, die Sie ›glücklich‹ nennen würden«, war Janets vielsagender Vorschlag, und sie zückte ihren Kugelschreiber.

Ich dachte einen Augenblick nach und schwärmte dann von zwei befreundeten Paaren. Barbara und Marty hatte ich in Paris kennengelernt, als ich dort vor mehreren Jahren als Praktikant bei einer Bank gearbeitet hatte. Beide hatten in Amerika ihr Studium abgeschlossen – helle Köpfe, überschwenglich, unkonventionell. Ich war begeistert, als sie eines Abends einen eisgekühlten Salat aus drei Sorten Bohnen anboten, ein Gericht, das in meinen Augen der Inbegriff lässiger Kultiviertheit war. Das andere Ehepaar, das ich kaum kannte, waren Shelly und Frederick, Anthropologenkollegen und ein paar Jahre älter als ich. Sie hatten in Neu-Guinea geforscht und seither privat in der exotischen, wispernden Sprache miteinander gesprochen, die sie dort gelernt hatten. Jede Unterhaltung zwischen ihnen klang romantisch und höchst »ehelich«.

Als ich Janet diese Ehen beschrieb, wurde ich nachdenklich: Sie schienen so vom Schicksal bestimmt, von vornherein so unerreichbar. Aber ich war entschlossen, mich mit nichts Geringerem zufriedenzugeben; wenn ich sofort ein Kind wollte, blieb also nur Adoption. Und warum, wollte Janet wissen, wollte ich überhaupt Kinder? Eine gute Frage, aber schwer zu beantworten, wenn ich keinen rührseligen oder schwärmerischen Eindruck machen wollte. Tatsache war, daß die Worte, die meine Gefühle hätten erklären können, im männlichen Standardvokabular einfach nicht vorkamen.

Meine Sehnsucht nach einem Kind war für mich so klar und grundlegend wie ein Instinkt, und genausowenig ließ sich diese Sehnsucht leugnen oder analysieren. An meinen Gefühlen war nichts Exzentrisches – ich hatte sie gehabt, so weit ich zurückdenken konnte –, aber sogar Gelassenheit könnte womöglich flatterhaft wirken.

Nachdem ich mich einmal entschlossen hatte, Janet nicht als irgendein Hindernis zu betrachten, sah ich in ihr keine Widersacherin mehr, der ich auf Gedeih und Verderb ausgeliefert war, sondern eine Person, die sich trotz ihrer Notizbücher und Kugelschreiber und ihrer geheimen Tagesordnung, trotz ihrer Macht über meinen zukünftigen Lebensweg zweifellos unangenehm fühlen mußte, als sie unversehens mitten in ein Dorf hineingeriet, das vom großstädtischen Anchorage weit mehr als nur eine Flugstunde entfernt lag. Ich bewunderte ihre Courage und daß sie sich weigerte, ihre Außenseiterstellung einfach so hinzunehmen, und sagte ihr das zu ihrer Überraschung auch. Unsere Blicke kreuzten sich, dann sahen wir schnell wieder weg. Aber ich merkte, daß sie in mir zum ersten Mal nicht die merkwürdige Anekdote für die Akten, sondern den vernünftigen Klienten mit einer recht einfachen Idee gesehen hatte.

Wir stellten uns gegenseitig Fragen über Fragen, und ich erfuhr von ihr genausoviel wie sie von mir. Zufällig dachten sie und ihr Mann ebenfalls darüber nach, ein Kind zu adoptieren, und sie hatten über viele der Probleme gesprochen, die wir nun erörterten. Wir unterhielten uns als Gleichgesinnte, die einander verstanden, respektierten und sich sympathisch waren. Wir entspannten uns soweit, daß wir uns gegenseitig Mut zusprachen, und als wir schließlich zu dem Haus hochgingen, das als Postamt diente, um nach der Post zu fragen, waren wir in bestem Einvernehmen. Jetzt ging es nur noch darum, die Details zu klären. Wie könnte sie ihren Hausbesuch bei mir präsentieren, wie könnte sie mich am besten darstellen und meinen Fall im günstigsten Licht erscheinen lassen? Wir wurden so schnell Freunde, daß ich, als ich in meinem Postfach unter anderem einen Brief von Shelly entdeckte, ihn spontan und offen laut vorlas.

»Lieber Michael«, las ich, »Frederick und ich haben beschlossen, uns zu trennen.«

Der Bericht, den Janet Schwester Clare vorlegte, muß wohl weniger meinen schlechten Riecher für stabile Ehen als vielmehr ihre positive Einschätzung meiner väterlichen Fähigkeiten hervorgehoben haben. Noch bevor zwei jüngere Freunde und ich Alaska verließen, um 6 000 Meilen zu meiner neuen Arbeitsstelle als Dozent an einem College im nördlichen Neuengland zu fahren, teilte man mir mit, daß ich seitens der Behörde anerkannt war. Man hatte nun den Fall ARENA übertragen, einer nationalen Adoptionsvermittlung, die versuchte, die vorhandenen Kinder mit passenden Elternanwärtern zusammenzubringen. Meine Akte war zum katholischen Wohlfahrtsbüro in Littleton, New Hampshire, weitergeleitet worden, und die Mitarbeiter dort würden mich benachrichtigen, wenn sie etwas Neues erfuhren.

Während ich über Hunderte von ungeteerten Meilen über den Al-Can-Highway holperte, gab ich mich Tagträumen von meinem bevorstehenden Dasein als Vater hin. Ich wußte nichts über mein hypothetisches Kind, außer daß es existierte. In Gedanken sah ich uns in verschiedenen Szenarien, und immer war unsere Beziehung kameradschaftlich und ohne Vorurteile. Ich war der geduldige Mustervater, der Kumpel, würde es behutsam anleiten. Unsere Beziehung war vor allem freimütig und aufrichtig, kein Thema war tabu, über jedes Problem konnten wir uns aussprechen.

Die Fahrt zog sich durch eindrucksvolle und völlig menschenleere Landschaft hin; riesige, sumpfige Seen dehnten sich unter Bergen mit weiß beschneiten Gipfeln aus. Manchmal, wenn meine Reisegefährten schliefen, fuhr ich 70 Meilen am Stück, ohne auch nur einem anderen Auto zu begegnen. Dann hörte ich nichts außer dem Summen meines Motors oder meinem eigenen Flüstern, wenn ich Kombinationen von möglichen Vornamen ausprobierte, um zu sehen, wie sie mit Dorris zusammenpassen würden. Auf einer solchen Etappe nahe dem Kluane See traf ich schließlich meine Wahl: Wenn es ein Junge wäre, würde er Adam heißen, ein Mädchen würde ich Hannah nennen. Eines Tages, gelobte ich, würden wir beide gemeinsam zu diesem Platz zurückkehren.

Die Reise dauerte über eine Woche. Von Dawson Creek in British Columbia an war die Straße wieder geteert, und bald begann das kanadische Hochland. Das Radio empfing Sender voller russischer Programme – die Hinterlassenschaft kürzlich eingewanderter Ukrainer –, und abgebrannte Weizenfelder dehnten sich nach allen Richtungen aus. Es gab reichlich Platz zum Denken, reichlich Zeit zum Planen. Nachts in den Motels schrieb ich alle Gedanken auf, die mir tagsüber gekommen waren, komplett samt Einkaufslisten der Bücher und Spielsachen und Möbel, die ich würde kaufen müssen. In vielerlei Hinsicht war dies meine erste Reise als Vater. Mit Sicherheit war es die unkomplizierteste.

In New Hampshire angekommen, stürzte ich mich mit Elan in die Haussuche für uns beide, aber meine Mindestansprüche machten die Sache nicht gerade einfach. Meine Wunschwohnung mußte eine Garten zum Spielen für mein Kind und mehr als ein Schlafzimmer haben, außerdem mußten Haustiere erlaubt sein. Nach einer Woche schließlich fand ich eine Wohnung im Tiefparterre eines großen, renovierten Hauses im Kolonialstil in Sugar Hill, ungefähr acht Meilen vom Franconia College entfernt. Mein Eingang lag auf der Rückseite des Hauses, und alle Fenster wiesen nach Nordosten mit Blick auf eine langgezogene, von einer Bergkette gesäumte Wiese. Praktisch meine erste Tat nach dem Umzug war, die beigefarbenen Wände des kleineren Schlafzimmer mit einer gelben Tapete zu bekleben, die über und über mit roten und blauen Schaukelpferden übersät war. Ich konnte einfach nicht anders.

Die Studenten in meinen beiden Anfängerklassen in Anthropologie sahen sich als Vertreter der Gegenkultur, trugen Armeeklamotten und lange Haare und sprachen lieber über ihre »Feelings« als über ethnographische Theorien. Das Franconia College verstand sich als »Gemeinschaft« – daran wurde ich oft erinnert. Es gab keine Lehrstühle, und die einzigen Unterschiede innerhalb der »Lerngemeinschaft« aus Dozenten und Studenten waren die unterschiedlich hohen akademischen Grade und die Altersabstufung. Lernen war ein »affektiver« Prozeß, den man unmöglich bewerten konnte. Das schlimmste Vergehen war, »kopflastig« zu sein, also sich stärker mit jemandes Gedanken als mit seinen Emotionen auseinanderzusetzen. Wenn ich den Studenten in der Morgenvorlesung ankündigte, daß sie eine Semesterabschlußprüfung bestehen müßten, schauderten sie, als hätte ich die Parole ausgegeben »Nixon ist super!«

Das Franconia College war hauptsächlich in einem ehemaligen Ferienhotel untergebracht und war folglich eine zwar malerische, aber ineffektiv angelegte Institution. Die Arbeitszimmer aller Dozenten und die Klassenzimmer hatten zwar Waschbecken, aber keine Telefone, statt dessen spielten sie mit einer Art Summer-Meldeanlage herum, durch die der Empfangsraum, auch Dean's Büro genannt, entweder einen Weckruf durchgeben oder melden konnte, daß eine Nachricht wartete. Wenn ich daran zurückdenke, habe ich fast noch den schrillen Klang im Ohr, der an jenem Nachmittag Ende September einen neuen Abschnitt in meinem Leben markierte. Ich fühlte intuitiv – manchmal hat man ja Vorahnungen –, was dieses Signal bedeuten mußte, und polterte die Treppe vom Tanzsaal hinunter zur relativen Privatsphäre der hauseigenen Telefonzelle.

Ein Sozialarbeiter vom katholischen Wohlfahrtsamt von New Hampshire, Denis Daigle, stellte sich vor und sagte, er sei von ARENA informiert worden und Süd-Dakota könne vielleicht, *vielleicht*, ein dreijähriges Indianerkind für mich haben – wenigstens hatte ich eine Antwort auf meinen Antrag bekommen. Ob ich in seinem Büro vorbeikommen könne, um die Sache mit ihm zu besprechen? Aber da war ein Unterton in seiner Stimme; hatte er Bedenken, weil ich alleinstehend war, oder verschwieg er mir ein Problem mit dem Kind? Aber ich wollte mir keine Sorgen machen. Nichts würde mich daran hindern, Vater zu werden.

Zwei Stunden später saß ich hinter Denis' Schreibtisch. Denis erklärte mir, daß der betreffende kleine Junge – *kleine* Junge – derzeit in einem Pflegeheim in der Nähe von Pierre untergebracht sei und daß er keinen leichten Start ins Leben gehabt habe. Er war fast sieben

Wochen zu früh geboren und war von seiner leiblichen Mutter, einer starken Trinkerin, so sehr vernachlässigt worden, daß er an Unterernährung litt. Die beiden älteren Geschwister lebten zeitweise bei Pflegefamilien. Man hatte der Mutter das Sorgerecht für Adam – der Name, den ich für meinen ersten Sohn ausgesucht hatte – entzogen, nachdem er an Lungenzündung erkrankt war; in den zwei Jahren, die seither vergangen waren, hatte er in Krankenhäusern und bei staatlich bestimmten Vormündern gelebt. Der Junge war klein für sein Alter, mußte noch gewickelt werden und hatte nur ein paar Worte sprechen gelernt. Er wurde als geistig zurückgeblieben eingestuft. Ob ich immer noch interessiert sei?

Denis war strohblond und hatte ein Gesicht, das gerne gelächelt hätte, aber der ernste Anlaß ließ es nicht zu. Seine Augen waren freundlich, ohne zu werten. Er sagte nicht, daß man mich deshalb als Adoptivvater dieses Jungen in Betracht zog, weil sich wohl nur schwer ein Ehepaar finden würde, das sich von so einer Fallgeschichte nicht entmutigen ließe. Er sagte nicht, daß dies meine einzige Chance sein könnte, der eine Glückstreffer, bei dem ein paar Sozialarbeiter aus dem Mittleren Westen über die Nachteile meiner Bewerbung hinweg Möglichkeiten gesehen hatten.

»Haben Sie ein Photo?« fragte ich.

»Ja.« Denis zögerte. »Manchmal ist es keine gute Idee, ein Bild anzusehen, bevor man alles erwogen hat. Ein Photo macht das Kind wirklich, es macht Ihre Entscheidung schwerer, wenn die Antwort Nein lautet.«

»Die Antwort ist Ja.«

Er war unschlüssig.

»Sehen Sie«, sagte ich, »wer kann schon sagen, ob diese Prognose stimmt? Welche Chance hat dieses Kind denn gehabt, sich zu entwickeln? Ich glaube an den positiven Einfluß der Umgebung, und bei mir wird er aufholen. Ich habe lange gewartet. Auf keinen Fall werde ich ablehnen.«

Denis seufzte, warf einen Blick auf seinen Schreibtisch, dann sah er mich an, schließlich lächelte er und reichte mir einen Polaroid-

Schnappschuß. Ich sah einen entsetzlich dünnen, kleinen Jungen mit schwarzem, rundgeschnittenem Haar in einem zu großen Pullunder und ohne Schuhe. Er lehnte an der Motorhaube eines grünen Autos, das ihn überragte, und er hatte einen Ausdruck auf dem Gesicht, der gleichzeitig gequält und einsam wirkte. Ich hätte ihn überall wiedererkannt: mein Wirklichkeit gewordener Traum.

Eine Woche später saß ich im Warteraum des Flughafens von Pierre und wartete auf Rita Duffy von der staatlichen Wohlfahrtsbehörde von Süd-Dakota. Meine Tasche stand zu meinen Füßen, und unter dem Arm trug ich einen Stoffhund – das Erkennungszeichen für Ms. Duffy sowie das erste Geschenk für meinen Sohn Adam. Ich war ganz durcheinander von der Reise und vor Vorfreude.

»Mr. Dorris?« Rita war groß, blond und freundlich. Bevor ich sie daran hindern konnte, hatte sie meine Tasche gepackt und trug sie zu ihrem Auto, während ich mich beeilte, mit ihr Schritt zu halten.

»Tut mir leid, daß ich mich verspätet habe«, sagte sie, »aber ich hab' noch im Büro vorbeigeschaut, um sicher zu sein, daß mit dem kleinen Jungen alles klar geht. Er wartet auf Sie.«

»Jetzt? Fahren wir direkt dorthin?« Nach monatelangem Stillstand und einem langen Tag auf verschiedenen Flughäfen überstürzten sich die Ereignisse jetzt auf einmal.

Rita hielt inne, die Autoschlüssel in der Hand. »Es sei denn, Sie wollen lieber nicht«, sagte sie. »Ich dachte, Sie seien schon ganz ungeduldig, deshalb bin ich heute morgen zu seinem Pflegeheim 'rausgefahren und hab ihn abgeholt. Wollten Sie lieber zuerst Ihre Sachen ins Motel bringen?«

»Auf keinen Fall«, sagte ich. »Nur, wissen Sie, das ist jetzt so ein großer Augenblick. Aber ich glaube, ich werde mich nie richtig vorbereitet fühlen.«

»Ganz ruhig bleiben.« Rita rutschte hinters Lenkrad, öffnete mir die Beifahrertür und strahlte mich an. »Das wird toll. Wir haben ihm Ihr Bild gezeigt und ihm erzählt, daß Sie diesen Nachmittag kommen. Er ist ganz aufgekratzt.«

Von der Fahrt nach Pierre habe ich nicht viel in Erinnerung, obwohl Rita mich auf die Sehenswürdigkeiten hinwies. Ich hatte den Eindruck von Feuchtigkeit, erinnere mich an abgeerntete Felder voller Eiskrusten auf gefrorenen Pfützen, an eine Landschaft, die darauf wartete, mit Schnee bedeckt zu werden. Wir fuhren um das Staatskapitol herum, passierten eine Einkaufsstraße in der Innenstadt, die sich über drei Häuserblocks hinzog und an jedem Ende in Parzellen voller Gebrauchtwagen endete, und hielten schließlich an einem niedrigen Betongebäude mit markierten Parklücken. Ritas Reich drinnen bestand aus einem mit Glas abgetrennten Winkel, der mit Aufklebern voller peppiger Ermahnungen und Sprüche geschmückt war: NETT, DASS SIE NICHT RAUCHEN; BULLEN MÜSSEN DRAUSSEN BLEIBEN (mit dem Bild eines Stieres, der frustriert auf eine kahle Wand schielt), ES MUSS NOCH IN DER POST SEIN und EINES TAGES KRIEG ICH MICH IN DEN GRIFF.

»Ich seh mal eben nach ihm.« Sie ließ mich auf einem Klappstuhl zurück und hetzte die Halle hinunter. Ich musterte das fast leere Büro – es war Mittagszeit – und warf dann einen Blick auf Ritas Schreibtisch. Das Klebeetikett auf dem braunen Aktenordner, der dort lag, trug meinen Namen, ich hätte nur zu gern einen Blick riskiert. Was für Schlüsse hatte man nach all den Fragen, all den Antworten über mich gezogen? Was hatten Janet Lindeman und die anderen, mit denen ich gesprochen hatte oder die ich um Empfehlungsbriefe gebeten hatte, was hatten sie alle zu sagen über meinen Wunsch und meine Eignung, Vater zu werden? Es muß positiv und ermutigend gewesen sein, sonst wäre ich nicht hier, aber in meinen letzten paar Sekunden als alleinstehender Mann wollte ich Gewißheit. Von Rita war weit und breit nichts zu sehen, also rückte ich langsam näher, hob mit gespielter Beiläufigkeit den Deckel des Ordners und ließ ihn aufklappen. Was ich sah, war nicht irgendeine kommentierte Zusammenfassung, keine verdichtete Fassung meines Lebens, überhaupt nichts über meine Vergangenheit, sondern meine Zukunft: Auf Seite eins meines Aktes war ein Abzug von Adams Photo, identisch mit dem Bild, das ich einen Monat lang in meiner Brieftasche mit mir herumgetragen hatte.

»Da wären wir«, verkündete Rita, gab mir einen Klaps auf den Rükken und trat dann zur Seite. Ich drehte den Knopf, die Tür schwang auf. Ich war fest entschlossen, nicht zuviel zu erwarten, und war darauf vorbereitet, anfangs zurückgewiesen zu werden, vorbereitet auf Enttäuschung. Der Raum vor mir war mit einem grünen Zotteltep-pich ausgelegt und darauf lagen verstreut Spielzeugautos und Klötzchen herum. Ein kleiner Junge, von Kopf bis Fuß in einen roten Schneeanzug eingepackt, beugte sich über sie. Anfangs nahm er mich gar nicht wahr und spielte weiter, aber dann schien er irgendein unerwartetes Geräusch gehört zu haben. Er sah auf und begegnete meinem Blick. Sein Gesicht war vollkommen, markante Züge mit dunklen, engstehenden Augen unter dichten, geraden Wimpern und Brauen. Unter dem Kragen seines Schneeanzugs sah schwarzes Haar hervor. Sein Mund war offen, sein Blick forschend. Und dann erkannte er mich plötzlich.

»Hallo, Papi«, sagte er und ging zu seinen Autos zurück; keine Spur von Fremdheit oder Zweifel. Da stand ich – überwältigt, beglückt, weggetreten, für immer verwandelt – und lauschte hingerissen, wie er die Bremsen kreischen und die Motoren aufheulen ließ.

So einfach war das. Alles, was ich über den Prozeß der Bindung gelesen hatte, über die langsame, unberechenbare Entwicklung des Vertrauens, über die Komplikationen, wenn man ein »älteres« Kind adoptiert, verschwand wie Nebel in der Sonne. Die organisatorischen Einzelheiten, mit denen Rita und später ihre Vorgesetzten mich bombardierten, ließ ich höflich zum einen Ohr hinein und zum anderen wieder hinausgehen: Sie rieten mir dringend, ich sollte eine Weile mit Adam in Pierre zusammensein und mich dann eine Zeitlang zurückziehen. Vielleicht könnte er mich morgen für eine Stunde in meinem Hotel besuchen. Um die Sache mit genügend Abstand zu überdenken, sollte ich allein zurück nach New Hampshire reisen und alles abwägen; wenn – und falls – ich dann beschlossen hätte, das vorläufige Sorgerecht zu übernehmen, würde Rita Adam auf Staatskosten im Flugzeug zu mir bringen. Ich sollte nichts überstürzen, ich sollte mir Zeit lassen.

Ich dachte, sie seien nicht recht bei Trost.

Adam und ich verbrachten unsere erste Nacht zusammen im Holiday Inn. Er mußte noch gewindelt werden und beherrschte, so erzählte man mir, nur ein Vokabular von 20 Worten. Er war wegen seiner Ergebnisse in einer Testreihe als leicht zurückgeblieben eingestuft worden, und man warnte mich, daß er wahrscheinlich nie eine reguläre Schule würde besuchen können.

Ich glaubte kein Wort.

Er war reine Zuneigung, war völlig ungezwungen. Als ich ihn badete, entdeckte ich die Spuren von Infusionen und Kathedern, Erinnerungen an seinen Kampf gegen chronische Lungenentzündung. Auch seine Handgelenke und Knöchel waren von dünnen, weißen Narben gezeichnet – Spuren aus seiner Säuglingszeit, als seine brutale, gleichgültige leibliche Mutter ihn in einem Bettchen festgebunden hatte. Obwohl er dem Kalender nach drei Jahre alt war, hatte er den leichten Körperbau und das Verhalten eines viel jüngeren Kindes. Seine Glieder, seine Finger und Zehen waren lang und zierlich mit schön geformten Nägeln. Sonderbarerweise hatten seine Handflächen fast keine Linien, so als ob seine Vergangenheit und Zukunft noch nicht feststünden. Manchmal, so als reagiere er auf irgendeine innere Stimme, kuschelte er sich in einer Haltung zusammen, die ich als gedankenversunken deutete. Er kannte weder Angst, Reue noch Ärger.

Am nächsten Morgen sprach ich unter vier Augen mit Rita.

»Sie wissen genau, daß ich nicht ohne ihn wegfahren werde«, sagte ich. »Ich werde meine Meinung ganz bestimmt nicht ändern, da gibt es nichts zu überlegen.«

»Ich weiß. Ich wußte es gestern schon.«

»Also, was sollen wir tun?«

»Überlassen Sie's mir.«

Hand in Hand gingen Adam und ich zwei Häuserblocks weit vom Holiday Inn aus nach Norden und fanden einen muffig riechenden Kramladen, wo ich ihm etwas zum Anziehen kaufte: Hosen, einen Pullover, Schlafanzüge mit Eisenbahnen darauf, Unterhemden, Windeln, Socken. Er hatte den Stoffhund dabei, den ich ihm mitgebracht hatte, und überall, wo ich hinkam, stellte ich ihn gewichtig als meinen Sohn vor – den Verkäufern und Kellnerinnen, den Hotelpagen und den Schalterbeamten in der Bank.

Es ergab sich dann, daß Adam und ich Süd-Dakota ohne offizielle Genehmigung verließen, während Rita und ihre Kollegen großzügig wegsahen. Wir übergingen Verfahrensfragen, legten uns unsere eigenen Gesetze zurecht und machten uns aus dem Staub. Unsere verbotene Abreise gab dem Ganzen etwas Dramatisches, eine Art Nervenkitzel schloß dieses Kapitel unserer Geschichte ab. Wir schlichen im einzigen Raum des Flughafens herum, als seien wir auf der Flucht; jedesmal, wenn die Außentür aufging, duckten wir uns hinter Zigarettenautomaten und Postkartenständern. Wir waren Ingrid und Paul auf der Flucht aus Casablanca, und Rita war unser Bogart. Als wir abgehoben hatten, öffnete ich Adams Sicherheitsgurt und setzte ihn auf meinen Schoß, damit er die grauen Felder weit unten sehen konnte. Seine Augen leuchteten aufgeregt, instinktiv war er mein Mitverschwörer.

Während wir in Minneapolis auf unseren Anschlußflug warteten, ließ ich Adam den Korridor entlangsausen. Ich sah in unseren Tickets nach der Abflugszeit, und als ich wieder aufschaute, war er weg. Ich rannte zu der Stelle, wo ich ihn zuletzt gesehen hatte, rief seinen Namen, wurde mir aber bewußt, daß er sich wahrscheinlich nicht einmal angesprochen fühlen würde. Und dann sah ich ihn: Glücklich fuhr er zwischen zwei Koffern auf einem Gepäckband und war kurz davor, durch die Lappen eines Vorhangs auf die Laderampe zu verschwinden.

Erleichtert schnappte ich ihn mir und drückte seinen zappelnden Körper fest an meine Brust.

»Poop«, verkündete Adam, stolz über seine Leistung.

In einem leeren Winkel des Warteraums legte ich ihn auf den Boden und öffnete die Druckknöpfe seiner Hose. Während er die Decke begutachtete, putzte und puderte ich. Man konnte seine dünnen Beine mit den alles dominierenden Kugeln seiner dicken Kniegelenke nicht ansehen, ohne Entschlüsse zu fassen. Er brauchte gute

Ernährung, Fürsorge, Ermutigung, Stabilität. Ich nahm mir fest vor, daß seine Entwicklung in jeder Hinsicht seinem Alter entsprechen würde, noch bevor ein Jahr vergangen wäre.

Irgendwo über den großen Seen schlief er auf meinem Schoß ein, und staunend und restlos zufrieden beobachtete ich das Kommen und Gehen seines Atems, die Bewegung unter seinen Lidern, wenn er träumte, das plötzlich Zucken seiner Fingerspitzen. Für die Dauer dieses Fluges hatte ich die ganze Welt in meinen Armen.

Der Abend, an dem wir in Sugar Hill ankamen, war wie der Höhepunkt eines jugendfreien Films. Ein paar meiner Arbeitskollegen hatten die Wohnung im Tiefparterre mit Kreppapierbändern und Glückwunschpostern geschmückt. In der Tiefkühltruhe war Eiscreme, und sogar ein Huskywelpe namens Skahota mit einer Schleife um den Hals war da. Adam war ganz durcheinander von der Reise und der Aufregung, aber er mußte unbedingt auf jedes Bett springen, jede Schublade aufziehen, jedes Geschenk auspacken. Er taumelte von einem Zimmer ins andere, lächelte und kehrte immer wieder zu mir zurück, um sich an mein Bein zu klammern. Er kam bei allen glänzend an. Um 10 Uhr endlich waren die Gäste gegangen, und wir waren allein.

»Willst du heute nacht bei mir schlafen?« fragte ich. Ich meinte, in der fremden Umgebung würde er sich einsam in dem Zimmer mit der Schaukelpferdtapete fühlen.

«Okay, Papi«, sagte er. Also zog ich ihm den Schlafanzug an, polsterte den Boden mit Kopfkissen, falls er sich im Schlaf herumwälzen sollte, und knipste das Licht aus.

»Möchtest du eine Geschichte hören?«

»Ja, Papi.«

Ich fing mit den »drei Bären« an, aber in einer angepaßten Version.

»Es war einmal Vater Bär, Adam Bär und Skahota Bär«. flüsterte ich und kuschelte mich eng an seinen kleinen Körper. »Sie lebten zusammen in einem kleinen Haus halb unter der Erde, aber nah bei den Bergen. Sie waren sehr gücklich.«

Auch für mich war es ein langer Tag gewesen, und bevor Goldilocks auch nur einen einzigen Stuhl zerbrochen hatte, war ich eingeschlafen. Nach einiger Zeit wachte ich auf, lag eine Weile still im Dunkeln und wurde mir langsam meiner veränderten Lebensumstände bewußt. Ich streckte die Hand aus, um Adams Rücken zu tätscheln, aber ich fühlte nur ein leeres Bett. Sofort war ich hellwach, machte Licht und sah auf dem Boden nach. Er war weg. Ich schlug die Decken zurück und ging durch die Küche in sein Schlafzimmer, aber alles war unberührt. Die Haustür war mit der Kette gesichert und verriegelt, er konnte also nicht rausgelaufen sein. Er war in keinem Schrank, nicht in der Hundekiste, nicht in der Kammer. Es war 3.12 Uhr.

Mir kam der Gedanke, daß ich vielleicht noch schlief. Vielleicht erlebte ich irgendwelche Ur-Verlustängste, die für frischgebackene Eltern normal waren, aber dann argumentierte ich, daß ich wohl wach sein mußte, wenn mir solche Dinge einfallen konnten. Dann schlich sich ein anderer, noch störenderer Gedanke in mein Bewußtsein: Vielleicht war Adam ein Traum. Vielleicht war ich noch gar nicht in Süd-Dakota gewesen. Aber sofort rettete mich der höchst wirkliche Anblick seines Turnschuhs, der verlassen neben dem Ofen herumlag. Es mußte irgendeine Erklärung geben.

Ich kehrte in mein Schlafzimmer zurück, überzeugt, daß er unmöglich verschwunden sein konnte, und begann, systematisch jedes denkbare Versteck zu untersuchen. Aber erst nach einer Weile fiel mir auf, daß die Decken auf einer Seite des Bettes am Fußende besonders hoch aufgetürmt aussahen. Als ich sie hochhob, lag Adam darunter. Er schlief in der klassischen Fötushaltung mit den Knien an der Brust – eine platzsparendere Haltung gibt es nicht.

Wie oft kann sich ein Mensch innerhalb von vier Tagen in einen anderen verlieben – und jedes Mal so, als sei es das erste Mal? Behutsam zog ich meinen kleinen Jungen auf die Kissen, legte mich neben ihn und deckte uns beide zu. Als ich zum Lichtschalter langte, wachte er auf, blinzelte und guckte mich an.

»Drei Bären?« fragte er und kuschelte sich zurecht.

Das war im November kurz vor dem Erntedankfest, und an Weihnachten war unsere Familienidylle immer noch ungetrübt. Besonders gut erinnere ich mich an den Tag, als sich Denis zu seinem ersten offiziellen »Hausbesuch« angesagt hatte – eine Prüfung, die ich unbedingt mit Auszeichnung bestehen wollte. Die Wohnung war blitzblank. Adam machte ein Nickerchen auf seinen neuen Kleidern, die ich ihm zum Anziehen bereitgelegt hatte. Als es nur noch ein paar Stunden bis zum Zeitpunkt X waren, warf ich einen Blick in meinen Kühlschrank. In der Nacht zuvor hatte ich auf der Suche nach guten Einfällen Kochbücher gewälzt; ich wollte einen zwanglosen, aber eindrucksvollen Imbiß vorrätig haben, einen Happen, der unauffällig und ohne Worte, aber um so eindrücklicher die Botschaft »guter Vater« oder »trautes Heim« verkünden würde.

Mit Apple Pie, folgerte ich, konnte ich nichts verkehrt machen – mit richtigem Apple Pie natürlich, nicht mit irgendeiner Imitation vom Bäcker oder einem Halbfertigprodukt vom Supermarkt mit Dosenobst drin. Nein und nochmals nein. Mein Kind würde mit dem Duft von dampfenden Kuchen in seiner Nase aufwachsen, würde mit den Spiralen der Apfelschalen spielen, während ich Scheiben von Macintosh auf dem Herd dämpfte. Also schleppte ich voller Selbstvertrauen meine Gerätschaften zusammen, knetete Teig, rollte ihn aus, wellte, streute, schaufelte und deckelte. Dann schnitt ich ein kunstvolles Loch in Form eines großen »A« hinein.

Aber während der Kuchen buk, kam mir ein finsterer Gedanke. Was wäre, wenn Denis Äpfel verabscheute? Was wäre, wenn er mein Prachtstück als billiges Klischée betrachtete, als behagliche Tarnung für verborgene elterliche Unzulänglichkeit? Ich brauchte Auswahl, Rückhalt, ein Essen, das alternative Botschaften bereithielt. Sobald der Kuchen fertig war, grillte ich ein Huhn, denn meine Theorie besagte, daß Sozialarbeit einen Bärenhunger macht. Schokoladencreme konnte man unterdessen auf dem Herd zubereiten, und so geschah es. Ich richtete eine Platte mit rohem Gemüse und cremiger Dillsoße an und ließ sie abkühlen. Glücklicherweise hatte ich zufällig alle Zutaten für eine appetitlich klingende Tomaten-Schinken-Suppe da, die ich in einem Kochbuch entdeckte; man konnte sie in Null Komma Nichts zubereiten. Ich taute einen Brotlaib in Zopfform auf – ein Geschenk für mich von einem Freund, aber das sah man dem Brot ja nicht an. Ich preßte Zitronen für eine Limonade aus, rannte zum Laden und holte einen Sechser-Pack Bier, brühte Kaffee auf und überprüfte meinen Vorrat an Tee und Milch. Als ich gerade anfangen wollte, Mehl für einen holländischen Schokoladenkuchen zu sieben, hörte ich, daß Adam sich regte. Ich hatte gerade noch Zeit, ihn zu baden, ihm die Haare zu waschen und ihn mit einer Schale Suppe abzufüttern, damit er nicht zu gierig wirken würde – man könnte sonst denken, er würde vernachlässigt.

Es klopfte; ich warf noch schnell einen zufriedenen Blick auf die gewienerte Küche und öffnete dann die Tür. Denis strahlte übers ganze Gesicht, er hatte Adam sogar ein Spielzeug für die Badewanne mitgebracht, ein großes blaues Segelboot. Er nahm meinen Sohn hoch, der alles andere als schüchtern war, und trug ihn auf dem Arm, während ich eine Führung durch unsere vier Zimmer veranstaltete. Aber als wir in meinem Schlafzimmer standen, schien sich Denis' Gesichtsausdruck zu verändern; er wirkte etwas irritiert, ja sogar mißbilligend. Hatte ich etwas vergessen? Erwartete er ein Farbphoto meiner Zukünftigen auf meinem Schreibtisch? Hatte meine gestreifte Bettwäsche dekadent gewirkt, oder schloß er daraus, ich hätte eine Vergangenheit als Strafgefangener hinter mir? War mein Schrank zu voll oder zu leer?

»Michael«, begann Denis, als ob ihm die Bemerkung leid täte, die nun folgen würde.

Ich schluckte, wartete auf den Schicksalsschlag.

»Ich glaube, Adam könnte eine frische Windel brauchen.«

Das war glatt untertrieben. Die neuen Kleider wanderten in eine Plastikmülltüte, die wurde versiegelt und in eine zweite gestopft. Adam brüllte unter der Dusche wie am Spieß und bestand darauf, einen abgetragenen Overall mit einem frischen Tomatenfleck anzuziehen. Als ich ihn schließlich zurück in die Küche brachte, wo Denis wartete, schluchzte er immer noch.

»Wirklich, er macht sich«, sagte ich. »Ich bin mir sicher, daß er im Frühling aus den Windeln raus ist.«

Denis nickte. »Prima sieht er aus, glücklich.«

Ich folgte seinem Blick. Über Adams Backen rollten Tränen. Seine nassen Haare waren ungebürstet, und er hatte einen Schuh verloren.

Ich wechselte das Thema. »Was kann ich Ihnen zum Essen anbieten?«

Denis sah auf seine Uhr und schubste eilig seinen Stuhl zurück. »Machen Sie sich keine Umstände,« sagte er. »Ich komme zu spät zu einer Sitzung im Büro. Ich hab ja gesehen, daß Sie alles im Griff haben.«

Er muß etwas in meinem Gesicht gelesen haben, einen Anfall von Verzweiflung, von Wahnsinn, denn er stand nicht auf.

»Sie müssen hungrig sein,« fuhr ich fort, als hätte er nichts gesagt. Meine Worte kamen langsam, eins nach dem anderen. Sie waren ein eindeutiger Befehl.

»Na, gut«, ergab sich Denis. »Natürlich nur, wenn es keine Mühe macht.«

»Überhaupt nicht. Was möchten Sie?«

»Was haben Sie denn da?«

»Alles.«

Ich habe nie herausgefunden, was Denis an diesem Nachmittag dachte. Er hatte genug Taktgefühl und gute Erziehung, um sich so zu benehmen, als sei es die natürlichste Sache der Welt, in eine fremde Küche zu kommen und eine Schultafel vorzufinden, auf der die »Spezialtäten des Tages« angekündigt waren. Er aß ein wenig von jedem Gericht und nahm auf mein Drängen sogar ein Stück von dem Apple Pie als Nachtisch für seine Frau mit. Aber als er uns ein paar Wochen später wieder besuchte, betonte er vorher, daß er unmittelbar zuvor zu Mittag essen würde. Das zweite Mal machte ich nur den Kuchen.

Ich hatte keine Grundlage, auf der ich Adam mit anderen Kindern in seinem Alter hätte vergleichen können, und ich kam auch nie auf den Gedanken, es zu tun. Ich war so damit beschäftigt, mich auf mein neues Selbstverständnis und die neuen Umstände einzustellen, auf all den Kleinkram, der mit dem Vatersein, dem Unterrichten und der Geldeinteilung verbunden war – hohe Gehälter gehörten nicht zu den Vorzügen eines experimentellen College in den frühen siebziger Jahren –, daß ich glaubte, Adams physische und geistige Entwicklung entspräche alles in allem seinem Alter. Es beunruhigte mich nicht, daß er kaum die Namen von anderen in seiner Spielgruppe sagen konnte, daß er weiterhin Windeln brauchte, daß sein Aktivitätslevel sehr hoch war, daß er, alleingelasssen, am liebsten vor und zurück schaukelte, als ob er sich beruhigen müßte. Obwohl er einen guten Appetit hatte, wog er weiterhin so wenig, daß Passanten auf der Straße ungläubig zweimal hinschauten, wenn sie ihn sahen; aber der alte Kinderarzt versicherte mir, daß Adam zwar klein, aber gesund und stark sei.

»Er kam zu früh«, erinnerte mich der Mann. »Er muß aufholen. Außerdem war seine Familie wahrscheinlich kleinwüchsig.«

Adam hatte gräßliche Angst vor der Dusche, und da in dem Badezimmer in unserer Wohnung kaum genug Platz war, um sich umzudrehen, schickte mir ein Freund Geld, damit ich eine Blechbadewanne kaufen konnte. Jeden Morgen vor der Arbeit füllte ich sie mit warmem Wasser, mit Badelotion, Adam und seinem Spielzeugsegelboot und ließ ihn spielen. Die Wiesen draußen waren mit Schnee bedeckt, und die Berge reflektierten die Sonnenstrahlen. Während er planschte, legte ich meistens Schallplatten auf – Elton John, Cat Stevens, die Beatles, Roberta Flack –, setzte mich auf den Küchentisch und bereitete meinen Unterricht vor. Ich hätte nirgendwo anders sein mögen, nichts anderes tun wollen.

Ende Januar, kurz nach Adams viertem Geburtstag, sprach ich wegen einer Stelle an der McGill Universität in Montreal vor – ein potentiell großer Schritt auf meiner Karriereleiter. Die Fahrt durch die malerische Winterlandschaft dauerte nur vier Stunden, und Adam schien die Reise genauso zu genießen wie ich. Nach unserer Ankunft schlief er zusammengerollt in einem Sessel, während ich mich am Lehrstuhl für Anthropologie vorstellte, und er jammerte auch nicht über die eisigen Windstöße, die vom St. Lawrence herüberwehten, als wir über das Universitätsgelände gingen. Ich betrachtete die Stadt, als wollte ich sie mir aneignen, wie man das in so einer Situation eben tut: Wie wäre es, hier mit Adam zu leben? Wie eingerostet war mein Französisch? Wollte ich zu einer großen akademischen Einrichtung überwechseln, wo Veröffentlichungen offensichtlich weit mehr zählten als die Lehrtätigkeit? Zwischen McGill und Franconia lagen in jeder Hinsicht Welten, und ich war voll damit beschäftigt, das Für und Wider abzuwägen.

Ich war immer noch zerstreut, als wir in der hereinbrechenden Dunkelheit nach Süden auf die internationale Grenze zufuhren. Allmählich merkte ich, daß ich mich verfahren hatte. Man hatte Schnee angesagt, ich war in einem fremden Land, war für ein hungriges Kind verantwortlich und hatte kein Geld in der Landeswährung. Ich machte kehrt, fragte, so gut ich konnte, nach dem Weg. Ich wollte unbedingt die Straße durch das Gebirge hinter mich bringen, bevor das Wetter schlechter wurde. Als wir wieder auf der richtigen Autobahn waren, sagte ich Adam, er solle sich auf der Rückbank hinlegen. Ich würde ihm etwas zu essen machen, sobald wir wieder zu Hause wären. Ich fuhr ohne anzuhalten, das Heizgebläse lief auf Hochtouren, die Scheibenwischer fegten den Schnee monoton von der Windschutzscheibe und brachten mich zum Schielen. Gegen Mitternacht endlich bogen wir in unsere Straße ein.

Adam war nicht wachzukriegen, also wechselte ich nur seine Windel und legte ihn ins Bett. Dann fiel ich, ohne mich auszuziehen, selbst erschöpft auf meine Matratze. Ich schlief ohne Unterbrechung acht Stunden lang, und als ich schließlich aufwachte, fiel mir sofort die Stille auf, die sich über die Wohnung gelegt zu haben schien. Man hörte nicht einmal Verkehrsgeräusche von der Straße; der Boden war zwei Handbreit hoch mit Neuschnee bedeckt, und die Schneeräumer hatten es noch nicht bis zu uns auf den Hügel geschafft.

Ich rief Adams Namen, aber keine Antwort kam. Normalerweise stand er um halb sechs Uhr auf, egal wann er schlafen gegangen war. Als ich zu seinem Zimmer ging, fühlte ich eine nagende Unruhe.

Er lag mit dem Gesicht nach unten bewußtlos auf dem Boden, sein Körper fühlte sich heiß an. Ich rollte ihn auf den Rücken, schüttelte ihn an den Schultern, aber er reagierte nicht. Ein Speichelfaden lief aus einem Mundwinkel über die Wange auf sein Pyjama-Oberteil. Als ich sein Augenlid hochzog, sah ich nur das Weiße. Ich hob ihn aufs Bett, und wieder wurde mir bewußt, wie leicht seine Knochen, wie zerbrechlich seine langen Glieder waren. Sein Kopf baumelte nach einer Seite, und er atmete schnell und flach.

»Rühr dich nicht.« Ich rannte in die Küche und holte einen Topf Wasser und ein Handtuch, um seinen fieberheißen Körper zu kühlen. Immer noch keine Reaktion. Ich hatte jenes Stadium der Panik erreicht, wo ein leiser Dauerton, ein Alarmsignal im Gehirn summt, das einen ruhig und ungewöhnlich umsichtig macht. Ich war vom Abend zuvor immer noch angezogen, also mußte ich nur meinen Mantel überwerfen, Adam in seine Decke wickeln, die Autoschlüssel schnappen und losfahren. Ich konzentrierte all meine Willenskraft darauf, daß das Auto anspringen und der Neuschnee den Weg freigeben sollte; in zügigem Tempo fuhr ich die zehn Meilen zum Krankenhaus. Adam war auf dem Beifahrersitz zusammengesackt, nahm nichts wahr, aber ich sprach auf dem ganzen Weg mit ihm.

»Halt durch. Wir sind bald da. Schau mal, der Berg da. Geht's dir besser? Sag doch was. Nachher gehen wir ein neues Auto aussuchen. Du ruhst dich jetzt einfach aus, alles in Ordnung. Bitte. Bitte.«

Am Eingang zur Unfallstation bremste ich, drückte auf die Hupe, und sofort tauchten zwei Sanitäter auf.

»Mein Sohn ist krank«, rief ich. Sie folgten meinen Blicken. Seine Lippen waren blaßblau angelaufen, und sein rechtes Handgelenk begann zu zittern. Einer der Männer öffnete die Autotür, unterdessen holte der andere eine fahrbare Krankentrage. Gelähmt von meiner Unfähigkeit zu helfen, sah ich, wie sie ihn die Rampe hinauf und durch eine doppelte Schwingtür schoben. An der Backsteinwand direkt vor mir las ich ein Schild »Parken streng verboten«, und ich dachte: Hier kann ich nicht bleiben. Ich legte den Rückwärtsgang ein und ließ das Auto in eine Parklücke holpern. Als ich zurück zum Krankenhaus rannte, ließ ich den Zündschlüssel stecken und die Autotür sperrangelweit offen.

In der Unfallstation herrschte hektische Betriebsamkeit. Krankenschwestern liefen herum, schoben Infusionsgestelle und trugen Tabletts mit Medikamenten. Adams Trage war teilweise von Stoffvorhängen verdeckt, die man vorgezogen hatte, um provisorische Trennwände zu schaffen, und ein bärtiger, strohblonder Mann in weißem Mantel beugte sich mit einem Stethoskop über ihn. Ich stellte mich neben ihn. Adams Körper wand sich in Krämpfen, bäumte sich auf und warf sich mit einer unglaublichen Kraft gegen die Haltegurte. Seine Unterlippe blutete, wo er sie aufgebissen hatte, seine Augen waren halboffen, aber der Blick ging ins Leere.

»Kommt er wieder in Ordnung?«

Der Arzt konnte mich entweder nicht hören, oder er wollte nicht. Ich berührte ihn am Arm. »Was fehlt ihm? Was ist mit ihm los?«

Diesmal sah er sich flüchtig nach mir um.

»Wer sind Sie?« Er hatte einen leicht südlichen Akzent.

»Ich bin sein Vater.«

»Wie lange geht das schon so?«

Ich erzählte ihm, was ich wußte, suchte in meinem Wortschatz automatisch nach dem Jargon aus den medizinischen Sendungen im Fernsehen. Ich wollte glaubwürdig klingen, wollte von Fachmann zu Fachmann sprechen, wollte mit diesem Mann darin übereinkommen, daß dieser Anfall eine Lappalie und irgendwie normal war, daß das nichts war, worüber man sich übermäßig aufregen mußte.

»Wir werden Tests machen«, sagte der Arzt. »Aber zuerst müssen wir dieses Fieber unter Kontrolle kriegen. Was ist das Normalgewicht des Jungen?«

»27 Pfund bei der letzten ärztlichen Untersuchung.«

»Er ist unter 20 gefallen. Wenn wir ihn nicht stabilisieren können… Hat er schon mal epileptische Anfälle gehabt? Bekommt er Phenobarbital?«

»Es ging ihm prima. Der Tag gestern hat ihn ziemlich mitgenommen…« Die Worte des Arztes bohrten sich in mein Bewußtsein. »Niemand hat jemals von Epilepsie geredet. Wie konnte er so viel Gewicht verlieren?«

»Genau das muß ich eben herausfinden. Ich bringe ihn auf die Intensivstation. Sie können im Warteraum bleiben. Sobald ich etwas weiß, benachrichtige ich Sie.«

Ich war eindeutig im Weg, also zog ich mich in den leeren Warteraum zurück. Littleton war ein kleines Krankenhaus, und offenbar war dies ein langer Morgen. Um mir die Zeit zu vertreiben, blätterte ich die veralteten Ausgaben von McCalls und dem Tufts University Alumni Bulletin durch, die auf dem Tischchen auslagen, und behielt die Uhr im Auge. Manchmal hörte ich Schritte näherkommen, dann setzte ich mich auf und rutschte zur Stuhlkante vor in der Erwartung, aufgerufen zu werden, aber über eine Stunde lang kam niemand für mich. Schließlich hielt ich es nicht mehr aus und ging die Halle entlang zum Aufnahmebüro. Eine Krankenschwester und eine Büroangestellte plauderten gerade und sahen auf, als ich anklopfte.

»Entschuldigen Sie«, sagte ich. »Ich habe meinen kranken Sohn vor über einer Stunde hierhergebracht, und ich wüßte gern, was mit ihm los ist.«

Verständnislos starrten sie mich an.

»Er ist gerade vier Jahre alt geworden, und ich konnte ihn heute morgen nicht wach bekommen.«

»Ach«, sagte die Krankenschwester zu ihrer Freundin. »Er meint dieses vietnamesische Kind oben.«

»Indianisch«, verbesserte ich. »Wir sind Indianer.«

»Was auch immer.« Sie musterten mich neugierig mit einem mir wohlvertrauten Gesichtsausdruck – eine Reaktion, die den meisten Leuten mit gemischt-rassigen Vorfahren sehr bekannt ist. Der Gesichtsausdruck besagte: »Sie sehen aber gar nicht wie ein Indianer aus.« Egal wie oft das passierte, egal wie oft mich Fremde dafür tadelten, daß ich nicht ihrer Vorstellung von irgendeinem Hollywood Sitting Bull ähnelte, ich war immer noch defensiv und verletzlich.

»Ich bin kein reinblütiger Indianer«, erklärte ich. Aus Erfahrung wußte ich, daß ihnen dieses Thema keine Ruhe lassen würde, bis sie zufriedengestellt waren. »Aber er ist reinblütig, adoptiert.«

Jetzt hatten sie's kapiert und tauschten wissende Blicke. »Ich glaube, er ist ganz schön krank«, gab die Krankenschwester bereitwillig Auskunft. »Ich weiß, daß sie eine Rückenmarkspunktion gemacht haben. Man benachrichtigt Sie, wenn sie etwas finden.«

Ich nickte und machte kehrt, um ins Foyer zurückzugehen, aber die andere Frau hatte eine Frage.

»Ist die Adoption schon abgewickelt?«

Komische Frage! »Nein. Ich habe vorläufiges Sorgerecht, noch sechs Monate lang, dann wird's endgültig.«

»Ah, das ist gut. Wenn sich die Sache als ernst herausstellt, können Sie ihn zurückgeben.«

Darauf gab es nichts zu antworten, also ging ich einfach weiter. Ich hatte zuviel Angst, um wütend zu sein, war zu geistesabwesend, um mich mit solcher Ignoranz abzugeben. Statt dessen legte ich ihre Bemerkung innerlich als Anekdote für unmenschliche Bürokratie ab – ich speicherte sie ab als etwas, das ich später Freunden erzählen würde. Ihre Worte paßten so in den Ablauf des Tages, daß sie mir fast angemessen vorkamen.

Ich saß in einem roten Kunststoff-Chrom-Stuhl mit einem kippelnden Bein und versuchte, meine Gedanken zu beruhigen. Ich zitierte die Liedertexte, die mir einfielen. Ich konzentrierte mich darauf, den Nagel meines rechten Ringfingers geradezubeißen. Ich hörte meinen eigenen Atemzügen zu.

Endlich stand der Arzt müde und unverbindlich im Türrahmen. »Sie können für einen Augenblick zu ihm.«

Wir gingen eine Treppe hinauf und eine lange, ruhige Halle entlang, bis wir an den gläsernen Wänden der Intensivstation ankamen. In der angrenzenden Nische stand ein Bett und darauf lag Adam. Leuchtendbunte Drähte verbanden seinen nackten Körper mit einer

Reihe Maschinen, die seine Lebenszeichen überwachten. Das einzige Geräusch war das Piepsen seines Herzmonitors. Das Oberlicht war gedämpft, aber ich konnte erkennen, daß er das Bewußtsein noch nicht wiedererlangt hatte. Sein Unterleib war eingefallen, seine Arme und Beine dünn, wie Gelenkstangen, die sich an den Enden zu Händen und Füßen auswuchsen. Er wirkte furchtbar hilflos.

»Wenigstens haben wir diese Anfälle stoppen können«, mischte sich die Stimme des Arztes ein. »Aber was diese Krise ausgelöst hat...« er zuckte mit den Achseln. »Wir dachten, es könnte Meningitis sein, also haben wir zweimal getestet, und die Flüssigkeit war klar, kein Problem. Dann dachte ich an Hirntumor und habe ihn darauf untersucht... negativ.«

»Irgendeine Theorie müssen Sie doch haben.« Mir schwindelte von den Namen der Dinge, die nicht in Frage kamen.

Er rasselte etwas auf Lateinisch herunter – ob Krankheiten oder Beschwerden, konnte ich nicht ausmachen, aber sie klangen furchtbar in ihrer Rätselhaftigkeit. Ich traute ihm nicht zu, mir ihre genaue Bedeutung zu erklären, also bat ich ihn, mir die Begriffe aufzuschreiben. Er zog die Augenbrauen hoch, fischte dann aber ein Notizbuch heraus und tat, worum ich ihn gebeten hatte. Ich nahm das Stück Papier in Empfang und verstaute es in meiner Brusttasche.

Ich berührte Adams Haar, es war feucht.

»Wir haben ihn gebadet, um das Fieber zu senken«, kam der Arzt meiner Frage zuvor. »Als er ankam, war er fast auf 40,5, aber das Fieber ist auf 39 gesunken.«

Adams Wangen waren eingefallen, man sah deutlich den feinen Knochenbau seines Gesichts. Seine Haut glänzte, und das Heftpflaster, das die Injektionsnadel in der Vene festhielt, reichte fast einmal um seinen Unterarm herum. Ich folgte mit der Fingerspitze der Linie seiner Augenbrauen, zog die verschlungene Windung seiner Ohren nach.

»Hallo«, flüsterte ich.

»Er kann Sie nicht hören.«

Ich legte meine Hand auf seine Lippen. Ich hatte einmal gelesen, daß der Geruchssinn der älteste, der grundlegendste aller Sinne ist, und jetzt dachte ich mir, daß der Geruch Adam auf irgendeiner Ebene vielleicht meine Gegenwart mitteilen könnte und er sich weniger einsam fühlen würde.

»Füllen Sie die Anmeldeformulare aus, dann gehen Sie nach Hause und ruhen Sie sich ein wenig aus«, sagte der Arzt. »Sie können jetzt nichts für ihn tun. Wir rufen Sie an, falls er aufwacht.«

Mein Ohr blieb an dem Wort »falls« hängen.

»Nein, ich bleibe. Ich werde von dem Münzapparat im Foyer aus telefonieren.«

Ich hatte vor, meine Mutter anzurufen. Anfangs hatte sie Bedenken wegen meiner Adoptionspläne gehabt, aber dann hatten sie und ihre Schwestern Adam ohne Zögern willkommen geheißen. An Weihnachten waren wir bei ihnen in Kentucky zu Besuch gewesen, und sie waren sofort begeisterte Großmutter und Großtanten geworden. Sie hatten Adam stundenlang auf ihrem Schoß gehätschelt, hatten ihm seine Lieblingsgeschichten erzählt, ihn auf ihren Knien hopsen lassen. Niemand beschwerte sich oder zeigte sich enttäuscht, wenn er die sorgfältig ausgesuchten Geschenke links liegen ließ und statt dessen mit leeren Schachteln spielte. Niemand machte darauf aufmerksam, wie oft er die eine mit der anderen verwechselte. Sie nahmen seine Eigenheiten womöglich noch leichter hin als ich.

Ich wählte die Nummer meiner Mutter, aber dann hängte ich ab, bevor die Verbindung hergestellt war. Was konnte ich ihr schon erzählen? Ich wußte genausowenig über Adams Zustand wie vor sechs Stunden, als ich ihn auf dem Boden gefunden hatte. Ich konnte nicht versprechen, daß er wieder gesund werden würde, ich konnte seinem Leiden keinen Namen geben.

Da fiel mir das Stück Papier in meiner Tasche ein; die Frau in der Rezeption zeigte mir den Weg zu einer kleinen medizinischen Bibliothek im Keller des Krankenhauses. Recherchieren war eine Fertigkeit, auf die ich großen Wert legte, und mit kühler, akademischer Sachlichkeit, nach der mir überhaupt nicht zumute war, begann ich, den Namen nachzuspüren, die der Arzt mir aufgeschrieben hatte. Es war, als würde ich die Gefahr enträtseln und neutralsieren, indem ich ein wenig Abstand zu Adams Situation fand. Aber ich stellte fest, daß der Arzt seine Diagnose aufs Geratewohl gestellt hatte und daß seine Mutmaßungen ein weites Feld abdeckten. Der Liste zufolge konnte Adam an allem Möglichen leiden, von Rocky Mountain-Fieber bis zu einer seltenen Krankheit, die es erforderlich machte, jeden Tropfen Blut aus seinem Körper herauszuziehen und wieder einzuspeisen. Der einzige gemeinsame Nenner der verschiedenen, unwahrscheinlichen Krankheiten schien die Vieldeutigkeit ihrer Symptome zu sein; immer gehörten ein Zustand der Bewußtlosigkeit, ein rätselhaftes Fieber und rascher Gewichtsverlust dazu. Außerdem unterschieden sich die Fortentwicklung und die Behandlung der Krankheiten gewaltig voneinander. Der Arzt – das war klar – hatte keine Ahnung, wo der Fehler lag.

Ich rief Peter Blasco an, einen Freund aus meiner Collegezeit, dessen Zeit als Assistenzarzt in der Kindermedizin am Johns Hopkins Krankenhaus gerade ablief.

Ich schilderte Peter die Ereignisse des Tages einschließlich der Auswahl an Krankheiten, die der hiesige Arzt vorgeschlagen hatte. »Wenn ich du wäre«, sagte Peter, »würde ich ihn sobald wie möglich zu einer größeren medizinischen Einrichtung bringen. In deinem Fall wäre das entweder Dartmouth in Hanover oder die Klinik der Universität von Vermont in Burlington. Was liegt näher bei dir?«

In keiner der beiden Städte war ich jemals gewesen. »Hanover, glaube ich«, sagte ich. »Das liegt ungefährt 70 Meilen südlich von hier.«

»Sobald sein Zustand stabil ist, miete einen Krankenwagen und laß Adam dahin bringen. Ich erkundige mich inzwischen, an wen du dich dort wenden solltest, und wenn du ankommst, wissen sie schon Bescheid.«

Das klang vernünftig. Als ich zur Intensivstation zurückkehrte, hatte sich Adam Verfassung nicht geändert. Ich kündigte an, daß ich vorhätte, einen zweiten Befund einzuholen, und zu meiner Bestürzung faßte der Arzt das als schwere Kränkung auf.

»Sie müssen selbst wissen, was Sie tun, aber Sie tragen die Verantwortung, wenn Sie dieses Kind transportieren.«

»Aber Sie wissen doch nicht, was ihm fehlt. Sie haben doch keine Diagnose.«

»Ich gebe die Angelegenheit ab«, sagte er und stolzierte steifbeinig hinaus. Ich wußte nicht mehr weiter, ich hatte keine Ahnung, was falsch und was richtig war. Wenn ich nichts tat, war Adams Leben offensichtlich in Gefahr, aber wenn ich ihn wegbrachte, könnte ich ihn noch mehr gefährden. Ich sah zu der diensthabenden Krankenschwester hinüber, aber sie wich meinem Blick aus.

»Wissen Sie, wo es hier einen Rettungsdienst gibt«, fragte ich.

Sie zögerte, überwand sich und nannte dann einen Namen. Nach dem dritten Freizeichen hatte ich schon jemanden am Apparat; sie versprachen, in einer Viertelstunde am Eingang der Unfallstation zu sein.

»Machen Sie sich keine Sorgen«, sagte der Fahrer. »Solche Fahrten machen wir alle Tage.«

Ich unterzeichnete Adams Entlassungsformulare und wartete. Wie lange wir in Hanover bleiben würden, war nicht vorauszusehen, und da es keine öffentlichen Verkehrsmittel gab, mit denen ich nach Franconia zurückkehren könnte, ging ich mein Auto suchen. Es war wieder in die Parklücke eingeparkt worden, die Autoschlüssel lagen auf dem Sitz. Mein Atem vereiste die Windschutzscheibe; als ich den Motor warmlaufen ließ, breitete sich langsam ein Halbrund aus freiem Glas vor mir aus. Es war ein strahlender, heller Nachmittag. Rechter Hand des Krankenhauses lag ein kleiner Park mit einem Picknicktisch, der im Sommer wohl von den windbewegten, grünen Zweigen zweier Trauerweiden beschattet war. Aber jetzt leuchtete das Bündel Äste auffallend senfgelb gegen den blauen Himmel. Ich fuhr an ihnen vorbei und ließ das Auto mit laufendem Motor am Eingang der Unfallstation stehen, bis der rot-weiße Krankenwagen mit blinkenden, gelben Lichtern in den freigehaltenen Platz hineinsetzte. Ich hielt die Tür auf, als sie Adam eilig aus dem Krankenhaus schoben; ein Helfer lief neben der Trage und hielt einen durchsichtigen Plastikbeutel mit der Infusionsflüssigkeit hoch.

»Kümmern Sie sich nicht um Geschwindigkeitsbegrenzungen«, sagte er, als er die Heckklappe des Autos schloß. »Halten Sie sich einfach hinter uns, dann sind wir in Rekordzeit da.«

Ich nickte; ich war froh, daß mir jemand sagte, was ich tun sollte, war froh, unter der Führung von jemandem zu stehen, der es verstand, sich über die Regeln hinwegzusetzen. Dann kamen die längsten anderthalb Stunden meines Lebens, als ich auf Fernstraße 10 der Sirene folgte. Auf der ganzen Strecke wiederholte ich immer wieder ein einziges Wort: Nein.

Wir betrachten die Macht der Medizin als etwas Selbstverständliches, weil ihre Zauberkraft ganz bestimmt nicht nur ein einziges Mal bei jedem von uns wirkt. Ich nahm einfach an, daß man Adams Leiden behandeln konnte, wenn es erst einmal einen Namen hatte; dann würde die Genesung einsetzen. Es war für mich unvorstellbar, daß die Fixpunkte in meinem Leben sich so jäh ändern und so außerhalb meiner Kontrolle geraten konnten. Ich hatte mir nie konkrete Einzelheiten von Adams zukünftigem Leben vorgestellt – welchen Beruf er eines Tages ausüben würde, wie viele Kinder er haben könnte, welche Leidenschaften und Interessen ihn leiten würden –, aber ich hatte nie sein Überleben an sich in Frage gestellt, nie an seiner Entwicklung oder seiner rosigen Zukunft gezweifelt. Jetzt war mein Glaube an Ordnung, an Logik, an den Lohn für entschlossenes Engagement gründlich erschüttert.

Im Besucherraum der Kinderabteilung des Mary Hitchcock Memorial Krankenhauses sah ich in den Gesichtern der anderen wartenden Eltern dieselbe Mischung aus Verwirrung, Aufruhr und Angst, die ich selbst empfand. Wir beobachteten einander, diese Fremden und ich, als seien wir Teilnehmer in der Endrunde einer Pechlotterie, in der jeder lieber den anderen gewinnen läßt. Statistisch betrachtet würden einige von uns diese Nacht ungebrochen und mit gesunden Kindern überstehen – aber nicht alle. Hin und wieder tauchte ein Arzt in blaßgrüner Kleidung auf und setzte sich neben ein besorgtes Elternpaar. Sie unterhielten sich dann in leisem, vertraulichem Flüsterton, während alle anderen in ihren Zeitschriften blätterten und Desinteresse heuchelten, um ihnen die Illusion von Zurückgezogenheit zu geben. Tatsächlich aber entging uns nichts. Wir beobachteten den Ausdruck der Augen, die Eindringlichkeit der Fragen, die Gefühlsregungen von Trost oder tiefer Dankbarkeit der zuhörenden Eltern. Ihre Reaktionen signalisierten Widersprüchliches: Freude war ermutigend, verringerte aber unsere eigenen Chancen; Kummer bestätigte unsere schlimmsten Befürchtungen, war aber gemischt mit schuldbewußter Erleichterung.

Es war fast sechs Uhr abends, und mir wurde bewußt, daß ich seit dem Lunch gestern in Montreal nichts gegessen hatte. Ich war ungewaschen, unrasiert, hatte mich nicht einmal gekämmt. Ich hatte niemanden angerufen und mit niemandem außer mit Ärzten und Krankenschwestern gesprochen. Es war, als wäre dieser Tag aus meinem Leben gelöscht. Mit dem Kleingeld, das ich noch in der Tasche hatte, holte ich mir Kaffee von einem Automaten, und während er abkühlte, telefonierte ich mit Peter in Maryland.

»Ich hab mit einem der Ärzte gesprochen, der Adam untersucht hat«, sagte er, dann machte er eine Pause.

»Es hat ihn schon jemand untersucht?«

»Sie haben nochmal eine Rückenmarkspunktion gemacht, und die Flüssigkeit ist immer noch klar. Seine lebenswichtigen Organe sind kräftig, aber es hat sich nichts gebessert. Die Leute sind gut, sie überwachen ihn genau und geben ihr Bestes.«

»Was glaubst du, was es ist?«

»Das ist eine schwierige Frage. Vielleicht Encephalitis, vielleicht eine seltsame Art von Epilepsie. Hat er da irgendeine Vorgeschichte?«

»Nein. Ich meine: keine, von der ich wüßte.«

»Zu der Belegschaft gehört ein Bob Storrs, er kommt heute abend. Er ist gut und wird Klartext mit dir reden, aber erwarte keine hieb- und stichfesten Antworten. Sie werden eine Reihe von Untersuchungen machen, und vielleicht haben sie dann eine Vorstellung, was das Ganze ausgelöst haben könnte.«

»Peter, ganz unter uns, was meinst du denn?«

»Eines lernst du im Medizinstudium, Michael: Wie wenig wir wirklich wissen. Das könnte alles sein von einer allergischen Reaktion bis zu... na eben, irgendwas. Das Problem ist, daß seine Vergangenheit im dunkeln liegt. Er kann da irgendeine Erbkrankheit mitbekommen haben, ein Trauma, als seine Mutter schwanger war...«

»Er war eine Frühgeburt.«

»Das kann genausogut ein Symptom wie eine Ursache sein. Wichtig ist, daß du morgen die Adoptionsstelle anrufst, die ihn vermittelt hat, und etwas über ihn herausbekommst; aber vorher such' dir heute abend ein Motel und schlaf ein bißchen. Adam hat nichts davon, wenn du umkippst.«

Eine halbe Stunde später ging Dr. Storrs, ein großer Vermonter in den Sechzigern, leicht hinkend auf meine Couch im Warteraum zu. Er sah müde, aber mitfühlend aus. Er setzte sich neben mich, stützte seine Ellbogen auf die Knie und sprach so leise, daß ich ihn kaum verstand. Die anderen Eltern beobachteten uns verstohlen.

»Es hat sich nichts geändert, es hat sich einfach nichts geändert. Er ist eine Kämpfernatur, er wird künstlich ernährt und bekommt Dilantin gegen die Anfälle. Ich glaube, er wird heute nacht ausruhen und vielleicht morgen aufwachen.«

»Was war der Auslöser dafür?«

Er schüttelte den Kopf. »Haben Sie schon eine Bleibe für heute nacht? Nehmen Sie sich ein Zimmer im Chieftain, die Straße runter. Wir rufen Sie an, wenn irgendwas ist. Es hat keinen Zweck, daß Sie sich fertig machen. Sie sehen ja aus wie ein Gespenst.«

»Aber er kommt wieder in Ordnung?«

Dr. Storrs hob den Kopf und sah mich an. Er hatte intelligente, graublaue Augen. »Heute war ein ganz schön harter Tag. Ich glaube, er schafft's, aber wir sehen klarer, wenn morgen früh um neun die Untersuchungsergebnisse da sind.«

Der Arzt verlagerte sein Gewicht nach vorne und nutzte den Schwung zum Aufstehen. Er trug große, braune Schuhe mit Gummisohlen und hatte perfekt gepflegte Hände. Er drückte kurz meine Schulter, dann verschwand er.

Zum zweiten Mal an diesem Tag suchte ich einen Krankenhaus-Parkplatz ab, aber jetzt war es dunkel, und ein fast unsichtbarer, eisiger Sprühregen vernebelte die Luft. Als ich mein Auto gefunden hatte, mußte ich erst mit einem Streichholz in der hohlen Hand das Schloß auftauen und verbrachte dann fünf Minuten damit, ein Guckloch in die Eisschicht zu kratzen, die sich auf meiner Windschutzscheibe gebildet hatte. Das Chieftain Motel war leicht zu finden, es war unverkennbar: Auf dem Schild prangte die hell angestrahlte, grüne Karikatur eines Indianerkopfes. Das einzige Zimmer, das zu haben war, hatte kein Telefon. Also stand ich vor dem Zubettgehen draußen in der öffentlichen Telefonzelle, um meine Mutter anzurufen. Während ich sprach, während ich ihr erzählte, was ich nicht wußte, und während ich ihr all die Beruhigungen weitergab, die ich selbst gern gehört hätte, stützte ich meine Stirn gegen das kalte Glas. Ich mußte schreien, um das Hupen und die rutschenden Autos von der Straße zu übertönen, und schließlich klemmte ich den Hörer zwischen Schulter und Ohr, damit ich meine Hände zum Aufwärmen in die Hosentaschen stecken konnte. Solange mein Kopf in dieser Position verkrampft war, mußte ich wohl oder übel durch die schmierigen, vereisten Scheiben der Zelle in die zornigen Neonaugen meines Indianerkollegen vom Motel starren.

Ich saß einen weiteren Tag neben Adams Bett, bevor er die Augen öffnete. Er war aus der Intensivstation genommen worden, aber außer einem gelegentlichen Zittern, das nur seine rechte Seite berührte, regte er sich nicht, ein kleines, stilles Etwas mitten auf dem weißen Krankenhausbett. Plastikschläuche verbanden und vertäuten ihn mit dieser Welt, und ich sah zu, wie der Glucosepegel in seinem Tropf sank, ein Tropfen nach dem anderen. Ich aß die Mahlzeiten von

Adams Tablett, die ungeachtet seines Bewußtseinszustandes gebracht worden waren, und fand Quiz-Programme in dem Fernsehgerät, das an der Wand angebracht war. Den Trost von wohlmeinenden Besuchern – von Seelsorgern und Rabbis – nahm ich kaum wahr. Als mich in der brütenden Enge des Raumes die Platzangst befiel, blätterte ich mich in der medizinischen Bücherei nebenan durch die Schlagwortregister dicker Wälzer auf der Suche nach irgendeiner Konstellation von Symptomen, die der meines Sohnes entsprach.

Die Untersuchungen an Adam hatten ungewöhnliche elektrische Aktivität im linken Schläfenlappen des Gehirns aufgezeigt, aber das war noch nicht alles. Ein Ärzteteam hatte ihn eingehend untersucht und eine Menge weiterer problematischer Beobachtungen gemacht: Sein Schädelumfang war ungewöhnlich klein, seine Gelenke waren schlecht ausgebildet, er hatte eine Tendenz zur Rückgratverkrümmung. Als ich Fragen über sein Entwicklungstempo beantwortete – wie langsam er sprach, lief und sich an die Toilette gewöhnte; wie wahllos freundlich er zu allen Fremden war; seine Angewohnheit, seinen Körper vor und zurückzuschaukeln –, entging mir nicht, daß sich eine gewisse Besorgnis auf den Gesichtern der Ärzte spiegelte.

»Er hatte einfach einen miesen Start«, erklärte ich den Ärzten in der Runde und umriß Adams Odyssee von nachlässigen leiblichen Eltern über staatliche Krankenhäuser und Pflegeheime bis zu mir. »Er holt jetzt auf und macht ausgezeichnete Fortschritte.«

Sie waren offensichtlich nicht überzeugt. Meine Worte wogen die Tatsache nicht auf, daß Adam bewußtlos auf dem Bett lag.

»Was wissen Sie von den Lebensgewohnheiten der Eltern?« fragte Dr. Storrs spät am zweiten Abend. »Hat sich die Mutter während der Schwangerschaft richtig ernährt? Hat sie geraucht? Drogen genommen? Getrunken?«

Denis Daigles anfängliche Beschreibung kam mir wieder in den Sinn. »Adam war unterernährt, als er seinen Eltern weggenommen wurde. Er hatte sich nicht richtig entwickelt«, zitierte ich. »Und ja, seine Mutter hat getrunken, aber ich weiß nicht, was oder wieviel.«

Er schrieb die Informationen auf das Krankenblatt.

»Wie könnte ihr Verhalten vor vielen Jahren mit diesem Anfall zusammenhängen?«, fragte ich.

»Wir greifen hier nach Strohhalmen. Neue Versuche an Tieren weisen darauf hin, daß bestimmte Teratogene den wachsenden Fötus ungünstig beeinflußen können. Ich versuche, mehr darüber herauszufinden. Offen gestanden, beim Zustand Ihres Jungen bin ich mit meiner Weisheit am Ende. Was er uns da vorführt, sollte sich zu etwas zusammenreimen, aber ich weiß nicht zu was.«

Sanft nahm er Adams Handgelenk zwischen Daumen und Zeigefinger und fühlte den Puls. »Er hat den Herzschlag eines Langstreckenläufers. Vielleicht ist das später mal seine Sportart.«

Ich holte mir meine Ermutigungen, wo ich sie finden konnte, und als ich eine Stunde später im Chieftain wach auf der Tagesdecke lag, sah ich vor meinem inneren Auge Szenen von Adam, wie er weiße Holzhürden übersprang, Adam beim Speerwerfen, wie Adams magere Läuferbrust das Band zerriß und er das Rennen gewann.

Ein Klopfen an der Tür riß mich aus dem Schlaf. Einen kurzen Augenblick lang wußte ich nicht recht, wo ich war, aber dann war ich hellwach.

»Ja«, rief ich und merkte, daß durch die Jalousien das graue Dämmerlicht des frühen Morgens sickerte.

»Da war ein Anruf für Sie vom Krankenhaus«, sagte eine Stimme. »Sie haben ausrichten lassen, daß Sie rüberkommen möchten.«

Mein Herz stand still, um mich herum traten die Möbelstücke im Raum mit einer Schärfe hervor, als sei jedes mit einem spitzen schwarzen Stift nachgezeichnet worden. Mit einem Gefühl, als lebte ich in Zeitlupe, konzentrierte ich mich auf Details, die mir zuvor nicht aufgefallen waren: Der Druck verwehter Herbstblätter über der Kommode, die Tatsache, daß eine der vier Schrauben an der Vorhängekette fehlte, der dunkle Fleck auf dem Teppich direkt am Zimmereingang, wo zu viele schneebedeckte Schuhe abgewischt worden waren.

»Ihr Kind ist wach und fragt nach Ihnen. Hab' denen schon gesagt, daß sie erst nach acht anrufen sollen.«

Jetzt plötzlich flog die Zeit. Ich spritzte mir Wasser ins Gesicht und hielt mich gar nicht erst damit auf, die Schuhe zuzubinden. Auf halbem Weg zum Auto merkte ich, daß ich meinen Mantel vergessen hatte, aber statt zurückzulaufen, drehte ich die Heizung auf. Der Himmel im Osten war in Kupfergold getaucht, und die Schneeberge längs der Straße waren mit einer frischen Schicht überstäubt. Die wenigen Autos, die um diese Zeit unterwegs waren, zogen Rauchschleppen hinter ihrem Auspuff her, die Ampeln der Stadt waren noch nicht auf Tagesrhythmus eingestellt, sondern blinkten einfach gelb im regelmäßigen Takt. Ich fuhr durch, als wären sie alle grün.

Ich nahm zwei Stufen auf einmal und rannte im Laufschritt zur Tür von Adams Zimmer. Stimmen kamen von innen, ich stieß die Tür auf. Dr. Storrs saß auf dem Bett, sein weißer Mantel versperrte mir die Sicht.

»Folge mit den Augen meinem Finger«, sagte er zu meinem Sohn. »Gut so; hoch, rechts, links, runter. Jetzt schau auf diesen Punkt auf meiner Stirn. Halt still. Gut machst du das. Hast du Hunger? Wie wär's mit Frühstück?«

Keine Antwort. Automatisch wollte ich schon meine übliche Erklärung einwerfen. »Er versteht Sie nicht. Er hat noch nicht das Vokabular.« Dann fiel mir ein, wo ich war und in welcher Lage; ich schloß die Augen, um zu danken.

»Orangensaft.«

Danke. Dr. Storrs stand auf, und Adam sah mich.

»Orangensaft, Papi.«

Während der folgenden Woche erinnerte mich Dr. Storrs öfters daran, daß wir »noch nicht über den Berg« waren. Adam befand sich eindeutig auf dem Wege der Besserung – sein Appetit war wiederhergestellt, er legte wieder das Gewicht zu, das er verloren hatte, seine Anfälle kamen seltener und schienen durch Dilantin kontrollierbar – aber immer noch gab es keinen Hinweis darauf, was die Attacke ausgelöst hatte. Er fand sich damit ab, im Krankenhaus zu bleiben, und war bei den Krankenschwestern und Pflegern des Stockwerks bald beliebt. Jeden Besucher, der ins Zimmer kamen, begrüßte er, als wäre er die Person auf der Welt, die er am sehnlichsten herbeiwünschte, und seine überschwengliche Art sprach sich bald in Hanover herum.

Eines Nachmittags, als ich Adam eine Geschichte vorlas – »Die kleine Lok, die es schaffte« –, besuchten uns zwei junge Indianer. Sie erklärten, daß sie in Dartmouth gerade angefangen hatten zu studieren; man hatte sich dort unlängst wieder das Ziel gesetzt, begabte Indianer für eine akademische Ausbildung zu gewinnen. Die beiden erzählten, ihnen sei zu Ohren gekommen, daß wir hier waren. Die Welt der amerikanischen Indianer ist ziemlich klein, und fast immer findet man schon nach einem fünfminütigen Gespräch irgendeinen gemeinsamen Bekannten. Howard Bad Hand (ein Rosebud Sioux), Duane Bird Bear (ein Mandan-Hidastsa aus dem Fort Berthold Reservat in Nord-Dakota) und ich stießen schnell auf ein paar gemeinsame Freunde. Während die beiden mit Adam schäkerten, erzählten sie mir, daß sie zu einer Gruppe von 15 indianischen Studenten aus dem ganzen Land gehörten und daß das College gerade die Gründung eines indianischen Studienprogramms diskutierte. Ob ich mir vorstellen könnte, mich als Dozent dafür zu bewerben?

Es machte mir Spaß, mit Howard und Duane zu reden. Sie hatten diesen vertrauten versteckten Humor, der unter den Einheimischen, die ich in Alaska kennengelernt hatte, und in meiner eigenen Familie so verbreitet war – diese Art Humor, der auf Wortspielen und Zweideutigkeiten, auf Selbstironie und Understatement beruht. Ich war im Umgang mit ihnen auf eine Weise kulturell entspannt, die ich fast schon vergessen hatte. Die Studenten von Franconia waren schrecklich nett, aber ihr Bezugssystem war oft ganz anders als meines. Im großen und ganzen kamen sie aus reichen Familien, obwohl sie diese Tatsache unter Schichten ausgemusterter Armeekleidung und Klamotten aus dem Ramschladen zu verstecken versuchten. Sie waren ehrlich in ihrer Politik, anspruchsvoll in ihren Drogen und hatten die Verrücktheiten des Establishments satt. Sie prophezeiten ihr zukünftiges Leben aus ihren Geburtsdaten, dem Lauf der Sterne, durch Deutung der Handlinien oder Ohrwindungen und kämpften in erster Linie darum, über den Dingen zu stehen. Ihre Witze waren nicht witzig.

Duane dagegen kam schnell auf lukrative Projekte zu sprechen, die garantiert das finanzielle Polster des Indianerprogramms sichern sollten.

»Wir könnten ein indianisches Monopoly-Spiel entwerfen«, schlug er vor. »Statt des Ereignisfeldes könnte man auf dem B.I.A.-Feld (Büro für Indianische Angelegenheiten) landen: ›Dein Stamm hat gerade seine Verhandlung vor Gericht gewonnen. Gehe drei Felder zurück!‹ «

»Oder«, unterbrach Howard, »wir könnten ein Exposé für eine indianische Science Fiction Komödie schreiben. ›Indianer im Weltraum‹, Lendenschurze in Silberlamé und Antennen statt Federn – irre!«

Ich dachte, wie gut es doch für Adam wäre, unter anderen Indianern aufzuwachsen, wie gut es auch für mich wäre, und sagte, daß ich interessiert sei, falls das indianische Studienprogramm über die Planungsphase hinauskäme. Duane und Howard versprachen, mich auf dem laufenden zu halten.

Zurück in Sugar Hill zögerte ich, Denis von den Ereignissen zu berichten; die Worte dieser Büroangestellten im Littleton Krankenhaus hatten sich in meinem Kopf festgefressen, und ich fürchtete jede Komplikation, die den endgültigen Abschluß des Adoptionsprozesses verzögern oder sogar verhindern konnte. Etwas in mir fühlte sich schuldig, als ob Adams Krankheit durch meine Nachlässigkeit oder Unachtsamkeit verursacht worden wäre. Womöglich hatte er deshalb soviel Gewicht verloren, weil ich auf meinem Heimweg von Montreal nicht zum Abendessen angehalten hatte? Und wenn ich am nächsten Morgen wenigstens früher aufgestanden wäre, hätte ich vielleicht durch aufmerksames und schnelles Handeln irgendwie die nachfolgende Kette von Ereignissen sprengen können? Vielleicht war Adam zusammengebrochen, weil ich zu rasche Fortschritte von ihm erwartet hatte? Vielleicht würde Denis glauben, daß ich, weil ich einem Ganztagsjob nachgehen mußte, nicht das nötige Rüstzeug als Alleinerziehender eines Kindes mit einem möglicherweise chronischen medizinischen Problem mitbrachte?

Die College-Verwaltung von Franconia war verständnisvoll, und meine Studenten verzichteten nur zu gern auf die Kurse, die ich verpaßt hatte, oder belegten sie neu. Die Dilantinrationen morgens und abends schienen Adams Anfälle zu kontrollieren, und er kehrte zu seiner Kindertagesstätte zurück. In den folgenden paar Wochen verlief unser Leben wieder in normalen Bahnen, wenn man davon absah, daß ich ein anderer geworden war. Ich nahm weniger für selbstverständlich, achtete genauer auf jede Veränderung in Adams Verhalten für den Fall, daß sie einen Rückfall anzeigen könnte. Ich sah meinen Sohn in einem neuen Licht: Zum ersten Mal schien er mir nicht nur kostbar, ein Wunder, sondern auch sehr zerbrechlich. Ich fürchtete um seine Sicherheit auf dem Spielplatz, fürchtete, daß er sich mit Kinderkrankheiten anstecken könnte, bangte um seinen nächsten Atemzug. Ich wartete auf Spätfolgen seiner langen Bewußtlosigkeit – Mattigkeit, Vergeßlichkeit, mangelnde Koordination –, und ich sah sie alle. Zwei oder drei Mal stand ich vor dem Schlafengehen schweigend in der Kinderzimmertür und lauschte im Dunkeln auf die Musik seiner Atemzüge. Ich wartete, daß etwas passieren würde, damit wir von der quälenden Unsicherheit in den Strom der Zukunft hinüberwechseln konnten.

Ich mußte nur drei Wochen warten.

Strenges Winterwetter im Landesinneren Neuenglands ist der Normalfall. Bemerkenswert ist es nur, wenn es nicht regelmäßig oder wenn es sehr geballt eintritt. Teil meines üblichen Frühsports war, das Auto freizuschaufeln, während der Motor warmlief; Adam amüsierte sich unterdessen in seinem Laufstall, bis die Auffahrt frei, die Windschutzscheibe freigekratzt war und das Gebläse lief. Mir gab diese Übung soviel Energie wie eine Tasse schwarzer Kaffee. Die kalte Luft war so beißend, die Konturen der umgebenden Landschaft vom nächtlichen Schneefall so weich gezeichnet, das morgendliche Schweigen so spannend blau, daß ich kaum etwas gegen diese Unannehmlichkeit einzuwenden hatte. Die städtischen Schneepflüge waren vor dem Morgengrauen im Einsatz, und die Straße unseren Hügel hinunter war normalerweise passierbar, so daß ich schließlich den Wetterbericht ignorierte und das Geräusch von Schneeregen, der gegen die Scheiben peitschte, ausblendete.

Um so größer war daher die Überraschung, als ich eines eisigen Morgens Ende Februar in Parka und Gänsedaunen-Handschuhen gegen die Außentür stieß und sie blockiert fand. Die Sonne war noch nicht zu sehen, also schaltete ich das Außenlicht an und sah mich den böigen Wirbeln eines Blizzards in Höchstgeschwindigkeit gegenüber. Meterhohe Schneewehen waren gegen das Haus getürmt, es gab keinen Ausgang, es sei denn, man wäre aus dem Fenster geklettert oder hätte die verschlossene Tür aus den Angeln gehoben, die unsere Tiefparterre-Wohnung vom Rest des leeren Hauses trennte. Die örtliche Radiostation berichtete von einem »Schneenotstand« und kündigte die Schließung von allem an, vom Gebackene-Bohnen-Abendessen der Congregational Church anläßlich Lincolns Geburtstags bis zum Betrieb des Franconia College.

»Wir sitzen in der Falle«, flüsterte ich Adam zu, der das Spiel sofort erfaßte und in gespieltem Entsetzen die Augen aufriß.

Ich zog ihm Mantel und Stiefel aus und legte eine Platte auf – Joan Baez mit »The Night They Drove Old Dixie Down«. Wie immer war der Kühlschrank brechend voll. Mit Heizung, Strom, fließendem Wasser und den Zutaten zu einem Rindfleischeintopf im Haus gibt es wenige Freuden, die mit dem Eingeschneit-Sein konkurrieren können. Die von der Natur gesetzten Einschränkungen erhöhen noch das Gefühl von Gemütlichkeit, den Eindruck, daß die Stunden luxuriös langsam vergehen. Ich sah einen ganzen Tag von der Art vor mir, wie sie als »Qualitätszeit« in meiner Bibliothek der Kindererziehungsbücher erwähnt werden. Unser Tag würde sich mit Vater-und-Sohn-Erlebnissen füllen, die auf geheimnisvolle Weise ihre Eindrücke in Adams Psyche hinterlassen würden und an die er sich für immer zurückerinnern würde – mehr ihrem Wesen nach als in Einzelheiten, so wie man sich an den Geruch einer Decke erinnert, die gerade aus dem Trockner kommt, oder an den ersten Geschmack von Milch, wenn man lange Durst gehabt hatte. Ich beschloß, unsere Isolation sorgfältig auszurichten und zu instrumentieren, ich würde ein Abenteuer, eine Heilung, eine Episode außerhalb des Alltags schaffen.

In versponnener Selbstvergessenheit sahen wir uns ein Bilderbuch nach dem anderen an, räumten sie dann nicht ins Regal zurück, sondern ließen statt dessen ein wüstes Durcheinander auf dem Teppich entstehen. Wir bauten ein Dorf aus umgedrehten Kochtöpfen, Tellern und Schüsseln, und Konvois von Lastwagen brausten durch seine Straßen. Wir aßen früh zu Mittag – Popcorn und Erdnußbutter-Brote –, und wenn wir ein Stück auf einer Schallplatte mochten, spielten wir es so oft, wie wir wollten. Adam polterte in meinen Stiefeln mit schleifenden Schnürsenkeln von einem Zimmer ins andere, und wir kratzten mit den Fingernägeln Muster in die vereisten Fensterscheiben. Mittags stürmte es immer noch. Wir waren so erschöpft, daß wir uns zusammen auf meinem Bett unter die Decken kuschelten und eingelullt vom gedämpften Geräusch des Sturmes bald einschliefen.

Erst Stunden später, als das kurzlebige Tageslicht des Nordens schon verblaßte, öffnete ich die Augen. Ich brauchte einen Augenblick, um zu mir zu kommen, um die Fortsetzung irgendeines Traumes von diesen heftigen, höchst wirklichen Bewegungen gegen meine Körperseite zu trennen, aber plötzlich war ich mit einem Schlag hellwach. Adam lag auf dem Rücken, der Kopf hing nach links, sein Hals war extrem gestreckt. Ein leichter Schaum aus klebrigem Speichel zeigte sich auf seinen Lippen, und seine halbgeöffneten Augen waren ausdruckslos. Seine Haut fühlte sich heiß und trocken an, und Arm und Bein zuckten rhythmisch, so als geschehe es im Gleichtakt mit dem langsamen Schlag seines Läuferherzens.

Man hatte mir gesagt, daß Anfälle nicht so schlimm sind, wie sie aussehen, daß die richtige Reaktion darauf war, Adam in den Arm zu nehmen, ihn auf die Seite zu drehen und sicherzustellen, daß die Zunge nicht die Luftröhre blockierte, in beruhigendem Ton mit ihm zu sprechen. Und abzuwarten.

»Wach jetzt auf, Adam«, sagte ich und drückte ihn an meine Brust. »Ich bin's, Papi. Alles in Ordnung. Entspann dich. Laß einfach los.« Seine Glieder zitterten wie die Flügel eines großen Vogels, der verzweifelt zu entkommen versucht. Ihre Kraft, ihre Ziellosigkeit machten mir Angst, aber ich wiederholte immer wieder meinen Spruch, und allmählich, widerstrebend wie ein Fisch, der auf dem Trockenen zappelt, entspannte er sich und verfiel in eine tiefe Stille, aus der ich ihn nicht wecken konnte.

Ich lief ins Badezimmer und kam mit einem nassen, kalten Waschlappen zurück. Wichtiger als alles andere war zunächst, sein hohes Fieber in den Griff zu bekommen; mit dem Waschlappen strich ich sein Haar zurück, strich über sein Gesicht und hinterließ überall, wo ich ihn berührte, verdampfende Perlen aus Feuchtigkeit. Ein Stirnrunzeln, das sein Gesicht kurz zusammenzog, machte mir Mut, und ich sprach ihn wieder an.

»Hallo, Adam. Zeit zum Abendessen. Komm schon, mach die Augen auf.«

Er verstand mich. Ich konnte sehen, wie er sich bemühte, die Bewußtlosigkeit abzustreifen, und dann geschwächt wieder aufgab.

»Dann schlaf«, sagte ich. »Du fühlst dich besser, wenn du ausgeruht hat. Ist gut, schlaf nur.«

Ohne ihn aus den Augen zu lassen, griff ich zum Telefon und ließ mich mit der Unfallstation des hiesigen Krankenhauses verbinden. Erst nach sieben Freizeichen hörte ich die Stimme des Bereitschaftsarztes. Es war derselbe Mann, der Adam zuvor schon behandelt hatte, und ich sagte ihm, wer ich war.

»Adam hat wieder einen Anfall.« Ich sprach ruhig und gleichmütig. Wenn Adam zuhörte, wollte ich ihn nicht durch meinen Tonfall noch mehr beunruhigen.

Er antwortete nicht sofort, dann sagte er: »Warum rufen Sie mich an? Ich dachte, die einzigen Ärzte, die Ihnen gut genug sind, sind in Hanover.«

Empörung flammte in mir auf. Dieser Mann, nur ein paar Jahre älter als ich, war für mich eben noch ein gebildeter Fachmann, sogar ein potentieller Freund gewesen. Jetzt hatte er sich in meinen Augen in einen Kriminellen verwandelt, dessen gekränktes Ego ihm wichtiger war als das Wohlergehen meines Kindes. Ich hatte reichlich anklagende, drohende Worte auf Lager, aber ich hob sie für später auf, für einen Zeitpunkt, wo es nichts mehr zu verlieren gab.

»Er war eine Woche lang im Krankenhaus«, sagte ich, als hätte ich ihn nicht gehört. »Er ist auf Dilantin, und jetzt hat es ihn zum ersten Mal wieder getroffen, seit wir zurück sind. Entschuldigung, ich hätte Sie eher anrufen sollen – aber ich war… Hören Sie, was soll ich jetzt tun? Sein Fieber ist ein bißchen runtergegangen, und er liegt jetzt ruhig, aber ich kriege ihn nicht richtig wach.«

»Lassen Sie's ihn ausschlafen. Wahrscheinlich ist das nichts Schlimmes, aber wenn Sie einen anderen Befund brauchen, können Sie ja immer noch in Hanover anrufen.«

Ich wurde mir bewußt, daß ich eine Unterhaltung hörte, die dieser Mann sich innerlich zurechtgelegt hatte, und daß ich, wenn ich das Telefongespräch ausdehnte, ihn nur noch zufriedener machte. Ich hängte ein, saß in dem dunkler werdenden Zimmer und knirschte vor Wut mit den Zähnen. Ich starrte auf die hintere Wand, ohne etwas wahrzunehmen. Das Bett begann unter Adams neuem Anfall zu beben. Es begann mit einem Zucken im Oberschenkel, dann flatterte seine Hand, das Flattern dehnte sich auf den Arm aus. Sein Rücken krümmte sich, als ich ihn auf meinen Schoß zog und wieder den Waschlappen auflegte, der noch von seinem letzten Anfall warm war. Ich hielt ihn so eng an mich gedrückt, daß die Bewegungen unserer Körper ineinander übergingen: Als seiner schließlich zur Ruhe kam, wiegte sich meiner weiter hin und her, immer hin und her.

Zwischen Adams zweitem und drittem Anfall in dieser Nacht rief ich dann doch Dr. Storrs an. Ohne mich zu unterbrechen, hörte er sich meine Beschreibung bis in alle Einzelheiten an.

»Es kann sein, daß er eine Art Grippe hat«, sagte er, »und daß das Fieber die Anfälle verursacht. Es ist richtig, daß Sie das Fieber unterdrücken. Geben Sie ihm Aspirin für Babies – eine kleine Dosis wegen seines Gewichts –, und halten sie ihn weiter kühl, aber riskieren Sie keine Erkältung. Wenn Sie hier wären, hätte ich gesagt, kommen Sie rüber, aber das Wetter ist fürchterlich. Es würde Sie Stunden kosten, vorausgesetzt, die Straße ist überhaupt passierbar – wahrscheinlich ist sie's nicht.«

Ich erzählte ihm von dem hiesigen Arzt, aber er wollte sich dazu nicht direkt äußern.

»Wahrscheinlich wäre es für Adam ohnehin nicht gut, in einem Krankenhaus zu sein. Solange die Anfälle nicht länger als ein paar Minuten dauern und Sie da sind und sich um das Steigen und Sinken der Körpertemperatur kümmern, ist er wahrscheinlich drinnen besser aufgehoben als in einem Auto auf dem Weg nach irgendwo. Bringen Sie ihn morgen runter, dann machen wir ein Blutbild und entscheiden, ob wir die Dosis der Medikamente anheben.«

Ich schöpfte Trost aus diesen Worten, denn im Laufe der Nacht und ohne je gänzlich aufzuwachen, hatte Adam neun weitere Anfälle. Es gab Augenblicke, wo es aussah, als würde er mit einem unsichtbaren Gegner ringen, einem Gegner, der größer, schwerer und erfahrener war als er. Er kämpfte dagegen, festgehalten zu werden, dagegen, daß der unsichtbare Feind ihm beide Schultern gleichzeitig runterdrückte, er kämpfte darum, den Tyrannen von seinem Körper abzuschütteln. Und ich war Trainer, Manager und Claqueur. Wir gewannen nicht, aber wir verloren auch nicht. Am Morgen, als wir erschöpft, wund und benommen waren, wurde der Kampf abgepfiffen, und Adam wachte auf. Ich gab ihm etwas Milch, eine Scheibe Toast und badete ihn in unserer Blechbadewanne. Die ganze Küche zeigte die Spuren unseres perfekten Schneetages – verstreute Bücher, umgedrehte Töpfe, der Bodensatz ungepuffter Maiskörner in einer orangefarbenen Plastikschüssel. Erst abends, als wir vom Krankenhaus in Hanover mit einer neuen Flasche Pillen zurückkehrten, räumte ich endlich auf.

Im Laufe der kommenden Monate stellten mehrere Spezialisten eine ganze Anzahl Hypothesen auf, die Adams Anfälle erklären sollten. Ein Elektroenzephalogramm(EEG)-Test zeigte eine winzige Verletzung im linken Schläfenlappen des Gehirns, von der unberechenbare Schübe elektrischer Aktivität ausgingen. Diese Impulse wiederum stimulierten die Bewegung seines rechten Armes und Beins und verhinderten, daß Bewußtsein und motorische Kontrolle normal funktionierten. Der Fehler ließ sich nach dem derzeitigen Stand der Technologie nicht durch Operation beheben; die Ursache konnte entweder ein angeborener Erbfehler oder ein Trauma sein. Als favorisierte Theorie – deren einziger Anhaltspunkt die Existenz der Verletzung war – kristallisierte sich folgendes heraus: Adam könnte zu irgendeinem unbestimmten und undokumentierten Zeitpunkt vor der Adoption an Encephalitis (Gehirnentzündung) gelitten haben. Im allgemeinen gelten Zecken als Überträger dieser Krankheit. Die Krankheit könnte die EEG-Ergebnisse ebenso wie die offenbar chronische Natur von Adams Anfällen erklären. Adam war nicht epileptisch, das versicherte man mir, aber im Grunde konnte er so behandelt werden, als wenn er es wäre.

Das erste langfristig wirkende Medikament, das ihm verschrieben wurde, war Phenobarbital, eine Verbindung, die bei Erwachsenen Gehirn und motorische Aktivität eher beschleunigt, bei kleinen Kindern aber eher dämpft. Das Medikament hatte den Vorteil billig zu sein, relativ frei von Nebenwirkungen und gewöhnlich gut zu wirken. In Adams Fall aber wirkte es nur wie ein starkes Schlafmittel; wenn er nicht gerade bewußtlos im Tiefschlaf lag, war er lethargisch und reagierte auf nichts um sich herum. Dilantin wurde statt dessen eingesetzt; zwar erlaubte es Adam wach zu bleiben, aber die Droge war nicht ohne Probleme. Die hohe Dosierung stimulierte das Haarwachstum an Kopf, Armen und Beinen, und mit der Zeit schwoll das Zahnfleisch an und blutete.

Subtiler, aber nicht minder beunruhigend war die Erkenntnis, daß Adams Versuche, sich der Welt zu nähern, von Drogen gedämpft wurden, deren Wirkungen weitgehend unbekannt waren. Er hatte gerade erst begonnen, sich als Persönlichkeit zu entfalten, und ich hatte so wenig, womit ich seine derzeitigen Reaktionen, seine Lernfähigkeit oder Klugheit vergleichen konnte. Er erschien mir abwechselnd träge und hyperaktiv, auf Hochspannung und ohne Antrieb. Bücher über die Entwicklung von Kindern waren in seinem Fall nutzlos; die meisten dieser Studien nahmen keine Notiz von einem Kind mit Adams Vorgeschichte – frühgeboren, mißhandelt, vernachlässigt, hospitalisiert, mit Stereotypien und jetzt krank, und all das in seinen ersten drei Lebensjahren. Sein Fall lag nicht im Bereich ihrer normalen Präzedenzfälle und Vorhersagen; er war ein Joker, bei dem alles möglich, aber nichts sicher war. Es gab keine standardisierten Graphiken, an denen man seinen Wissensstand und seine feinmotorischen Fähigkeiten messen oder feststellen konnte, wie schnell er sich Sprache aneignete. Er war ein Mensch, von dem man vernünftigerweise nichts erwarten konnte, für den jeder bescheidene Erfolg ein Triumph, jede Normalität ein Wunder war.

Adam und ich, als Vater und Sohn, waren in ein Land ohne kodifizierte Gesetze geraten. Nicht einmal die grundlegendste Frage konnte man uns beantworten: Wird er gesund werden? Wenn seine Krämpfe von einer nicht dokumentierten Encephalitis stammten, war es möglich, MÖGLICH, daß sie im Prozeß der natürlichen Reife aufhören würden. Im Laufe seines Wachstums konnte die Verletzung heilen oder so dickes Narbengewebe entwickeln, daß er nicht mehr von Medikamenten abhängen würde. Das konnte sich während der Pubertät abspielen, vielleicht aber auch früher, vielleicht später. Vielleicht nie. Doch wenn seine Probleme von irgendeiner anderen Ursache herrührten – von irgendeiner angeborenen Eigenschaft –, dann konnten sie allmählich ernster werden, sogar lebensbedrohlich. Wir würden abwarten müssen, so sagte man mir immer wieder.

Unterdessen gab es, Tag ein, Tag aus, morgens, mittags, abends, die Medizin. Sie wurde meine Erklärung, meine Entschuldigung für jedes Versagen Adams. Er konnte zum Beispiel nicht lernen, bis fünf zu zählen – die Zahl seiner Geburtstage. Wochenlang verschluckte er die Zahl drei.

»Eins, zwei, vier, fünf,« pflegte er zu deklamieren, all meinen Bemühungen zum Trotz.

»Eins, zwei, DREI,« beharrte ich dann. »Drei, drei, DREI.«

»Ein, zwei, vier,« antwortete er.

Es mußte wohl an der Medizin liegen.

Buntstiftfarbtöne benannte er so widersprüchlich, daß ich eine Zeitlang dachte, er sei farbenblind.

»Das hier ist ROT, und das ist BLAU, und das dort ist GELB.« belehrte ich ihn, während er zusah. »ROT, BLAU, GELB.«

Aber nie konnte er sie richtig wiedergeben. Jahrelang nicht. Wieder mußte es wohl an der Medizin liegen.

Die Sache mit der Toilette schien völlig außerhalb seiner Möglichkeiten, aber wenn ich seinen Bedürfnissen zuvorkam und ihn auf die Toilette setzte, wußte er, was zu tun war, und versuchte, mir den Gefallen zu tun. Aber wenn ich es vergaß, vergaß er es auch, offenbar ließ ihn das unbehagliche Gefühl einer schmutzigen Windel völlig kalt.

Andere Kinder in seiner Kindertagesstätte, die viel jüngeren eingeschlossen, beherrschten in ihrer Sprache den Gebrauch von Pronomen. Fehlerfrei identifizierten sie sich selbst als »ich« und den Rest der Menschheit als »du«. Adam aber war in der dritten Person stekkengeblieben, sogar sich selbst gegenüber sprach er von »Adams Flasche«. »Adam müde.« »Adam aufessen.« Mich und alle anderen fragte er ständig: »Hast du Adam lieb?«, und egal wie oft man ihm den Namen einer Person sagte, er behielt ihn nicht im Gedächtnis. Außer mir: »Papi« vergaß er nie.

Es mußte einfach an den Medikamenten liegen.

Die Eckpfeiler meines Lebens hatten sich grundlegend verschoben. Mir wurde eine Stelle am Dartmouth College angeboten, und ich nahm sie für das kommende Jahr an. Kurz bevor Adam krank wurde, fing ich eine Beziehung mit einer Künstlerin namens Eileen an, die auch zum Lehrkörper des Franconia College gehörte und in einer Nachbarstadt wohnte. Sie hatte meine Gefühle erwidert, und innerhalb kurzer Zeit standen wir einander so nahe, daß wir uns manchmal sogar eine gemeinsame Zukunft vorstellten. Sie und Adam mochten sich vom ersten Augenblick an, und stundenlang hatten sie und ich über unsere Einstellung zur Ehe diskutiert – wir waren grundsätzlich dafür, für Elternschaft und die Veränderungen, die solche Schritte im Leben eines Menschen auslösen. Eileen hatte gerade erst angefangen, mit ihrer Arbeit nationale Anerkennung zu erringen, und sie genoß das aufregende Single-Leben und seine Beweglichkeit uneingeschränkt, ebenso wie ich Freude an meiner neugefundenen Häuslichkeit hatte. Wir waren beide zufrieden mit unserer Unabhängigkeit, und das war zum Teil gerade der Reiz daran. Doch wir hatten starke Gefühle füreinander; in unseren weitschweifigen Gesprächen waren wir bereit, fast alles in Betracht zu ziehen.

Als sich Adams Gesundheitszustand besserte und ich wieder zur Arbeit ging, traf ich mich wieder mit Eileen, und für eine Weile schien unsere Beziehung stärker als je zuvor. An manchen Tagen lud sie Adam für einen Nachmittag zu sich ein; so verschaffte sie mir eine Pause, und die beiden hatten Gelegenheit, sich gründlich kennenzulernen. Er war entspannt in ihrer Gegenwart, und ihre wachsende Zuneigung für ihn war nicht zu übersehen.

Den ganzen Frühling über planten wir unsere Unternehmungen zu dritt – Picknicks, Ausflüge in die Weißen Berge, Ostereiersuchen –, und als ich überlegte, ob ich in Dartmouth unterrichten sollte, malte ich mir vergnügt einen langen Pendelverkehr aus, stellte mir vor, eine Wohnung auf halbem Weg zwischen unseren jeweiligen Arbeitsstellen aufzutreiben.

Wann immer wir auf Adams schlechten Gesundheitszustand zu sprechen kamen, was unweigerlich dreimal am Tag der Fall war, wenn er seine Medizin nahm, war Eileen bereit zu helfen; sie blieb immer optimistisch, daß sein Zustand sich auf natürlichem Wege bessern würde. Sie war während dieser kritischen Zeit, in der ich gezwungenermaßen die physische Behinderung meines Sohnes akzeptierte, eine verläßliche Freundin, hatte stets einen guten Rat und zeigte aufrichtige Anteilnahme. Und ich zog die falschen Schlüsse.

Als das Schuljahr dem Ende entgegenging, sprach ich mit Immobilienmaklern, besorgte mir Verzeichnisse und maß die Entfernung von verschiedenen Orten nach Hanover. Die Ereignisse des vergangenen Winters und Frühlings hatten mein Vertrauen erschüttert und mich veranlaßt, mich an jede Illusion von Sicherheit zu klammern. Ich wollte Dinge festlegen, Regeln aufstellen, die mich gegen Überraschungen abschirmen würden. Plötzlich fürchtete ich mich, allein und der einzige Rückhalt in Adams Leben zu sein, und so bastelte ich mir ein einseitiges Bild von meiner Beziehung zu Eileen zurecht. Ich verwandelte mich für sie in die schlimmste Sorte Freund – in einen, der ans Ziel zu kommen versucht, indem er seine Bedürftigkeit zur Schau stellt –, genau das Gegenteil des tüchtigen, ungebundenen Bonvivant, als der ich mich einmal ausgegeben hatte. Ich bearbeitete und bedrängte Eileen so lange, sich festzulegen, daß sie schließlich gezwungen war, die Vorposten ihrer eigenen Entscheidungen zu verteidigen. Ich hatte sie vertrieben.

Am letzten Tag des Semesters fand ich einen Brief von Eileen in meinem Briefkasten. Sie habe sehr ungern und mit einigem Bedauern entschieden, daß eine so weitreichende Beziehung oder die Verantwortung für Adam zuviel für sie sei. Sie schätze Spontaneität, müsse für ihre Arbeit räumlich ungebunden sein. Mit einem Freund, der mit seiner eigenen Karriere zu tun habe, sei das nicht unmöglich, aber mit einem Kind, besonders einem kranken Kind, käme das nicht in Frage. Sie weigere sich, eine verantwortungslose Mutter zu sein, und daher könne sie vorläufig keine Mutter sein. Es sei besser für alle, wenn wir einen klaren Schlußstrich zögen, und deshalb sei sie, wenn ich diese Worte läse, schon für den Sommer nach Kalifornien unterwegs. Ihre Gefühle für uns seien vollkommen aufrichtig, sagte sie, aber ich bräuchte mehr, als sie geben könne. Sie sei sich sicher, daß wir eines Tages, wenn sich der Staub gelegt habe, gute Freunde sein würden.

Heute, nach 17 Jahren, hat sich gezeigt, daß sie recht behalten hat. Wir sind wirklich Freunde. Sie hatte ihre Entscheidung mit dem Mut und der Reife der Selbsterkenntnis getroffen, aber damals wußte ich keines davon zu schätzen. Noch in der Tür stehend las ich an diesem Tag den Brief zweimal durch. Es war keine Nachsendeadresse, keine Telefonnummer angegeben. Ich fühlte mich beraubt, in meinen schlimmsten Befürchtungen bestätigt, wütend und verängstigt; ich war gezwungen, mich den Konsequenzen von Entscheidungen zu stellen, die ich ganz zwanglos getroffen hatte. Niemand hatte mir die Pistole auf die Brust gesetzt oder mir versprochen, daß eine Adoption als alleinstehender Mann einfach sein würde. Das hier war keine packende, abgeschlossene Readers-Digest-Kurzgeschichte, und kein Deus ex machina wartete unter den Dielenbrettern, um meine Probleme für mich zu lösen. Innerhalb von Wochen mußte ich ein Haus finden, einen Umzug organisieren, eine Kindertagesstätte ausfindig machen, einen anspruchsvollen Job anfangen und versuchen, eine neue akademische Subdisziplin aufzubauen, nämlich indianische Studien – ein Fachgebiet, in dem ich keinen offiziellen Abschluß hatte. Ich hatte meine Doktorarbeit noch nicht fertig, und es sah ganz danach aus, als müßte ich für einen chronisch kranken kleinen Jungen sorgen.

Adam schlief in seinem Bett, und ich saß am Küchentisch. Die Wohnungstür stand halb offen, und gelegentlich summte ein Insekt ins Zimmer. Ein Milchkarton stand auf der Anrichte, der Fernseher lief, und ich hätte eigentlich längst einen Immobilienmakler zurückrufen sollen. Mein Soll für den Rest des Tages war auf einem Stück liniertem Papier aufgelistet, das neben meiner linken Hand lag: Aufsätze korrigieren, Briefe schreiben, einkaufen gehen (Orangensaft, Brot, Mettwurst, Äpfel, Eier, Paprika), Wäsche erledigen, Eileen.

Sie würde von Boston aus fliegen, und vielleicht konnte ich noch auf dem schnellsten Weg dorthinrasen und sie überreden zu bleiben, aber ich müßte mich beeilen. Ich überlegte, ob ich Adam aufwecken, seine Windel wechseln, ihm sein Mittagessen und seine Medizin geben und mit ihm im Auto hinfahren sollte – Dustin Hoffman am Ende der »Reifeprüfung«. Aber irgendwie sah das alles zu sehr nach Selbstzweck aus, war zu strapaziös, zu kompliziert, der Erfolg zu unwahrscheinlich. Ich hatte meine Wahl vor langer Zeit getroffen; Eileen hatte ein Recht auf die ihre. So blieb ich sitzen, während die Schatten im Garten länger wurden und verwischten. Als Adam aufwachte, gingen wir einkaufen, kamen nach Hause und aßen ein Omelett. Und die schmutzige Wäsche hob ich mir für den nächsten Tag auf.

Unser erstes Haus im Oberen Tal – so heißt das Stück Land von New Hampshire und Vermont beiderseits der Stadt Hanover – war ein Häuschen am Mascoma-See. Es lag in der Stadt Enfield, war 20 Autominuten von Dartmouth entfernt und als »Bungalow« im entsprechenden Abschnitt der Zeitung aufgeführt. Mit 175 Dollar Miete pro Monat schien es ideal. Innen war es ganz mit echtem, geflammten Ahornholz getäfelt, und die Möblierung war zwar sparsam, aber hübsch: Doppelbetten in jedem der beiden Schlafzimmer, ein schmaler Flur als Küche, ein Wohnzimmer mit einem Kerosin-Ofen und einem offenen Kamin. Zum See waren es etwa 30 Meter einen Abhang hinunter, der in einem Streifen Sandstrand endete. Die einzigen Nachbarn waren eine Familie mit zwei Töchtern und ein älteres Ehepaar. Beide Familien bewohnten Häuser in Holzständerkonstruktion, etwas größere, etwas ausgefeiltere Versionen unseres Hauses. Alle drei Gebäude waren blaßgelb gestrichen und hatten grüne Schindeldächer. Große, alte Kiefern säumten das Grundstück, von einer Stadtstraße lag es ein wenig zurückgesetzt, und nachts konkurrierte keine Beleuchtung mit dem Himmel.

Adam und ich schliefen in Zimmern, die sich zum Wohn- und Eßbereich hin öffneten. Als das Wetter in diesem ersten Jahr kühler wurde, begann unser Tag mit dem gefährlichen Unterfangen, den Ofen anzuzünden. Dabei mußte man ein paar Blätter Klopapier zusammenknüllen, den Bausch mit einem Streichholz in Brand setzen und ihn dann in den Kerosin-Tank neben dem Kamin fallen lassen, unmittelbar nachdem man den Startknopf gedreht hatte. Wenn ich genau den richtigen Zeitpunkt erwischt hatte, hörte man nun eine kleine Explosion, und Wärme begann sich auszubereiten. Wenn ich schlecht koordiniert hatte, war das kleinste Übel, daß ich die Prozedur noch mal von vorne machen mußte. An die schlimmste Möglichkeit wagte ich gar nicht zu denken.

Meine neue akademische Stelle war eine Herausforderung. Niemand in Dartmouth wußte, was »indianische Studien« darstellen sollten, aber die Skeptiker argwöhnten, daß es irgendwie mit Korbflechten und Mystik zu tun habe – ein Beschwichtigungsmittel für die radikalen Studenten einer Minderheit. Das Programm bekam zum Start ganze 0,5 Planstellen zugeteilt, mit anderen Worten: Ich war der Vorgesetzte meines halben Ichs, während der Rest meiner selbst der Anthropologie zugeteilt wurde. Um den höflicherweise unausgesprochenen Zweifeln der Gemeinschaft entgegenzutreten, beschloß ich, meine Kurse ungewöhnlich streng zu halten und hatte damit bald alle entmutigt, die sich allein deshalb eingeschrieben hatten, weil ihnen das für einen liberal eingestellten Menschen angebracht erschien. Die Studenten, die blieben, dachten unsentimental über das »Elend des roten Mannes« und waren sehr helle Köpfe.

Ich meldete Adam an einer Kindertagesstätte in Norwich in Vermont an, die von Hanover aus direkt auf der anderen Seite des Connecticut River lag. Sie war in einem Fachwerkhaus untergebracht, im Fenster des Obergeschosses thronte ein riesiger Stoff-Snoopy, und mir schien das ein idealer Ort zu sein. Die Belegschaft war begeistert von der Aussicht auf ein indianisches Kind – »das wirkt so erzieherisch auf unsere Jungen und Mädchen« – und bereit, Adam seine Mittagsmedizin zu verabreichen. Sie ließen sich von dem, was sie

Adams »Entwicklungslücke« nannten, nicht einschüchtern und waren die ersten von vielen anderen Menschen, die überzeugt waren, daß sie dank ihrer weitreichenden und fachkundigen Erfahrung etwas ändern könnten, wo andere, wie ich, versagt hatten.

Ich hoffte, daß sie recht hätten. Ich drückte ihnen die Daumen, daß ihre Methoden anschlagen würden, und wünschte ihnen Glück dabei, meinem Sohn die Zahl drei, die Farben und die Buchstaben des Alphabets beizubringen. Ich stimmte ihnen zu: Innerhalb weniger Wochen würde Adam aus den Windeln und in Trainingshosen sein; der subtile Erwartungsdruck würde Ergebnisse zeitigen. Der Umzug würde ein neuer Anfang für uns beide sein, und ich konnte es kaum erwarten, Adams Fortschritte mitzuerleben, ihn beständig wachsen zu sehen, Zeuge zu sein, wie er auf einmal die Motivation entwickelte, unabhängig zu werden. Ich wartete darauf, daß er seine Schuhe selbst zubinden wollte, daß ich Vorlieben für bestimmte Schallplatten bei ihm entdeckte, daß er sich mit gleichaltrigen Kindern anfreundete, an Gewicht zulegte und mich mit Fragen bestürmte.

Jeden Morgen und Spätnachmittag, wenn ich ihn zu seiner Schule fuhr oder von dort abholte, sprach ich unaufhörlich, machte ihn auf interessante Dinge aufmerksam, fragte ihn nach dem, was er so tat, erzählte ihm von den Abenteuern bei meiner Arbeit. Auf halbem Weg kreuzte unsere Fahrtroute ein Eisenbahngleis, und nur das zählte für Adam. Er hatte es bemerkt, kurz nachdem wir hierhergezogen waren, und es mit »Die kleine Lok, die's schaffte« gleichgesetzt.

»Tschu-tschu-Bahn« sang er, als wir das erste Mal darüberrumpelten, und ich – entzückt, daß er etwas wahrnahm – fiel ein.

»Tschu-tschu!«

Abends auf dem Heimweg hielt er Ausschau nach der Überfahrt und sagte »Tschu-tschu«, als sie in Sicht kam. Dasselbe tat er am nächsten Morgen und am nächsten Abend und wieder am nächsten Morgen und Abend. In den beiden Jahren, in denen er seine Tagesstätte besuchte, ließ er »Tschu-tschu« kein einziges Mal aus, aber er sagte kaum jemals etwas anderes. Ich sprach mit ihm zum Beispiel über all die Vorteile trockener Hosen – all die Ausflüge, die wir ohne

Windeltaschen machen könnten, das komfortable Gefühl von Haut ohne wunde Stellen, das Lob und der Jubel, in den Kinder wie Erwachsene ausbrechen würden – und mittendrin sagte er dann »Tschu-tschu« und würgte mich ab. Oder ich näherte mich dem Höhepunkt einer Geschichte – »Wer hat in meinem Bettchen geschlafen?«

»Tschu-tschu.«

Dann konnte es passieren, daß ich ärgerlich und frustriert antwortete oder auch mit Gutzureden und Fröhlichkeit.

»Tschu-tschu«, erwiderte hartnäckig mein fünfjähriger Sohn.

Wenn ich eine andere Straße nahm, einen Umweg fuhr, war Adam viel zu sehr damit beschäftigt, nach vertrauten Zeichen Ausschau zu halten, als daß er mir zugehört hätte. Und wenn ich dem gewohnten Weg folgte, konnte kein Flehen, kein Ausweichthema, keine Ersatzbeschäftigung, einfach nichts seinen Kopf von seiner fixen Idee abbringen. Ich dachte, daß vielleicht eine Affinität für Züge dahintersteckte, daß er ein frühreifes Interesse haben könnte und kaufte Spielzeugzüge aller Art – aus Holz, aus Plastik, elektrisch angetriebene. Ich trieb Kinderbücher über Züge auf und las sie ihm abends vor. Ich nahm Adam spät abends zum Bahnhof in White River Junction mit, damit er sehen konnte, wie der Montrealer vorbeidonnerte und seine erleuchteten Fenster ein gelbes Band in die Dunkelheit zeichneten. Wenn ich die Anziehungskraft dieser verdammten Schienen nicht überbieten konnte, vielleicht konnte ich, wie in Judo, ihre Stärke bei Adam als Flugbahn nutzen, als Antriebsmittel für eine umfassendere Wahrnehmung der Welt.

Und bei all dem beklagte sich Adam nie, immer war er gefällig, immer wiederholte er, was ich ihn schließlich zu sagen bat, er lächelte, wenn ich ihn bat, es zu tun. Aber er saß auf diesen Schienen fest wie ein Auto ohne Benzin. Er kam nicht vom Fleck.

Es war eine kleine Sache – verrückt, sich darüber aufzuregen. Jetzt, wo ich diesen Weg nicht mehr fahre und wo Adam über andere Dinge nachdenkt, kann man diese Fahrten sogar in eine spaßige Geschichte über elterliche Überreaktion einflechten. Aber damals nach dem ersten Monat kam mir nichts daran komisch vor. Adam überquerte diese Schienen immer auf dieselbe Art, so als sei es das erste Mal. Seine monotone Reaktion war wie ein Tritt in den Bauch, wie ein rotes Tuch oder ein blinkendes Signallämpchen vor meinen Augen. Es war, als hinge er an den Händen von der Sprosse einer Leiter herunter, weigere sich vorwärtszugehen und zöge es vor, an einer Stelle zu baumeln, bis er herunterfiel. Er hatte im ganzen Universum eine einzige Beziehung geknüpft, die ihm entsprach, und das reichte. Es genügte ihm, es nahm ihm die Sicht auf alles, das dahinter lag. Ihm fehlte die Eigenschaft, die an unserer Art so gepriesen wird: das Verlangen, über die nächste Hügelkuppe zu schauen.

In den folgenden Jahren wurden diese Schienen durch andere vorübergehende Monomanien ersetzt – Garfield Cartoons oder Kühe oder eine bestimmte Kassette, die er immer und immer wieder auf seinem Walkman abspielte –, aber nie hatte mehr als eine einzige Sache gleichzeitig Platz in Adams Kopf. Ideen konkurrierten nicht um seine Aufmerksamkeit; er war loyal, blieb bei einem Ding, das ihn faszinierte, bis es sich abgenutzt hatte. Ich weiß nicht, wie er seine Vorlieben aussuchte, aber sie hatten wenig mit dem Angebot zu tun, das ich vor ihm ausbreitete. Es gab Zeiten, da hielt ich ihn für halsstarrig, für stur, weil er sich weigerte, sich Ideen anzueignen, die gut für ihn waren. Oft stellte ich mir vor, wie wunderbar es wäre, für eine Stunde in sein Gehirn zu klettern und aufzuräumen, die Datensätze zu ordnen, den Abfall wegzuwerfen und ein paar Fenster zu öffnen. Einfach direkt und ohne Blockierung sagen zu können, *das* ist wichtig, Adam, *das* ist wesentlich, *das* ist wissenswert. Jahrelang nahm ich an, daß ich die Nebenwirkungen seiner Medikamente bekämpfte, daß ich gegen die Barrieren anrannte, die sein verspäteter Start aufgebaut hatte, daß ich Mauern überkletterte, die er aus Selbstschutz gegen die Vernachlässigung errichtet hatte, die er als Kleinkind erfahren hatte. Erst im folgenden Sommer, Adam immer noch fünf Jahre alt, begann ich dunkel zu ahnen, daß mein wirklicher Feind der marodierende Geist von Adams leiblicher Mutter war, die 1973 schon tot war, gestorben an Alkoholvergiftung.

Im vorausgehenden Frühling hatte sich Beatrice Medicine, eine hochangesehene Anthropologin vom Stamm der Standing Rock Lakota in Dartmouth, als Gastdozentin für Indianische Studien zu mir gesellt. Unsere frühere berufliche Bekanntschaft, die wir zuvor gepflegt hatten, vertiefte sich bald soweit, daß sie mich Leuten manchmal als ihr zweites Kind vorstellte. Sie war eine Frau mit Esprit, Bildung und großem Mitgefühl und interessierte sich sehr für Adam. Oft nahmen wir unsere Mahlzeiten gemeinsam mit ihr und Ted, ihrem 16jährigen Sohn, in ihrem kleinen college-eigenen Haus in Hanover ein. Die beiden waren zusammen mit vielen Indianern und mit Nina Sazer, die Adams Kindertagesstätte gegründet hatte und eine enge und treue Freundin geworden war, so etwas wie unsere Familie in Hanover.

Die Studenten und angehenden Mediziner – Duane und Howard, Eva Smith (Shinnecock), Butch Guerue (Rosebud Sioux), Cleora Hubbard (Navajo), Harry und Gerri Buckanaga (Santee beziehungsweise Pine Ridge Sioux), Bruce Oakes (Mohawk), Karen Louise Erdrich (Turtle Mountain Chippewa), Travis Kinsley (Hopi), Lydia Begay (Navajo), Mike Hanitchak (Choctaw), Cathy Wilson (Nez Perce), Charlie Kaiaraiak (Inuit), Deborah Prairie Chief (Cheyenne), Charley Beech (Cherokee), Grace Newell (Paiute), Pedro Rado (Tlingit), und andere – waren Hunderte oder Tausende von Meilen von zu Hause fort, und nicht alle waren soviel jünger als ich. Mich behandelten sie in erster Linie als gleichrangig und Adam wie einen kleinen Bruder. Sie waren geduldig und verständnisvoll, und manchmal erwähnten sie, daß er sie an einen Neffen oder Cousin zu Hause erinnere. Damals nahm ich an, daß sie sich einfach auf sein Aussehen bezogen.

Nach den ersten neun hektischen Monaten war der Lehrstuhl für indianische Studien akademisch anerkannt. Im Juli lud Bea Adam und mich ein, sie zu begleiten, wenn sie ihre Mutter in Wakpala,

Süd-Dakota, im Standing Rock Reservat besuchen würde; ich nahm die Einladung gerne an. Nina hatte uns traditionelle Vater-und-Sohn Powwow-Hemden genäht. Das Material war dunkelblauer Crêpe mit kleinen, weißen Tupfen, und jedes Hemd war über der Brust und um die Manschetten mit dünnen Bändern aus weißem Satin verziert. Während unseres Aufenthaltes sollte in Wakpala eine große Feier stattfinden, und Adam würde einen Lakota-Namen bekommen. Vorausblickend hatte wir uns beide monatelang die Haare wachsen lassen: Mein braunes Mestizenhaar war schulterlang und wellig, aber Adams 100-Prozent-Quantum war schwarz, wegen der stimulierenden Wirkung des Dilantins ungewöhnlich schnell gewachsen und lang genug, um es zu zwei dünnen Zöpfen zu flechten.

Ich habe ein Photo, das aufgenommen wurde, kurz bevor wir uns von New Hampshire aus auf den Weg machten; Adams Haut ist hell, seine Augen groß und dunkel mit geraden, feinen Wimpern. Er sitzt auf dem Holzzaun hinter unserem Häuschen und schaut über seine Schulter in die Kamera. Sein Haar glänzt, wo die Sonne durch die Bäume scheint, und er lächelt. Er trägt blau-weiß-gestreifte Hosen und ein rotes Hemd – Geschenke von einer meiner Tanten. Er ist viel zu dünn; seine Arme bestehen nur aus Knochen, nur aus Ellbogen und Handgelenken. Er sieht für sein Alter jung und klein aus, und der Ausdruck in seinen Augen ist verwirrt, so als würde er auf weitere Anweisungen warten.

Es war ausgemacht, daß wir Bea in zwei Tagen am Institut für Indianische Studien an der Universität von Süd-Dakota in Vermillion treffen sollten. Ich brach noch vor Tagesanbruch in New Hampshire auf und nahm die am wenigsten befahrene, nördliche Route durch Kanada. Adam war ein guter Reisender, er blieb ruhig in seinem Sitz und guckte aufmerksam, wenn ein Laster vorbeirumpelte oder wir über Eisenbahngleise holperten. Er fragte nicht, wann wir ankommen würden, bestand auf keinem bestimmten Radiosender, fragte nicht, wohin wir fuhren und warum. Als ich anhielt, um zu tanken, legte ich ihn auf den Rücksitz und wechselte seine Windel, und am Spätnachmittag kaufte ich an einem Kiosk im oberen Teil der

Halbinsel Michigan Brot, Mettwurst und Käse für Sandwiches. An der Kasse wurde mir bewußt, wie langweilig die letzten elf Stunden im Auto für Adam gewesen sein mußten, und um ihn für seine Geduld zu belohnen, schenkte ich ihm ein Päckchen Juicy Fruit – das erste seines Lebens.

»Den Kaugummi nicht runterschlucken«, ermahnte ich ihn mehrmals eindringlich. »Wenn du fertig bist, steck das alte Stück in den Aschenbecher oder wickel es in Papier und wirf es in den Abfall. Nur ein Stück zur Zeit.«

Adam zeigte, daß er verstanden hatte. Er kaute mit vorsichtigem Genuß, öffnete die Kiefer weit nach jedem Biß, löste den Kaugummi los und drückte die Zähne dann wieder kraftvoll zusammen. Sein ganzes Persönchen konzentrierte sich auf das Auf und Ab seiner Kiefer.

Er gab sich Mühe, aber natürlich mißlang es ihm: Nach dem ersten Schluck war sein Mund völlig leer. Es war klar, daß ich jedes Stück Fruchtgummi, das Adam in den Mund nahm, überwachen müßte, und die Aussicht auf stundenlanges Genörgel war wenig ermutigend. Im Geiste strich ich Kaugummi von der Liste der Dinge, die Adam haben konnte: noch ein Splitter, für sich genommen nicht der Rede wert, aber Teil einer wachsenden Anzahl von Dingen, die nicht Bestandteil von Adams Zukunft sein würden. Ich erinnerte mich an den Witz über den Mann, der nicht gleichzeitig gehen und Kaugummi kauen konnte. Jetzt, wo mein Sohn sich als so eine Sorte Mensch entpuppte, war überhaupt nichts mehr komisch daran.

»Weißt du was«, sagte ich, »setz dich doch einfach auf den Rücksitz und nimm dir das ganze Paket, ein Stück nach dem anderen. Wenn der Geschmack raus ist, wirf den Batzen weg, dann schluck runter, dann nimmst du dir den nächsten.« Mir schien es einfacher, das Problem in fünf Minuten hinter mich zu bringen und es dann zu vergessen.

Adam war entzückt über meine Freigiebigkeit. Im Rückspiegel sah ich ihn hintereinander vier Stücke auspacken. Sein Mund arbeitete energisch, auf seinem Gesicht lag ein aufgeregter Ausdruck. Was ihn anging, war das die interessanteste Sache, die auf unserer Fahrt passiert war. Als das letzte Stück verschwunden war, reichte ich ihm eine Serviette für sein Kinn und sein Hemd und schlug vor, daß er die nächsten paar Stunden ein Nickerchen machen sollte. Ich wollte bis spät in die Nacht hinein fahren, so daß wir Vermillion zum Abendessen am nächsten Tag erreichen würden, und das bedeutete, in der ersten Nacht so nahe wie möglich an Duluth heranzukommen. Die Straße war kaum befahren, die Landschaft saftig grün und dünn besiedelt.

Ich stellte einen Radiosender von Marquette ein und gab mich meiner Vorfreude hin: In zwei Tagen würden wir wieder in einem Reservat sein, Maissuppe mit Fladenbrot essen, den Trommeln der nördlichen Ebenen lauschen. Und zum ersten Mal würde ich mit Adam dort sein. Ich nahm mir vor, ihm später, wenn er älter war, Ritual-Tänze beizubringen, vielleicht sogar ein paar Lakota-Übungskassetten zu besorgen und mit ihm zusammen Sioux zu lernen, damit er in seiner Stammessprache sprechen konnte. Es war befreiend, nach Westen zu fahren; durch die Bäume hindurch öffnete sich der Himmel nach vorne wie ein Trichter, unendlich weit und hoch, eine Decke, die sich freitragend über dem Horizont ausbreitete. Es war fast neun Uhr, als ich zu einem großen Motel mit einem »Zimmer-frei«-Zeichen einbog. Adam war inzwischen wach, und wir stiegen aus dem Auto und gingen durch die abendliche Kühle zu dem erleuchteten Büro. Der Manager lächelte beim Klang der Türglocke, dann sah er von mir zu Adam und wieder zu mir zurück.

»Haben Sie bitte ein Zimmer mit zwei Betten?« fragte ich. »Mein Sohn und ich sind seit heute morgen unterwegs.«

Der Mann warf wieder einen Blick auf Adam, dann antwortete er: »Tut mir leid, Häuptling. Wir sind ausgebucht.«

»Aber auf dem Schild stand ›Zimmer frei‹ «, protestierte ich, dann erst fiel bei mir der Groschen: HÄUPTLING. Ich biß mir auf die Lippe, um ruhig zu bleiben. »Okay, gibt es noch ein anderes Motel hier in der Gegend?«

»Weiß ich nicht.«

»Es gibt Gesetze gegen das, was Sie da tun, das wissen Sie.«

»Dagegen, daß man zu 100 Prozent belegt ist?« Er lächelte.

Ich nahm Adam an der Hand, stürmte raus und knallte die Tür hinter mir zu. Wir standen einen Augenblick auf der Treppe, während ich nachdachte, was als nächstes zu tun sei. Mich allein ordneten die meisten Menschen nicht als Indianer ein, aber mit Adam, für Adam würde das etwas anders werden. Wir waren in einem Teil des Landes, wo viele Reservate lagen, und dort war die unverfrorene Diskriminierung am schlimmsten. Es war zu spät, um bei der Auskunft nach der Nummer der Menschenrechtskommission von Michigan zu fragen und über den verbohrten Manager zu berichten – ich wartete bis zum nächsten Tag und tat es an einem Münzautomaten. Außerdem war Adam erschöpft.

»Komm«, sagte ich. Wir gingen zum Auto zurück und fuhren 15 Meilen weiter, bis wir endlich ein anderes Motel sahen.

»Warte hier. Ich bin gleich wieder da.« Diesmal gab es natürlich keine Probleme. Die Besitzerin war die Gastfreundschaft selbst, freute sich über meinen Besuch, war besorgt wegen des kleinen Jungen, der allein im Auto saß, versprach uns einen ruhigen Raum, wo wir nicht gestört würden. Vielleicht wäre sie genauso gewesen, wenn sie Adam neben mir gesehen hätte. Vielleicht – aber ich wollte es nicht drauf ankommen lassen.

Der Raum war mit rötlichem Holz getäfelt und von Lampen mit dunkelgrünen Lampenschirmen beleuchtet. Die Betten waren zu weich und mit braunen Veloursdecken überzogen. Aber es war ein Platz zum Ausruhen, und kaum hatte sich die Tür geschlossen, als ich mich schon rücklings auf die Matratze plumpsen ließ und mich langmachte. Adam stellte sich vor den Fernseher und wartete darauf, daß ich ihn anschalten würde, aber statt dessen breitete ich meine Arme aus.

»Komm in Papis Arme«, sagte ich. »Du warst heute ein braver Junge.«

Adam nahm Anlauf und warf sich dann mit seinem harten, leichten Körper auf meine Brust.

Er liebte »Streicheleinheiten« über alles. Ich schloß meine Augen, griff hinter ihn, löste das Band, das sein langes Haar zu einem Pferdeschwanz zusammenhielt, und begann gedankenverloren, es mit den Fingern auszukämmen.

Ich stieß sofort auf ein Hindernis. Dann auf noch eins. Und auf noch eins. Adams Haar war verfilzt und verkleistert, klebte in Batzen an seiner Kopfhaut. Ich stützte mich auf einen Ellbogen, um die Sache genauer zu untersuchen, aber noch bevor ich es sah, wußte ich, was es war: Kaugummi.

Ich nahm Adam ins Badezimmer, um den Schaden bei besserem Licht zu besehen. Knotige Strähnen waren eng umeinander gedreht und in eingetrocknete, verdrehte Klumpen gebettet. Als ich versuchte, sie Stück für Stück abzulösen, brachen die feinen Strähnen zwischen meinen Fingern ab. Ausbürsten war aussichtslos, und zweifellos war die beste Lösung, alles kurz zu schneiden.

Aber ich hatte Adams langes Haar in Vorbereitung auf seine Zeremonie monatelang gepflegt. Ich wollte, daß er die traditionellen Zöpfe trug, ich wollte einer fremden Gemeinschaft nicht einen fast kahlrasierten Kopf erklären müssen. Es mußte eine Methode geben, den Gummi rauszuwaschen. Ich kramte mein Adressbuch heraus, telefonierte landauf, landab herum und fragte verzweifelt nach Tips. Schließlich kam mir meine Großtante Rena in den Sinn; sie war gut in den Siebzigern und wohnte allein in einer kleinen Stadt im östlichen Staat Washington in einiger Entfernung vom Couer-d'Alene-Reservat. Ich begrüßte sie hastig und gab dann einen Abriß des Dilemmas.

»Erdnußbutter«, verkündete sie ohne Zögern.

»Erdnußbutter?«

»Keine dicke. Die weiche. Reinreiben, durchkneten, ausspülen. Wirkt immer.«

»Bist du dir sicher?« fragte ich.

»Nicht die dicke Sorte.«

Aber als ich mit Adam im Auto ein Lebensmittelgeschäft fand, daß spät abends noch geöffnet hatte, war natürlich nur die dicke Sorte vorrätig. Ich kaufte die Großpackung und sauste zurück ins Motel.

»Wir machen jetzt eine Art Spiel«, erzählte ich Adam, als ich ihm Hemd und Hose auszog. »Ich schmier dir Erdnußbutter in die Haare. Das wird lustig.«

»Du zuerst«, sagte er.

Ich hätte jetzt eine Diskussion anfangen können, aber was soll's, dachte ich mir. Ich löffelte mir also mit zwei Fingern eine Portion heraus und schmierte sie mir oben auf den Kopf. »Jetzt du.«

Die Erdnußbutter ballte sich zu triefenden Klumpen und schwer herunterhängenden Wülsten. Gegen die braune Haut hob sich das Zeug ab, als trüge Adam einen Hut aus naßem Ton. Er war so sanftmütig, wie man sich nur denken kann, aber meine Hände müssen wohl doch geziept haben. Nach einer Minute Massage begann er zu weinen, dann schrie er.

»Pscht«, sagte ich. »Wir sind in einem Motel. Du mußt dich zusammennehmen.«

Aber er wurde immer lauter und jagte sich mit seinem Gebrüll selbst Angst ein.

»Hier, wein da hinein.« Ich gab ihm ein zusammengeballtes Handtuch und zeigte ihm, wie er den Mund hineinmummeln und nach Belieben brüllen konnte. Vor meinem geistigen Auge sah ich schon, wie Soldaten von Michigan die Tür eintraten, die Situation erfaßten und mich festnahmen, weil ich ein halbnacktes Kind entführt und es mit Erdnußbutter mißhandelt hatte.

Als das Glas leer war, stellte ich Adam unter die Dusche – ein Unterfangen, die er nach wie vor überhaupt nicht schätzte. Endlich, eine halbe Flasche von Johnsons Baby-Shampoo später, als Adam schon im Stehen einschlief, hing das Haar wieder als unverklebte, geschmeidige Mähne den Rücken hinunter.

In Vermillion und dann in Standing Rock sahen sich die Leute veranlaßt, uns deshalb Komplimente zu machen.

»Das Haar Ihres Jungen hat so einen Glanz«, sagten sie dann, »und so voll ist es«.

Ich nickte dann, nahm ihr Lob entgegen und sagte Adam, er solle sich bedanken. Abends fuhr ich dann fort, langsam Klümpchen für Klümpchen die Erdnußbutter zu entfernen, die in den Zinken des Kammes hängengeblieben war. Und falls jemandem während dieser nächsten Tage aufgefallen sein sollte, daß Wolken von Fliegen alle anderen verließen, um über Adams und meinem Kopf zu schwirren, war er jedenfalls zu höflich, um ein Wort darüber zu verlieren.

Wir trafen uns wie verabredet mit Bea und fuhren weiter. Die Fahrt der Länge nach durch Süd-Dakota war wunderbar. Zuerst unterbrachen wir für eine Stunde, um Freunde im Sisseton Reservat nahe der Grenze zu Minnesota zu besuchen, und dann gegen drei Uhr nachmittags bogen wir auf eine Staatsstraße ein, die schnurgerade Richtung Westen nach Mobridge führte. Wir hatten lange gutes Licht, da wir in den nächsten vier Stunden Ebenen überquerten, die so platt und grün wie ein Billardtisch waren. Nach Einbruch der Dämmerung schien es, als bewegten wir uns mit derselben Geschwindigkeit fort wie die untergehende Sonne. Der Sonnenball blieb knapp über dem Horizont stehen und warf strahlendes Rot und Gold in die niedrigstehenden Kumuluswolken. Für einen Fremden war das ein Land ohne Landmarken, jede Meile war haargenau wie die vorhergehende und wie die nachfolgende. Aber gerade dieser Mangel an Vielfalt vermittelte ein Gefühl von endloser Weite, von Ausdehnung ohne Grenzen oder Begrenzungen. Man hätte meinen können, unser Auto bewegte sich durch die Luft, so ruhig war die Fahrt, so gleichbleibend der Kurs. Das Licht spielte über Beas Gesicht, als sie uns mit Geschichten über die Reisen ihres Volkes unterhielt, uns von ihren eigenen früheren Heimfahrten erzählte, und ich dachte darüber nach, was das Fremdsein ausmachte.

Reservate sind der Rest von Nordamerika, den die Indianer während der vergangenen 500 Jahre ihres Kontaktes mit Europäern nie aufgegeben haben. Indianische Stämme sind, nach den Beschlüssen von Richter John Marshalls Oberstem Gerichtshof aus dem frühen 19. Jahrhundert »einheimische, abhängige Nationen«, sie sind durch Amerika zusammengefaßt, aber kein Teil irgendeines Bundesstaates.

Sie haben komplizierte Rechte, haben zum Beispiel eine eigene, interne Regierung, individuelle Justizsysteme, können ihre eigenen Steuern auferlegen und ihre eigenen Gesetze erlassen. Sie sind in einem echten rechtlichen Sinne quasi-souverän; die Stammesangehörigen besitzen seit 1924 die doppelte Staatsbürgerschaft: die der Vereinigten Staaten und die ihres Stammes. Ihre politische Identität datiert weiter zurück als die jedes anderen Landes auf dem Kontinent; ihr Recht zu existieren und dies auch in Zukunft zu tun leitet sich ab von einer internationalen Anerkennung der »Ansprüche von Ureinwohnern«, von der lange zurückreichenden Nutzung und Besetzung eines Territoriums, das ihnen von jeher gehört hat und nicht erst auf der Grundlage irgendeiner geschriebenen Übertragungsurkunde in ihren Besitz übergegangen ist. Über 300 Reservate – sogenanntes Indianerland – gibt es heute, und zusammen mit den Dörfern der Einheimischen in Alaska und mit regionalen Gemeinden umfassen sie gerade knapp über 400 000 Quadratkilometer; ihre Größe reicht von Landstückchen von den Ausmaßen eines großzügiges Hausgrundstücks bis zur Navajo Nation, die ungefähr so groß ist wie West-Virginia.

Aber Reservate sind für die indianische Bevölkerung, die dort lebt, mehr als nur Grundbesitz. Sie sind die Vergangenheit und die Zukunft, der handfeste Beweis, daß ihre Stämme einmal so unabhängig waren wie jedes Volk in der Geschichte der Welt, und sie sind die Hoffnung auf eine Rückkehr zur Autarkie, falls die Verträge, welche die Reservate bestätigen, eingehalten werden. Sie sind Netzwerke aus Familien, aus weitreichenden verwandtschaftlichen Verflechtungen und Verknüpfungen der Generationen, aus Ärger und Vergebung, aus geteiltem Raum und geteilter Zeit. Sie sind Stätten, wo Mangel geherrscht hat und immer noch herrscht, Stätten der Verhaftungen und religiösen Restriktionen, der verwirrenden, frustrierenden sozialen Ungerechtigkeiten und der Geldknappheit. Aber sie sind auch Zufluchtstätten, Heimat, wo vertraute Worte verstanden werden, ob sie nun in der Stammessprache oder in modernen, idiomatischen englischen Kürzeln gesprochen werden, wo jede Erhöhung in der Landschaft von einer alten Geschichte erzählt, wo du hingehst, wenn du es brauchst.

Zwei Reservate gleichen sich nicht mehr, als sich zwei Stämme gleichen, aber es gibt Gemeinsamkeiten: staatlicher Wohnungsbau, Missionare, Powwows, interne politische Fehden, unverhältnismäßig hohe Bevölkerungsanteile der sehr Alten und sehr Jungen, ironisch-humorvolle Wortspiele, wütende Debatten über Alkohol, das Büro für Indianische Angelegenheiten, kaputte Autos, Stille. Die Leute kennen einander, wissen, wer mit wem verwandt ist. Das zählt viel und führt zu einer übergreifenden Toleranz, Akzeptanz und Milde, die in anderen Durchschnittsgemeinden selten sind. Wenn du dazu gehörst, gehörst du einfach dazu. Wenn du ein Fremder bist, fühlst du das wie dauerndes Prickeln von Schwachstrom.

Wenn du eine Großstadtstraße runtermarschierst, scheint niemand fremd zu sein, weil es alle sind. Es ist sonderbar, einen Bekannten zu treffen – es ist außergewöhnlich; aber ein Außenseiter in einer Indianerstadt oder auf einer zerfurchten Nebenstraße zwischen den Dörfern eines Reservats zu sein, bedeutet DER Außenseiter, DER Einzelgänger an einem Platz zu sein, wo historisch gesehen der Besucher fast immer gleichbedeutend mit schlechten Nachrichten war.

Wenn du ein paar Reservate besuchst, wo du voraussichtlich niemanden kennst, entwickelt sich das Ganze nach einer Art Protokoll. Wenn du eindeutig »indianisch« aussiehst, ist es leichter – je nachdem, wie du angezogen bist; dann steht die Frage an, wer du bist, warum du hier bist. Wenn du ein »Vielleicht«-Indianer, ein Halbblut bist, werden mehr Nachweise gefordert; in Unterhaltungen geht es gleich zu Beginn um die allgegenwärtige Litanei der »Kennst-du's«; damit führst du dich als jemand ein, der über die Referenzen der Gemeinschaft verfügt, der eine Identität und hypothetische Befürworter hat, die vermutlich bereit wären zu bezeugen, daß du okay bist. Es ist zwecklos zu drängeln, sich mit zu viel Türkisen oder Perlenkram anzubiedern, zu viel zu reden. Du bist der Antragsteller, du bist derjenige, der in der Verhandlung steckt, und der Prozeß läßt sich nicht beschleunigen. Die Leute hier sind gute Menschenkenner; sie sind es gezwungenermaßen geworden.

Es liegt etwas sehr Befriedigendes darin, im eigenen Reservat zu sein, etwas, das über Nationalismus, über Sicherheit hinausgeht. Es ist das Gefühl des Überlebens, das Gefühl, ein Glied in einer unglaublichen Kontinuität zu sein. Es ist erfüllte Verantwortung, ein wichtiges Versprechen, das man gehalten hat, eine Vorliebe für etwas, das weniger als das scheint, was die Welt draußen anbietet, aber tatsächlich mehr ist, als man sich vorgestellt hat. Leute, die für die Phantasiegestalt des edlen Wilden schwärmen, geben sich der Vorstellung hin, daß der Beziehung zwischen Indianern und ihrem Land eine mystische Qualität zugrunde liege, aber sie mißverstehen das. Land ist das Gegenteil von Magie: Es ist wirklich, fest, stark. Land ist Erbe, es macht Leben möglich und erhält es, es ist sowohl Ursprung als auch Bestimmung. Land ist Fels, verborgene Wurzeln, Dreck und vergrabene Knochen, sehr persönlich und gleichzeitig eine Sache der Gemeinschaft. Und wenn es nicht durch das Recht des Blutes und des Angedenkens dein ist, betrittst du es das erste Mal immer als Unbefugter.

Ich war deshalb ebenso ängstlich wie besorgt, als wir uns Standing Rock näherten. Ich mochte die Rolle des Fremden nicht. Ich fürchtete die Einführungen, die Unruhe, falls ich mißtrauisch empfangen würde, das Unbehagen und die Einsamkeit, falls man mich nicht sofort einordnen konnte. Sogar wenn ich mit Bea kam, würden Adam und ich ein paar subtile Tests bestehen müssen. Und wenn wir durchfielen, hätten wir mehr verloren als nur für einen Augenblick die Fassung; dann hätten gerade die Leute das Urteil »mangelhaft« ausgesprochen, an deren Einschätzung mir am meisten lag, deren Meinung mir am wichtigsten war. Durch die Augen dieser wildfremden Menschen würde ich entdecken, ob das Leben in New Hampshire, das Unterrichten an einer Eliteuniversität mich verändert hatte. Ihre Reaktion war der Test, denn sie würden es, da sie unbeeinflußt von Eigeninteresse waren, besser wissen als ich.

Ich sprach nicht mit Bea darüber; statt dessen diskutierten wir, während der Himmel über uns dunkler wurde, über Statistik, über die schockierenden Fakten indianischer Gesundheitsfürsorge und Wohlfahrt in Süd-Dakota, über die hohe Sterblichkeitsziffer unter Kleinkindern, über die 80 Prozent Arbeitslosigkeit in vielen Stammesgmeinden, darüber, daß unverhältnismäßig viele Sioux in staatlichen Gefängnissen saßen und daß die Lebenserwartung eines Indianers oder einer Indianerin in einem Reservat zehn Jahre kürzer ist als die eines weißen Amerikaners. All das waren und sind immer noch furchtbare Zustände, für die sich keine leichten Lösungen finden lassen, all das sind Mißstände, deren Ursache man – simpel und reflexartig mit anklagendem Zeigefinger – der »Regierung«, dem Geldmangel, den gebrochenen Versprechen, der endlosen Bürokratie der Beamtenschaft anlasten könnte. So jedenfalls lauteten unsere öffentlichen Standarderklärungen, und daß sie politisch akzeptabel waren, machte sie letztlich nicht weniger wahr. Aber es waren unzureichende Antworten zwischen zwei Freunden, die alles schon mal gehört und gesagt haben. All die Entschuldigungen waren begründet, waren Grund genug für die erschütternden Probleme, mit denen sich die amerikanischen Ureinwohner heute herumschlagen. Niemand konnte einem Volk Vorwürfe machen, wenn es unter derartigen Verhältnissen zerbrach, die eindeutig jenseits seiner Kontrollmöglichkeiten lagen. Auf dieser Straße nach Westen, den schlafenden Adam auf dem Rücksitz, suchten Bea und ich Seite an Seite unter der Oberfläche nach komplexeren Ursachen.

Mit Platitüden war niemandem geholfen. Wenn sich die Regierung plötzlich ändern würde, wenn es genug Geld gäbe, wenn die Behörden einen schnelleren Gang einlegen würden, wenn man sich schließlich auch noch an die Verträge halten würde, lösten sich dann alle Probleme selbst? Trugen die heutigen amerikanischen Indianer denn keine Verantwortung für die derzeitige Krisensituation? Trug unser Verhalten überhaupt nichts zum Status quo bei? Stand es außer unserer Macht, selbst Änderungen zu bewirken oder Verbesserungen herbeizuführen?

Wir schreckten vor unwillkommenen Schlußfolgerungen zurück;

beide führten wir Leute an, die an der Basis unermüdlich und mit enormer Überzeugung daran arbeiteten, ihre Stammesgemeinschaften zu verbessern – Erzieher, gewählte Funktionäre, Sozialarbeiter, Ärzte, Krankenschwestern, religiöse Führer, Aktivisten, Familienoberhäupter. Diese Männer und Frauen arbeiteten mit Optimismus, waren offenbar immun gegen Entmutigung und gingen mit Humor und Witz an die abscheulichen Realitäten und Enttäuschungen heran, mit denen sie mehrmals am Tag konfrontiert wurden. Sie bekamen oft weder Anerkennung noch Entschädigung; sie waren mutige, starke, ausdauernde Helden und Heldinnen, denn sie hatten Prinzipien, waren entschlossen und hatten tief in sich den Glauben, daß sie das Leiden wenn schon nicht aus der Welt schaffen, so doch wenigstens zu einem Unentschieden niederringen konnten.

Was wir uns nur sehr ungern eingestanden, war die hohe Ausfallsrate, der diese strategisch eingesetzten Arbeiter unterlagen. Zuerst kam ein Ausbruch optimistischer Begeisterung, ein Ich-kann's-ändern-Adrenalinstoß. Aber dann stellten sie sich darauf ein, daß sie Tag für Tag jahrelang mit chronischen kleinen Ärgernissen fertigwerden mußten. Sie opferten pausenlos großangelegte Ziele zugunsten der Genugtuung über kleine Siege. Zuletzt gaben viele auf, zogen sich zurück, stellten sich blind. Manche wurden zynisch, manche rissen verbitterte Witze in den Horrorgeschichten, die sie schließlich erzählten, manche schlossen sich der Gegenseite an, gaben ihre Abstinenz auf und tranken. Es lag etwas Unerbittliches in diesem Prozeß, wenn man ihn als Außenstehender beobachtete; er zeigte eine Grenze des menschlichen Durchhaltevermögens, die zusammenbricht, wenn sie schließlich erreicht ist. Die Entscheidung für ein normales Leben, frei von Abhängigkeiten, versickerte, wenn man ständig kleine Wunden verbinden mußte.

Die sieben Reservate von Süd-Dakota – Pine Ridge, Cheyenne River, Tanding Rock, Rosebud, Crow Creek, Lower Brule, Yankton, Sisseton – waren voller Leute in den verschiedenen Stadien dieses Zyklus. Diese Territorien, die wie scharfkantige Glasscherben nördlich, westlich, südlich und östlich von der Straße lagen, auf der wir die

Weizenfelder von Süd-Dakota durchfuhren, waren die Überreste vom Grundbesitz des Großen Sioux Reservats, das kraft U.S.-Senats-Vertrag im Jahre 1868 gegründet worden war und dem Versprechen nach für immer unangetastet bleiben sollte. Auf der Karte erkennt man, daß der Mittelpunkt jedes Fragments die kleine Stadt ist, wo die Regierungsbüros, das Krankenhaus und die Polizei des Stammes liegen. Das sind die Gemeinden mit geteerten Straßen, mit Snackbars und einer kilometerhohen TV-Antenne. Hier findet man die vom B.I.A. (Bureau for Indian Afffairs) unterhaltenen Schulen, die Reihen der Fertighäuser mit farblich abgestimmten Seitenwänden, die alle gleich ausgerichtet sind. Hier sind Telefone keine Rarität, hier landen Hubschrauber, um die unheilbar Kranken zu den Ausbildungskrankenhäusern in Minneapolis oder Denver zu transportieren. Hier steht die prachtvollste Kirche, hier gibt es manchmal sanitäre Einrichtungen. Wenn überhaupt, dann liegt hier das Zentrum zur Behandlung von Alkoholikern, das Frauenhaus für verprügelte Frauen, das Gefängnis. Hier wird das Gras manchmal gewässert, was unregelmäßige, grüne Flecken entstehen läßt, ein seltsamer Kontrast zu dem gelben, wildwachsenden Gestrüpp, das während der trockenen Monate das ganze Land überzieht. Hier ist das Geschäft, überteuert und voll mit kohlehydratreichen Lebensmitteln, Kuchenmischungen und kistenweise Krimskrams.

Es liegt eine Eintönigkeit über diesen Städten, die über die banale Architektur, über den von der Regierung verpaßten Einheitsanstrich hinausgeht. Sie wirken irgendwie provisorisch, so als hätte sie ein Kind in die Landschaft gesetzt, das zuwenig Bauklötzchen oder zuwenig Phantasie hatte. Hin und wieder stößt man auf den – oft nie richtig bezogenen oder nicht fertiggestellten – Versuch, einen Komplex für die Stammesämter oder ein Gemeindezentrum mit »indianischer« Note zu konstruieren: Zementwände mit unbrauchbaren geometrischen Ecken, Gottesaugen-Fenstern und mit Schornsteinen, die wie Tipi-Pfähle aussehen. Diese Experimente wirken rührend, weil da jemand gehofft, ein optimistischer Planer davon geträumt hat, daß auf die Form der Inhalt folgen würde, daß in der richtigen Umgebung die alten Werte, Freundlichkeiten, Haltungen wieder zum Vorschein kommen könnten. Bei diesen Projekten widmet man der Frage der Himmelsrichtung eine Menge Aufmerksamkeit. Aussichtsfenster öffnen sich nach Möglichkeit auf Ausblicke mit mythologischen Ursprüngen oder wenden sich symbolisch der aufgehenden Sonne zu. Aber trotz ihrer großartigen Konzeption stehen diese Monumente meist leer, aufgegeben zugunsten von aschgrauen Betonkästen oder Wohnwagen, auf denen großmäulige Schilder kleben – »Büro der Vereinigten Staaten für Stammesmanagement« – und die mittels improvisierter, unisolierter, geschlossener Laufgänge untereinander verbunden sind. Flutlichter spielen eine große Rolle in diesen Gemeinden. Sie beleuchten menschenleere Straßen und die Eingänge von Gebäuden, von denen man annimmt, sie brauchten Schutz. Von Generatoren oder Stromkabeln gespeist, malen sie 400-Watt-Kreise in die Nacht, riesige, weiße Perlen, die bis zum Morgengrauen und manchmal auch den ganzen Tag hindurch brennen.

Ich dachte an das Zünden dieser Leuchtfeuer, als wir uns unserem Ziel näherten. Der Sonnenuntergang war zuletzt zu einer verwischten Glut zerlaufen, und die Wegweiser längs der Straße sagten, daß es noch 50, 40, 20 Meilen nach Mobridge seien, der großen Stadt, die Standing Rock am nächsten lag. Dort hatten wir Zimmer in einem Hotel reserviert. Ich griff hinter mich, um mich zu vergewissern, daß Adam nicht vom Sitz gerollt war, und fühlte sein Haar, das immer noch geschmeidig von der Erdnußbutter war. Bea saß kerzengerade, als wolle sie das Auto antreiben, schneller zu fahren. Vor fast einem Jahr war sie zum letzten Mal zu Hause gewesen.

Obwohl es schon fast 10 Uhr abends war, fuhren wir am Motel vorbei und wandten uns auf einer holperigen, zweispurigen Straße nach Norden. Jetzt waren Sterne und ein tiefstehender Mond zu sehen. Bea machte uns auf die Grenzsteine aufmerksam, als wir die Grenze ihres Reservates überquerten und auf die kleine Siedlung zusteuerten, wo ihre Mutter lebte. Das hier war keine Verwaltungszentrale; hier standen nur ein paar Häuser, die während der Großen Wirtschaftsdepression von Leuten gebaut worden waren, deren Familien immer noch darin wohnten. Die einzigen Lebenszeichen waren erleuchtete Fenster in der Ferne, meistens nicht mehr als eines in jedem der meilenweit verstreuten Häuser. Vom Norden wehte ein Geruch nach Regen heran; dort war es zur Zeit gewittrig, wie wir im Radio gehört hatten. Dieser südliche Teil von Standing Rock ist so still, daß die Luft selbst einen leisen atmosphärischen Ton abgibt; in dieser Nacht wurde er nur vom Laufgeräusch unserer Reifen gestört. Wir waren eine wandernde Insel, ein bewegtes Etwas inmitten einer stillen, ruhenden Landschaft; wir waren tief ergriffen. Unser Gespräch verstummte, unsere Pupillen weiteten sich, wir atmeten tief durch und genossen den Geruch nach Heu und rotem Alfalfa.

An einer unauffälligen Abzweigung bogen wir auf einer zerfurchten Fahrspur im plattgefahrenen Gras nach rechts ab und erklommen einen Hügel, wo Beas Mutter, Annie Medicine, allein lebte. Das Zwei-Zimmer-Haus war klein und ordentlich und roch nach gebleichter Wäsche und Tee. Mrs. Medicine wartete schon in der Tür; sie trug ein vorne geknöpftes, langes, blaues Baumwollkleid und Pantoffeln. Sie war eine korpulente Frau mit langen, kräftigen Armen, schweren Beinen und lebhaften, durchdringenden, prüfenden Augen hinter dicken Brillengläsern. Ihr feines weißes Haar trug sie in einem dicken Knoten am Hinterkopf zusammengefaßt, und die Haut ihres Gesichtes mit den hohen Wangenknochen war hell und fast faltenlos. Sie begrüßte Bea auf Lakota, nickte mir zu und wies auf ein bezogenes Feldbett, das manchmal von Beas Bruder Marne benutzt wurde, wenn er zu Besuch kam; hier konnte ich Adam schlafenlegen.

Das Zimmer war sauber, die Bilder an den Wändem zeigten katholische Heilige, Kruzifixe und andere religiöse Dinge. Jede verfügbare ebene Fläche – Schreibtisch, Fenstersimse, Kühlschrank – diente als Unterlage für die gerahmten Photos lächelnder Verwandter. Mitten auf dem Tisch neben einem Stapel Teller und ein paar Gabeln stand ein aufgetauter Sara Lee-Kuchen. Auf dem Holzofen dampfte ein Kessel.

In einer Ecke waren die Dinge zusammengetragen, die am morgigen Tag als Geschenke verteilt werden sollten: blaue Metallteller, Kaffeekannen, Acryldecken, Fransenschals. Da lag auch ein offener Umschlag, vollgestopft mit 5-Dollar-Noten, eine noch in Plastik eingeschweißte Tischdecke und Rollen neuer, gelber Schnur.

Wir redeten wild drauflos, dann wieder verfielen wir in entspanntes Schweigen. Wir benahmen uns, als seien wir in Wirklichkeit gekommen, um uns den Bauch vollzuschlagen, und das Klappern von herumgereichten Tellern, das Klirren der Teelöffel, wenn wir Zucker und Sahne umrührten, war die Musik dazu. Wir erzählten von der Fahrt, vom Wetter und fragten, was für Pläne es für das alljährliche Powwow gebe, das am nächsten Tag stattfinden würde. Die Themen waren neutral, unpersönlich, man gab zögernd Auskunft, und doch änderte sich irgendwie etwas, während wir Neuigkeiten austauschten: Ich war kein ganz Fremder mehr. Es lag nicht so sehr daran, daß ich die richtigen Dinge sagte, als vielmehr daran, daß ich die falschen nicht sagte. Ich hatte keine unpassenden Fragen gestellt und wirkte nicht übereifrig.

Adam wachte auf, wankte, vom Kuchen angelockt, an meine Seite und rieb sich die Augen. Mrs. Medicine war von seinen langen Haaren angetan; sie nahm sich einen Kamm und begann, die verknoteten und verhedderten Strähnen zu glätten. Während sie auf der Stuhlkante saß, stand er brav zwischen ihren Knien und hielt den Kopf gerade. Mit der Routine vieler Jahre zog sie einen Mittelscheitel und flocht lockere Zöpfe, die sie mit Gummis aus ihrer Kleidertasche abband. Als letzter Schliff leckte sie sich rasch über die Fingerspitzen und fügte so die kürzeren Strähnen um Adams Stirn in das Design ein. Dann bot sie ihm wortlos ihre abgekühlte Tasse Tee zum Probieren an. Als er kostete, lächelte sie mich an und verriet, daß sie nicht nur für Adam einen Lakota-Namen hätte, sondern auch mir einen verleihen würde.

Adam wachte nicht auf, als ich ihn in unser Zimmer trug und ihn auszog, also ließ ich ihn in seinem Unterhemd, der Windel und der Gummihose schlafen. Das Fenster im Badezimmer stand offen und die Nacht war kühl und roch nach Süßgras. Wir teilten uns ein Doppelbett, und ich lag noch lange Zeit wach, wie das nach stundenlangen Autofahrten oft vorkommt. Ich hatte mich so darauf konzentriert, hinter dem Lenkrad wach zu bleiben, daß ich jetzt jedesmal in panischer Angst vor einem bevorstehenden Zusammenstoß hochfuhr, wenn ich anfing wegzudämmern. Wenn ich die Augen schloß, sah ich Scheinwerferlicht auf meinen Lidern und fühlte immer noch wie einen Nachhall die Bewegungen des Autos. Ich stellte eine Sendung mit Johnny Carson ein und drehte die Lautstärke herunter, bis fast nichts mehr zu hören war; heute abend war er der Große Zauberer, Gedankenleser von höchsten Gnaden, und er trug eine glänzende Robe und einen Turban. Endlich schlief ich ein, von Adams Atemzügen eingelullt.

Sogar im Traum fuhr ich weiter. Bea, Adam und ich folgen einem gewundenen Schotterweg durch die niedrigen Hügel am Missouri-River, deren Umrisse ich im Mondlicht gegen den Himmel gesehen habe, aber jetzt ist es Tag. Plötzlich taucht aus dem Nichts ein Trio riesiger Vögel vor der Windschutzscheibe auf. Die Geschwindigkeit des fahrenden Autos preßt sie unausweichlich gegen das Glas. Sie schlagen wild mit den Flügeln, versuchen verzweifelt zu entkommen, aber sie sind wie festgenagelt. Nach den seltsamen Gesetzen der Träume bin ich eins mit ihnen, fühle mich in sie ein und versuche ihre Empfindungen zu ergründen. Dann weiß ich es: Als Kind ging ich manchmal in einen Vergnügungspark. In Hilarity Hall, dem Abenteuerhaus, war eine riesige Holzschüssel mit steil ansteigenden Wänden in den Boden eingelassen. Wenn sie ruhig stand, lagen die »Fahrgäste« auf dem Rücken auf dem Boden der Schüssel.

Dann wurde eingeschaltet, und die Schüssel begann zu rotieren, erst langsam, dann immer schneller. Während das Tempo sich steigerte, rutschten wir Kinder, von der Zentrifugalkraft gepackt, langsam die Wände hoch. Schließlich konnten wir außer unseren Augen nichts mehr bewegen. Ich erinnere mich, daß mein Mund weit auseinandergezogen war, als es ganz so aussah, als würde ich unweigerlich über den Rand gehoben und gegen die entfernte Wand geschleudert werden; aber ich konnte nichts tun, mich nirgends festhalten. Dann kam immer ein Augenblick, wo man sich ergab, wo man die Muskeln in Erwartung dieses Fluges entspannte, und es war dieser Gefühlssturm, dieses Hinnehmen jeder Gefahr, was ich in den Köpfen der Traumvögel fühlte, als sie mit ihren gespreizten, braunen Federn meine Windschutzscheibe bedeckten. Meine Vision war weg, ich nahm meine Hände vom Lenkrad und wandte mich nach hinten, um nach Adam zu greifen, während wir auf den Zusammenstoß zuflogen.

Als ich aufwachte, hatte ich ihn im Arm. Schnell und aufmerksam sah er sich um und erwiderte dann liebenswürdig meine Umarmung. Sein Rücken war knochig, seine Ellbogen spitz. »Ich bin trocken geblieben«, flüsterte er, als wolle er mir etwas Liebes sagen, und ich lobte ihn, obwohl ich merkte, daß es nicht stimmte. Er tat sich nicht nur schwer damit, seinem Bedürfnis nach Erleichterung zuvorzukommen, es fiel ihm auch schwer zu beurteilen, ob er naß war oder nicht. Wir sollten Bea um neun Uhr im Coffee Shop treffen und zogen uns schleunigst an. Adams Zöpfe umwickelte ich mit roten Stoffbändern, ließ aber meine Haare offen. Vorsichtig schlüpfte ich in eine Weste, die in meiner Familie weitervererbt worden war; auf himmelblauem Grund waren aus roten und gelben Schnittglasperlen eckige Blumenornamente gestickt und auf einer Seite mit dem Wort »Kriege«, auf der anderen mit der Jahreszahl »1906« überschrieben, deren Bedeutung jetzt niemand mehr wußte. Adam sah bildschön aus; in seinem schmalen, sensiblen Gesicht leuchtete die Aufregung darüber, ungewohnte Kleider zu tragen. Ich verabreichte ihm seine Morgenmedizin gegen die Krämpfe, machte ihm Rührei, und als Bea kam, waren wir fertig zum Aufbruch.

Als wir zum Powwow-Platz fuhren, sahen wir bei Tageslicht, was in der Nacht zuvor nur dunkle Schatten gewesen waren. In der zunehmenden Hitze schien Dampf vom Boden aufzusteigen und sich dann auf Augenhöhe zu sammeln, und alles, was weiter als ein, zwei Meter entfernt war, flimmerte. Die Häuser waren Stunden zuvor nur erleuchtete Vierecke aus Glas gewesen; jetzt waren sie eine bunte

Mischung von robusten Ziegel- oder Holzbauten der Pächter bis zu wackeligen Hütten, und jedes verschanzte sich hinter einer Barriere aus Autowracks und verbogenem Altmetall. Leute, die auf ihren Stufen saßen oder Wäsche aufhängten, winkten uns zu, und wir winkten zurück; ich erzählte Bea von meinem Traum.

Sie schüttelte den Kopf, machte große Augen und vermutete, daß etwas, was ich gegessen hatte, mich inspiriert haben mußte. Wir hatten uns verspätet, und sie war besorgt, daß ihre Mutter und ihre Schwestern schon mit den Vorbereitungen der Tische fertig sein könnten, auf denen die Geschenke und das Essen stehen sollten. Ihre Schwestern Marguerite und Lila hatten tagelang für das Fest gekocht: Riesenmengen Mais und Fleischeintopf, Fladenbrot und *Waishapi*, eine geleeartige Süßspeise, die aus Junibeeren gemacht wird.

Tatsächlich parkten schon ein paar Autos auf der gemähten Wiese neben dem Powwow-Platz, und von den Feuerstellen und Butanöfen, die aufgestellt worden waren, stieg Rauch auf. Die Arena selbst, ein staubiges Oval, war an drei Seiten von Bänken und Tischen begrenzt, die vor einem Halbmond aus hohen Masten standen. Eine amerikanische Fahne hing schlaff von einem Metallmast, und eine große Trommel, umgeben von Klappstühlen, hatte man mitten in den Kreis gestellt. An jedem Eingang verkündeten Schilder, daß alkoholische Getränke verboten seien, und in einiger Entfernung stand auf einer Seite eine Gruppe Wohnmobile – provisorisches Heim und Umkleidebereich für die konkurrierenden Gasttänzer. Diese Männer und Frauen präsentierten sich in einer verwirrenden Pracht bunter Federn, klingelnder Glöckchen, bestickter Phantasieschals und Halskrausen aus Pferdehaar. Sie bückten sich, um ihren Beinschmuck anzulegen oder die Mokassins zu binden, sie starrten in Spiegel, die an offenen Wohnwagentüren hingen, und malten sich dramatische Striche in schwarz oder rot auf die Wangen, Brauen und das Kinn, und sie übten Schwünge und Beugungen zum Takt von Gesängen, die sie nur erinnernd oder erwartungsvoll vor dem inneren Ohr hörten.

Ihr Selbstvertrauen und ihre Ausstrahlung machten mich schüchtern und verlegen. Wer waren wir denn, daß man uns mit Lakota-Namen ehrte, daß man uns feierte und in einer Sprache einführte, die wir nicht einmal verstanden? Ich spürte nur zu genau, daß jeder, der uns gesehen hatte, sich diese Frage stellen mußte, und ich hatte darauf keine gute Antwort. Ich hielt Adam an der Hand, weil er nicht weglaufen oder am Boden spielen sollte, und er protestierte nicht. Wir saßen zusammen auf Rasenstühlen neben Mrs. Medicine, während Bea losging, um ihren Verwandten zu helfen. Annie Medicine trug die Verantwortung, ohne daß sie sich bewegen oder sprechen mußte. Sie musterte der Reihe nach jede Vorbereitungsgruppe, bis sie zufrieden war, dann wanderten ihre Augen weiter. In der Nacht zuvor hatte Bea auf unserer Fahrt zurück nach Mobridge erzählt, daß ihre Mutter mich mochte, aber ich konnte mir nicht vorstellen warum. Ich fand, daß ich keinen Ton herausgebracht hatte, verkrampft gewesen war und nichts über mich verraten hatte. Was gab es da zu mögen?

»Du hast dich nicht wie ein Idiot benommen«, hatte Bea gesagt, als sei das schon die Erklärung. Also versuchte ich, auch jetzt kein Idiot zu sein. Ich fragte Mrs. Medicine nichts, obwohl ich viele Fragen hatte. Was erwartete man von der Person und dem Vater einer Person, denen sie Namen geben würde? Müßten wir eine Dankesrede halten? Würden heute viele Namen verliehen werden? Alles was ich wußte, war, daß es beim Namensgeber lag, welche Namen er verleihen würde, daß diese Namen von verstorbenen Verwandten übernommen wurden und Leuten vorbehalten waren, die eine ihrer Charaktereigenschaften wiederaufleben lassen würden. Es lag bei Mrs. Medicine, ihre Sammlung durchzugehen und zu entscheiden, »wer« Adam und ich waren, und wer wir sein würden, und bis jetzt hatte sie so wenig, worauf sie sich stützen konnte. Ein Junge mit langen Haaren, der Kuchen mochte. Ein Mann, der sich noch nicht wie ein Idiot benommen hatte. Ich hielt Adam auf dem Schoß und wedelte Moskitos von seinem Gesicht weg. So oft schon war er meinetwegen bei Veranstaltungen dabei gewesen, doch hier fühlte ich mich, als sei ich sein Gast. Er war es, bei dem ältere Damen stehenblieben, um ihn zu bewundern, er bekam die erste Tasse Suppe, er war es, der – als ich ihn schließlich gehen ließ – sich sofort in eine Gruppe spielender Kinder mischte, die man für seine Cousins hätte halten können. Er war es, der hier hineinpaßte.

Bis in den späten Nachmittag hinein sahen wir einen Tanz nach dem anderen. Die Trommel tönte kraftvoll, die Sänger verflochten ihre Falsettstimmen miteinander gegen die stampfenden Rhythmen der Trommel, die den Herzschlag zuerst imitierten und ihn dann vorgaben. Die Menschenmenge folgte ihren Lieblingstänzern und klatschte Beifall, wenn sie eine besonders geschickte Figur einlegten, oder buhte, wenn jemand den richtigen Augenblick verpaßte, in dem alle Musik, also auch alle Bewegung enden sollte. Als Bea, Mrs. Medicine, ihre anderen Kinder – Lila, Marne, Earl, Marguerite –, Adam und ich nebeneinander in einer Reihe saßen, kamen Männer in Cowboyhüten und Frauen mit Tüchern um die Gesichter zu uns, um ihre Aufwartung zu machen; sie lächelten, tippten an ihre Hüte und streiften leicht die Hände, statt sie zu schütteln. Alle wurden in Lakota vorgestellt, so daß ich keine Ahnung hatte, welche Identität mir zukam, außer daß ich Adams Vater und ein Freund von Bea war.

Um vier Uhr wuchtete sich Annie Medicine aus ihrem Stuhl, band sich den Schal um die Schultern fest und ging zu dem Zeremonienmeister an der Trommel. Bea rutschte auf den freien Platz neben mir, um mir schubweise die Übersetzung zuzuflüstern. Der Lärm der Menschenmenge schwoll langsam ab, man ließ sich auf Bänken oder ausgebreiteten Decken nieder und schaute in die Mitte des Kreises. Jetzt kam das wichtigste Ereignis. Mit starker und sicherer Stimme wandte sich Mrs. Medicine an die Gruppe. Unbewegt, leicht gebeugt stand sie da; aber ihr Tonfall und ihre Autorität fesselte die Zuhörer. Für mich klang ihr Ton leicht streitsüchtig, herausfordernd, die Worte so abgehackt wie Rindenstücke, die man von einem Ast gekratzt hat, aber Beas Übersetzungen klangen gütig, undramatisch.

»Sie begrüßt jeden im Namen unserer Familie… sie sagt, es ist eine Ehre für uns, daß sie heute mit uns zusammen sind… sie freut sich, daß sie heute wieder ihre Kinder um sich hat, besonders ihren neuesten Enkel…« Mrs. Medicine winkte Adam zu sich heran, und ohne zu zögern lief er hin und stellte sich neben sie. Die ganze Zeit über, während sie sprach, strich sie über seine umwickelten Zöpfe und hob sein Kinn mit dem Finger hoch.

»Sie hat einen Namen für ihn ausgesucht«, übersetzte Bea. »Einen stolzen Namen von einem bedeutenden und tapferen Mann des Nordens – heute muß das irgendwo in Saskatchewan liegen. Dieser Mann erlitt viele Entbehrungen und lebte doch zufrieden noch viele Jahre.«

»Can 'Ra«, deklamierte Mrs. Medicine, während ihre Hand auf Adams Schulter ruhte. »Can 'Ra.«

»Das ist ein guter Name, ein bedeutender Name«, sagte Bea. »Er bedeutet ›Waldberg‹.« Das ist jemand, über den ich sie habe reden hören. Ein freundlicher Mann, paßt genau zu Adam.«

Earl, Beas ältester Bruder, stand auf, brachte seiner Mutter etwas, das in eine Decke gewickelt war, und kehrte dann zu seinem Platz zurück. Vorsichtig enthüllte Mrs. Medicine eine Pfeife, wie sie bei Zeremonien gebraucht werden, mit einem Kopf aus rotem Ton und einem Hals aus poliertem Holz, verziert mit Perlenschnüren und Streifen aus ungegerbtem Leder. Diese Pfeife legte sie in Adams Hände. Aus der Menschenmenge kamen zustimmende Rufe – aber Annie Medicine war noch nicht fertig und fuhr mit ihrer Rede fort.

»Jetzt bist du dran«, sagte Bea. »Geh und stell dich neben sie.«

Den Blick auf den Boden gerichtet, der Mund ausgetrocknet, so ging ich über dem staubigen Platz. Ich stellte mir vor, wie sie mich feindselig anstarrten, wie sie mich entrüstet ansahen und fühlte mich anmaßend, befangen, isoliert. Keine Weste, kein getupftes Hemd, keine langen Haare und keine akademische Ausbildung gaben mir das Recht, hier zu sein. Ich war ein ausgetrockneter Brunnen, eine taube Nuß, ein irgend jemand, weil ich ein Niemand war. Jäh wurde ich in die Wirklichkeit zurückgerissen, als sich Adam an mein Bein klammerte. »Schau, Papi«, sagte er. »Schau, was sie mir gegeben hat.« Er hielt mir die Pfeife zum Anschauen hin, aber jenseits davon sah ich sein Gesicht, strahlend und entzückt. Waldberg.

Mrs. Medicine hielt mich am Handgelenk, während sie zu sprechen fortfuhr. Die Haut ihrer Finger war kühl, mehlig, ihre Stimme nach soviel Anstrengung leicht heiser, und immer noch sprach sie weiter, sprach mit Nachdruck, und ihre Stimme schwoll an und fiel ab wie die Rufe der Sänger, wie die Trommel.

Ich suchte dort, wo Bea jenseits des leeren Platzes saß, ihre Augen, so als könnte ich hellseherisch etwas aus ihnen herauslesen. Zuerst sah sie ruhig, zufrieden, aufmunternd aus, aber dann, als Mrs. Medicine ihre abschließenden Worte sprach – »Wambli Rapau. Wambli Rapau« –, erstarrte ihr Gesicht, sah verblüfft aus, und sie beugte sich auf ihrem Stuhl nach vorn.

Es blieb keine Zeit, sich Gedanken zu machen, denn wieder stand Earl auf, kam her und gab seiner Mutter ein eingewickeltes Bündel. Sie nahm einen gewaltigen Kopfschmuck aus alten Adlerfedern heraus; jede Feder trug an der Spitze ein kleines Büschel weißer Pferdehaare und war an der Basis mit rotem Faden umwickelt. Solche Kunstwerke hatte ich als Kind nur hinter Glas im Museum gesehen. Es war das endgültige Abzeichen, der Inbegriff schlechthin, und Mrs. Medicine drückte es mir auf den Kopf.

Die Trommel begann mich zu würdigen, und Annie Medicine führte mich zum Tanz. In einem zögernden Twostep tanzten wir gegen den Uhrzeigersinn immer um die Sänger herum. Hinter uns folgte Bea mit Adam an der Hand, und hinter ihr kamen Earl, Marguerite, Lila, Marne. Andere schlossen sich der Reihe an, zuerst wenige, und dann schienen fast alle Tänzer, alle Zuschauer mitzumachen. Für drei Minuten war die Welt eine einzige harmonische Bewegung, war eins mit der Musik. Einträchtig beschloß man einen langen Tag und freute sich am Schenken und Beschenktwerden. Mrs. Medicine bewegte sich anmutig, ihr Körper war schwerelos, in ihrer Brille spiegelte sich das Sonennlicht, ihr Atem war ein gleichbleibender Kontrapunkt. Das plötzlich entstandene Menschenknäuel sah aus, als wirbelte Farbe, als drehten sich helle Decken, bauschten sich Jersey-Schals. Neben mir tauchte einer der feurigsten Tänzer auf, ein junger Mann mit Brustplatten aus weißem Knochen, einem Tuff aus roten und blauen Federn über dem Hinterteil, Glocken am Schienbein und einer Halskrause. Um seine Schultern trug er eine Art kunstvolles Geschirr in noch mehr Blau und Rot und mittendrin saß ein kleiner Taschenspiegel. Während er sich drehte, beugte und hin- und herwarf, sah ich flüchtig mein Spiegelbild, mein von Adlerfedern umrahmtes Gesicht. Es war so ein unglaublicher Anblick, daß ich am liebsten gelacht hätte, gejubelt darüber, wie absolut unerwartet sich die Ereignisse entwickelt hatten, wie sie endlos eines mit dem anderen verknüpft waren. Als der Gesang verstummte, gingen die Medicines, Adam und ich zu dem Tisch mit den zusammengetragenen Geschenken, und der Ansager begann, die Namen der Anwesenden aufzurufen. Für jeden der Aufgerufenen wählte Mrs. Medicine ein Geschenk aus und überreichte es dem Empfänger mit leichter Verbeugung. Anschließend gingen alle mit Kopfnicken, Lächeln und guten Wünschen an unserer Reihe entlang. Bea kam herüber, stellte sich neben mich und schüttelte den Kopf. »Wenn sie dich jetzt in Dartmouth sehen könnten«, sagte sie. »Du weißt, daß du damit auf indianische Art mein Sohn geworden bist.«

»Warum hast du so schockiert dreingesehen, als deine Mutter gesprochen hat?« Jetzt hatte ich endlich Gelegenheit zu fragen. »Was hat sie gesagt?«

»Ach, eigentlich nichts, sie verblüfft mich nur immer wieder. Wie konnte sie deinen Traum kennen? Und dann sucht sie Wambli Rapau aus. Sie nennt dich *Adlerflügel*.«

Damals, Mitte der 70er Jahre, kämpfte ich unentwegt darum, meinen heranwachsenden kleinen Jungen zu verstehen. Erst nach und nach im Verlauf vieler Jahre gestand ich mir ein, daß Adam ein Problem hatte, das ernster war als ein »schlechter Start«. Rückblickend sehe ich, daß alle Anzeichen da waren, aber damals rangierte das alles für mich unter der Kategorie »kleinliche Sorgen«: das schlechte Hörvermögen, die Krämpfe, die Tatsache, daß man selbst die grundlegendsten Anweisungen x-mal wiederholen mußte, daß er sich nur sehr kurz konzentrieren konnte und die vielen kleinen Bagatellvorfälle, Fehler und Defizite. Zuletzt war so vieles, so Auffälliges zusammengekommen, daß all meine Gedanken von Angst überschattet waren. Aber selbst dann noch erwies sich meine Verdrängungsleistung als fast unbegrenzt.

Solange Adam das erste und einzige Kind war – fast bis zu seinem siebten Geburtstag –, hatte ich keine Grundlage, auf der ich ihn hätte vergleichen können. Ich setzte alles daran, den außergewöhnlichen Verlauf seiner Entwicklung unkritisch als angemessen zu akzeptieren. Er war das Produkt so vieler besonderer Umstände, so vieler ungünstiger Faktoren, daß ich vor anderen selbst dann noch auf meinem defensiven Optimismus bestand, als mich längst schon ein Gefühl der Angst bis in meine Träume hinein verfolgte.

Später war Rassismus für mich der Sündenbock: Bewerter unterschätzten Adam deshalb, weil sie unbewußt unterdrückte, negative Gefühle gegen Minderheiten hatten. Die IQ-Tests, die meinen Sohn ständig in den oberen 60ern oder den unteren 70ern einstuften, tat ich als »kulturell einseitig« ab. Adams Lehrer mußten, so schlußfolgerte ich regelmäßig, inkompetent, schlecht ausgebildet oder faul sein, wenn es ihnen nicht gelang, ihn zu höheren Leistungen in der Klasse anzuspornen. Überheblich legte ich mich mit Schulleitern, Beratern und einmal sogar mit der Regierung des Bundesstaates an.

Diesen Fall bedaure ich bis heute nicht. Adam wurde in einer Kindertagesstätte angemeldet, die ich für eine aufgeschlossene Tagestätte hielt, und ich hatte mich in die Rolle des gewissenhaften, alleinerziehenden Vaters gestürzt. Ich war immer noch in meinen Zwanzigern und damit jung genug, um zu glauben, daß es mit gutem Willen und guter Organisation getan sei, um Familie und Karriere unter einen Hut zu bringen. Ich war auf eine höchst forsche Art zuversichtlich, war versiert in Literatur und Jargon der Kindererziehung und jederzeit bereit, mit Statistiken zu belegen, daß Erziehung ein menschliches, nicht ein exklusiv weibliches Potential sei.

Ich war auf zweifelnde Blicke oder hochgezogenene Augenbrauen gefaßt, ich war bereit, Rezepte und Hausmittelchen auszutauschen, während ich im Waschsalon Kleider zusammenlegte oder vor Sears Schlange stand, um Familienbilder machen zu lassen. Aber ich war nicht darauf gefaßt, mit einer Gruppe gutverdienender berufstätiger Eltern zu konkurrieren – alleinstehend oder verheiratet –, die genauso defensiv waren wie ich, weil sie außer Haus arbeiteten.

Der Wettbewerb würde nicht einfach sein, das merkte ich bald. Die anderen Mamis und Papis hatten jedes »Die-perfekten-Eltern-Handbuch« gelesen, das es auf dem Markt gab, und sich ihre Notizen dazu gemacht. Ihre Sprößlinge kamen morgens in farblich abgestimmten Kleidern, mit passenden Uhren und daunengefüllten Wintersachen an. Sämtliche Jungen und Mädchen liefen mit Frisuren herum, die einen Erwachsenen eine Stunde frühmorgendlicher Fingerfertigkeit gekostet haben mußten. All diese Kinder hatten hochtönende »Macken« – etwa Aversionen gegen Synthetikstoffe oder Stauballergien –, die besondere Verhaltensmaßregeln erforderten.

Geburtstage waren für jedes Kind *die* Gelegenheit, im Rampenlicht zu stehen. Die Feierlichkeiten waren offenbar in dem Jahr, bevor wir dazukamen, so eskaliert, daß die Kindertagesstätte eine Regel aufgestellt hatte: Das Spektrum der Gala wurde auf solches Essen eingeengt, das ausdrücklich *von* den betreffenden Eltern *in* der betreffenden Küche zubereitet worden sein mußte. Das klang vernünftig, aber als der Herbst in den Winter überging und ich an solchen Tagen auf die luxuriösen Überbleibsel manch einer Extravaganz gestoßen war, argwöhnte ich allmählich, daß viele Leute schummelten. Wie sonst erklärten sich Dinge wie Eistörtchen oder mit Crème fraîche gefüllte Papayas?

Adam und ich lebten immer noch in dem kleinen Holzhaus am Mascoma-See – die Miete entsprach dem Gehalt eines Dozenten. Dorthin zog ich mich zum Nachdenken und Planen zurück, als im Januar Adams Geburtstag näherrückte. Auf keinen Fall würde ich ihn mit einem Schnickschnack losschicken, den ich heimlich in der Bäckerei gekauft hatte. Ich hatte etwas zu beweisen.

Ich zog kurz solche Dinge wie Windbeutel und Éclairs in Betracht, verwarf sie dann aber als zu riskant. Ich war kein erfahrener Koch, und mein Ofen heizte zwar pflichtschuldigst, war aber für wilde Extreme oder präzise Temperatureinstellungen nicht zu haben. Oder vielleicht Pudding? Nein, zu unorthodox, zu exzentrisch. Nach jedem unkonventionellen Gedankenausflug kam ich immer wieder auf Kuchen zurück.

»Was wäre der beste Kuchen, den du dir vorstellen könntest?« fragte ich Adam eines Abends, als er gerade auf dem Teppich mit Skahota, unserem Husky, spielte. Seine Antwort kam wie aus der Pistole geschossen und war – was sonst – eine Aussage über seine anhaltende Leidenschaft. »Eine Tschu-tschu-Bahn«, verkündete er und spielte weiter.

Es war sein Geburtstag, also fing ich keinen Streit an, versuchte nicht, seinen Horizont zu erweitern. Dieses eine Mal nahm ich seine verbissene Vorliebe ernst und rief Nina an, die mehr über Backen wußte als ich. Sie ging ihre Rezeptsammlung durch und stieß auf eine Anleitung, wie man aus Karton, der mit Alufolie umwickelt ist, individuelle Formen gestalten kann. Güterwagen und Dienstwagen waren ein Kinderspiel, der Kohlenwagen war ein Problem und die Lokomotive eine Herausforderung. Aber es war möglich, es war Adams zählebiges, entnervendes Hirngespinst, und wenn ich es richtig machte, konnte das der sensationellste Nachtisch werden, der je den kniehohen Tisch der Tagesstätte geziert hatte. Ich widmete dem Projekt eine Woche meines Lebens.

Das Kernstück jedes der sechs Waggons war ein 10 x 20 cm großes Rechteck aus zurechtgeschnittenem Biskuitkuchen; daran befestigte ich Papierräder und verband die Wagen mit Kupplungen aus Karamelbonbons. Das Ganze wurde auf einem Stück Sperrholz befestigt. Keine Lebensmittelfarben aus dem ansässigen Lebensmittelgeschäft waren mir leuchtend und eindrucksvoll genug, also fuhr ich eines Samstagabends zu einem Spezialgeschäft, wo ich für zwei Dollar pro Stück kleine Fläschchen Blau und Rot und Gelb und Grün kaufte, die so lebendig, so porzellanartig schimmerten, daß schon ein Tropfen genügte, um eine Schüssel voll weißen Zuckerguß zu tönen. Aber eine Tönung genügte mir bei weitem nicht; ich wollte den Knalleffekt, so mischte ich sicherheitshalber immer mehr Lebensmittelfarbe in meine Palette, bis mich die Farben förmlich blendeten; kein Dienstwaggon war je so ziegelrot, kein Personenwaggon so grasgrün, keine tapfere kleine Lokomotive – ich hatte sie auch noch mit Weingummis, einem Handspiegel und einem vergnügten Gesichtsausdruck geschmückt – war je so himmelblau. Das hier war eine kleine Lok, die es *schaffte* – und die das auch wußte. Schwarz für den Kohlenwagen war kniffliger, aber ich löste das Problem mit geschmolzener Lakritze; wenn man sie warm verteilte und dann aushärten ließ, stabilisierte sie die anfälligen Seiten zu unzerstörbarem Stahl.

Ich kam mit der Vorbereitung meiner Vorlesungen in Verzug, aber den Zug hatte ich um Mitternacht vor Adams Party fertig. Rundherum hatte ich Spielzeughäuschen, glückliche Pappfamilien (mehr als eine bestand nur aus Vater und Kindern) und weidende Papptiere aufgebaut. Bevor ich erschöpft, aber sehr zufrieden mit mir zu Bett ging, bat ich Bea, herüberzukommen und Adam, Nina und mich vor meinem Machwerk zu photographieren. Mein Sohn würde sich für nichts entschuldigen müssen.

Und alles kam so, wie ich es mir vorgestellt hatte. Als ich vorsichtig die Sperrholzplatte aus dem Auto trug und durch die Tür der Tagesstätte manövrierte, wurde der Kuchenzug von Belegschaft und

Kindern mit begeisterten und ungläubigen Rufen begrüßt. Andere Eltern, die gerade ihre Kinder aus Schichten von Handschuhen, Stiefeln und Schneeanzügen pellten, schauten mit einem Gesichtsausdruck vom Kuchen zu mir, als hätte man sie verraten und verkauft.

Ich war die Schaunummer geworden, die man schlagen, der Standard, an dem man sich messen mußte. Mit rotierendem Mixer hatte ich den Status eines idealen Vaters errungen, eines Erwachsenen, für den keine Aufgabe zu groß, kein Kindertraum zu mühsam war, um ihn zu erfüllen. Ja, ich hatte eine Ganztagsstelle, aber ließ ich etwa zu, daß sich das meinen väterlichen Pflichten in den Weg stellte? Der Kuchen sprach überdeutlich für sich.

Ich kehrte später am Tag zurück, um den Vorsitz über die denkwürdige Party zu führen. Im flackernden Licht von sechs Kerzen glänzten die Augen der Kinder wie mit Zucker glasiert. Sie überschrien einander vor Gier, und kaum war der Beifall verstummt, als sie auch schon kurzen Prozeß mit all meiner Mühe machten. Innerhalb von 20 Minuten war aus meiner dekorierten Platte ein surrealistisches Farbmuster geworden; nur der unzerstörbare Kohlenwagen, angeschlagen, aber noch nicht zerlegt, blieb als einsamer Zeuge stehen.

Adam, der in seiner Aufregung fast nichts von dem Kuchen gegessen hatte, war jedermanns Busenfreund, der Held des Tages, und als wir in unseren blauen VW-Kombi einstiegen, um heimzufahren, beugte er sich mit einem so breiten und glücklichen Lächeln über den Sitz, daß ich ganz überrascht war.

»Danke Papi«, sagte er.

Ich schaute diesen kleinen Jungen an, für den dies alles schließlich war und um den es dabei ging. In seinen dunklen Augen las ich nur eine Botschaft, einen Gedanken: Sein Wunsch war in Erfüllung gegangen. Und ich erwiderte seinen Blick und dachte dabei nur eines: In ihm war auch mein Wunsch erfüllt worden.

»Alles Gute zum Geburtstag«, sagte ich.

Hier hätte die Geschichte zu Ende sein sollen: Adam war zufrieden, der Kuchen verspeist, und ich hatte wieder die wahre Bedeutung der Dinge erkannt, aber es gab da noch einen Epilog. Etwa gegen 22 Uhr – ich saß am Küchentisch und mühte mich ab, die Notizen für den Unterricht am nächsten Tag auf die Reihe zu bekommen – klingelte das Telefon. Es war die Leiterin der Kindertagesstätte, und sie war außer sich.

»Was haben Sie da 'reingetan?« verlangte sie zu wissen.

»Nichts, wieso?« antwortete ich und machte mir Gedanken, ob ich wohl irgendein Verbot in puncto natürliche Zutaten übertreten hatte. »Nur Mehl und Zucker und ein paar Süßigkeiten. Stimmt was nicht?«

»Die Eltern rufen schon den ganzen Abend an«, sagte sie. »Sie sind hysterisch. Sie sind drauf und dran, mit ihren Kindern zur Notaufnahme ins Krankenhaus zu fahren.«

»Wieso das denn?« Jetzt bekam ich es mit der Angst zu tun.

»Es war, als sie ihre Kinder ins Bett gebracht haben«, sagte sie. »Sie haben sie nochmal aufs Klo gesetzt, und bevor sie 'runtergespült haben, ist ihnen was aufgefallen! Das Wasser in der Kloschüssel war grün! Oder hellblau! Neongelb! Orange!«

Ich schloß die Augen und sah noch einmal die lustigen Waggons vor mir, wie sie abfahrbereit hintereinanderstanden. Der Kuchenzug hatte mehr Eindruck hinterlassen, als ich geplant hatte.

Tage später, als der letzte Rest der teuren Farbe sicher, aber unübersehbar das Verdauungssystem der Kinder passiert hatte, verabschiedete der Elternbeirat der Kindertagesstätte einen Zusatz zur Party-Regelung. Fortan mußte alles Geburtstagszubehör normal sein. So etwas wie den Kuchenzug würde es nie wieder geben.

In den folgenden Monaten hielt ich mich zurück, huschte mit Adam möglichst unauffällig hinein und heraus. Zu jeder Ankündigung nickte ich zustimmend, und vor lauter Anstrengung, nicht das Stirnrunzeln anderer Eltern auf mich zu ziehen, hörte ich kaum zu; Adam erzählte von sich aus kaum etwas über seine tägliche Routine, und der Großteil meiner Energie schien sich darin zu verbrauchen, sein verspätetes Toilettentraining weiterzuführen und ihn erfolglos in der

Kunst des Schuhezubindens zu unterweisen. Im übrigen meinte ich, in ein paar Monaten würde er in den Kindergarten gehen und dann schnellere Fortschritte machen.

In der Stadt, in der wir lebten, gab es keine öffentliche Vorschule, also füllte ich eine Anmeldekarte für die angesehene Schule in Norwich, Vermont, aus. Da ich kein Ortsansässiger war, würde ich Schulgebühren zahlen müssen, aber ich wollte für Adam in jeder Hinsicht das Beste.

Zu meiner Verwunderung wurde seine Bewerbung zurückgewiesen. Ich stürmte in das Büro des Rektors der Grundschule und verlangte eine Erklärung. Der Mann zog einen grauen Aktenordner aus seinem Schreibtisch, auf dem Adams Name stand, warf einen Blick auf die Seiten und klappte ihn dann zu.

»Ich fürchte, wir haben nicht die Einrichtungen, um uns mit Lernproblemen zu befassen«, sagte er. »Sehen Sie, das ist eine Frage des Budgets, und ich möchte...«

»Lernprobleme!« fiel ich ihm ins Wort. »Welche Lernprobleme? Wer hat gesagt, er hat Lernprobleme?«

Der Mann sah überrascht aus, öffnete noch einmal den Ordner und studierte ihn.

»Hat man Ihnen keine Kopie hiervon geschickt?« fragte er und hielt ein maschinenbeschriebenes Blatt hoch. »Ein paar Studenten aus den unteren Psychologiesemestern arbeiteten an einem Projekt, für das sie Kinder an der Tagesstätte beobachtet haben. Ich hatte angenommen, sie hätten die Erlaubnis dazu.«

Ich überflog die inkriminierenden Zeilen. Man hatte Adam beobachtet, wie er auf dem Boden saß und vor- und zurückschaukelte. Adam war über fünf Jahre alt und ging noch nicht auf die Toilette. Adam hatte einen Plattenspieler mitten im Lied ausgeschaltet, ohne zu merken, daß andere Kinder mit Kopfhörern die Musik anhörten.

Sofort hatte ich für alles eine plausible Erklärung. Natürlich schaukelte er – auf diese Weise hatte er sich als Kleinkind getröstet, als niemand da war, um ihn in den Arm zu nehmen. Er hatte einen schlechten Start, was das Trockenwerden anging – sicher nicht seine

Schuld. Und natürlich hatte er den Plattenspieler abgestellt, wenn er die Musik nicht hören konnte; er wußte nichts von Kopfhörern. Er wollte nur hilfsbereit sein.

Der Rektor hörte geduldig zu, aber er blieb bei seiner Entscheidung. Sie konnten die Verantwortung nicht übernehmen. Sie seien nicht darauf eingerichtet. Als ich zu Hause ankam, kochte ich vor Wut. Ich rief im Büro der Kindertagesstätte an und zeterte, was das für eine Art sei, ein paar 19jährige Studenten Schlüsse ziehen zu lassen, die in den Schulbericht meines Sohnes eingingen. Warum, so verlangte ich zu wissen, hatte man sich nicht mit mir besprochen?

Die Leiterin entschuldigte sich vielmals. Ich hätte eine Kopie des Berichts bekommen müssen, sagte sie, und wahrscheinlich hätte ich gebeten werden müssen, die Freigabe abzuzeichnen, es sei ein Versehen der Tagesstätte, aber das Beobachtungsprojekt selbst sei hochprofessionell durchgeführt worden. Es sei Teil eines laufenden Stipendiums an der medizinischen Fakultät Dartmouth, das die Regierung finanziere; Zweck des Stipendiums sei, bei Kindern im Vorschulalter gewisse frühe Anzeichen zu erkennen, die auf spätere Erziehungsprobleme hinweisen könnten. Die Prognose für Adam überrasche die Belegschaft nicht. Er sei ein süßer, kleiner Junge und sie seien alle ganz vernarrt in ihn, aber offensichtlich sei er »LB«.

»LB?«

»Lernbehindert.«

Ich forderte auf der Stelle eine gemeinsame Sitzung mit der Leiterin, dem Psychologieprofessor, der dieses Projekt in Auftrag gegeben hatte, und dem Rektor der Grundschule Norwich und setzte es auch durch. Alle bemühten sich sehr, mich zu besänftigen und sich zu entschuldigen, aber ich wollte nichts davon hören. Bevor ich an der Reihe war, versuchte einer der Assistenten des Psychologen, eine entspannte Plauderatmosphäre aufzubauen, aber ich antwortete nur hochnäsig: »In Ihrer Disziplin würde man meine Gemütsverfassung vermutlich als ›feindselig‹ bezeichnen.«

Ohne ihr Wissen hatte ich schon einen langen, detaillierten Brief an den Vorsitzenden der Nationalen Stiftung für Wissenschaftliche

Forschung abgefeuert – an jene Regierungsbehörde, die das Stipendium der medizinischen Fakultät bewilligt hatte; meine Vorwürfe lauteten auf unsachgemäßes Verfahren und unethische Praktiken. Auch einen Freund aus meinen Collegetagen, der inzwischen Rechtsanwalt war, hatte ich schon angerufen und gefragt, ob ich darauf klagen sollte, daß das anstoßerregende Dokument aus Adams Bericht entfernt würde. In meinem persönlichen Drama war ich ein Löwe, der sein Junges gegen ein Rudel Hyänen verteidigt.

Und ich tat gut daran, all das zu unternehmen, auch wenn ich dabei vielleicht ein bißchen zu sehr auf die Pauke gehauen habe. Was die Kindertagesstätte, der Projektleiter und das Schulamt bei Adam getan hatten, war schludrig, dilettantisch und schlecht ausgeführt. Man schickte mir eine offizielle Entschuldigung, dem Psychologieprofessor war es peinlich, und nachdem die kränkende Analyse aus dem Bericht gelöscht war, hatte Adam Anspruch darauf, sich beim Kindergarten Norwich zu bewerben, wenn ich ihn einer Reihe diagnostischer Intelligenztests unterziehen lassen würde. Mit wütender Verachtung wies ich dieses letzte Angebot weit von mir. Nicht einmal im Traum würde ich daran denken, *mein* Kind an eine solche Schule zu schicken, sagte ich. Statt dessen würde ich ihn an einer privaten Tagesstätte unterbringen, bis er in unserer Stadt mit reiner Weste in die erste Klasse eingeschult werden konnte. Aber ich war viel zu sehr damit beschäftigt, recht zu behalten, als daß ich mir eingestanden hätte, ein Collegestudent, ein Vorschullehrer und ein wohlmeinender Verwaltungsbeamter, die ein paar einfache Beobachtungen interpretiert hatten, könnten womöglich eine Gefahr erkennen, die für mich nicht sichtbar war. Ich wollte partout, daß Adam sich gut machte, und dem war nicht so.

Ich ging an die nagende Frage von Adams Lernschwierigkeiten heran, als wäre ich ein Anwalt in einer Gerichtsverhandlung und riefe in Adams Namen meine eigenen Experten in den Zeugenstand. Meine Freundin Sally Deane, die ich in Alaska kennengelernt hatte, promovierte an der Universität von Boston in Psychologie, und ich bat sie, mir jemanden zu empfehlen, der Adams Intelligenz bewerten und feststellen konnte, ob er tatsächlich spezifische Schwächen hatte und falls ja, wie man sie wettmachen konnte.

Sally gab mir den Namen einer Frau, die an der Universitätsklinik von Boston tätig war, und mit unerschütterlichem Selbstvertrauen machte ich einen Termin aus. Ich zweifelte nie daran – oder sagen wir: ich ließ nie Zweifel daran zu –, daß sich Adam auf irgendeine Weise als »begabt« herausstellen würde, und ich war schon gespannt zu erfahren, was für außergewöhnliche Talente er besitzen könnte. An diesem Punkt meines Lebens glaubte ich an eine Art kosmischer Gerechtigkeit von der Art, daß auf jedes Unvermögen eine gleiche oder größere Begabung kam. Wenn es überhaupt jemand Unschuldiges gab, dann war es Adam, und Unschuld konnte nicht bestraft werden. Wenn er nur langsam von den Windeln loskam, bedeutete das wahrscheinlich, daß in ihm irgendein überraschender Genius für Kunst oder Musik oder Poesie schlummerte, der seine Aufmerksamkeit mit Beschlag belegte. Wenn seine verbalen Äußerungen monoton und einseitig waren – für einen Erstkläßler völlig indiskutabel –, versprach das sicher nur Gutes, das später zum Vorschein kommen würde. Vielleicht hatte er eine Neigung zur höheren Mathematik oder zu den Naturwissenschaften, und er fand das stumpfsinnige Auschneiden und Kleben von Buntpapier einfach langweilig.

Ich war überzeugt, daß ich bei Adam Tiefen sah, die anderen verborgen blieben, und das konnte nur das Problem dieser Leute sein, nicht seines, nicht meines. Ein wirklicher Profi, ein Doktor aus der Großstadt mit reicher Erfahrung und geschultem Blick, würde sofort erkennen, wie außergewöhnlich mein Sohn war. In meinen rachsüchtigen Phantasien kehrte ich triumphierend zurück in die Kindertagesstätte von Norwich, zu dem wählerischen Kindergarten, zu dem Professor in Dartmouth, der es zugelassen hatte, daß man Adam unterschätzte, und rieb ihnen einen glänzenden Bericht unter die Nase. Man würde sie zur Rechenschaft ziehen, sie würden sich Vorwürfe machen, wären entsetzt über ihren Irrtum. Mehr noch: Adams Bestätigung wäre ein echter Dienst an der Gemeinschaft, denn sie würde anderen ungewöhnlichen Kindern und ihren Eltern das Trauma dieser bitteren Erfahrung ersparen.

Der Tag unseres Termins war gekommen. Im Morgengrauen zog ich Adam und mich so an, daß wir Eindruck schinden mußten: er in einer ziemlich teuren, kastanienbraunen Hose und passender Jacke mit einem neuen, weißen T-Shirt, frisch gewaschenen Tennisschuhen und Socken, auf die Figuren aus der Sesamstraße gedruckt waren. Ich sorgte dafür, daß er ein Buch mitnahm, damit er im Warteraum darin herumblättern konnte. Seine Haare waren ordentlich geschnitten und rochen nach Blumenshampoo. Seine Finger- und Fußnägel waren geschnitten, seine Zähne mit Zahnseide gereinigt, und ich hatte eine Zahnbürste in der Tasche, um im letzten Augenblick noch Hand anlegen zu können, damit nur ja kein schlechter Atem eine ansonsten günstige Bewertung kippen konnte. Er trug eine neue Brille, deren Gläser ich poliert hatte, bis sie förmlich blendeten, und eine Armbanduhr, obwohl selbst die Grundbegriffe des Zeitablesens, wie ich zugeben mußte, offenbar außerhalb seiner Möglichkeiten lagen. Er sah sagenhaft aus – ein hübscher, attraktiver Junge –, und er strahlte über das ganze Gesicht bei der Aussicht auf die vierstündige Fahrt nach Boston. Wie viele Eisenbahnschienen würden wir da wohl überqueren?

Mein äußeres Erscheinungsbild war mindestens genauso sorgfältig zusammengestellt. Ich wollte den Eindruck »professioneller Kollege« hinterlassen, also machte ich mich so zurecht, wie sich meiner Vorstellung nach ein Psychologe aus der Stadt anziehen könnte: konservativ, aber mit ein paar unkonventionellen Details, die auf einen Geist hindeuteten, dem eine interessante Schrulligkeit eigen war. Ein blauer Sportmantel und hellbraune Hosen wurden von einer meiner breiten Paisley-Hippiekrawatten konterkariert. Ich trug einen Leinenkoffer mit Reißverschluß, auf dem deutlich sichtbar »Jahrestreffen der Amerikanischen Anthropologischen Gesellschaft, Toronto« stand; er sollte auf meine Gelehrsamkeit hinweisen und andeuten, daß ich für eine lockere Plauderei im Soziologenjargon zu haben wäre. Ich glaube, ich brachte vorsichtshalber sogar ein Exemplar meines Lebenslaufes mit, so als würde ich wegen einer Stelle vorsprechen und als ginge es mir nicht einfach um eine ermutigende Beurteilung, was die Fähigkeit meines 6jährigen Sohnes anging, die erste Klasse zu bewältigen. In Wahrheit wollte ich ein so angenehmer, charmanter Mensch sein, daß es einer Psychologin emotional schwerfallen würde, mich zu enttäuschen. Alles für ein Okay!

Der Warteraum bestand aus Hi-Tech für Kinder, er war voller Kreativ-Spielzeug, Puzzles und Büchern mit Bilderrätseln. Mit dieser Ausstattung beschäftigten sich sonst eindeutig Überflieger-Kinder – weit und breit war kein Spielzeugauto zu sehen. Ich nahm Adam mit auf die Toilette, dann setzten wir uns selbstbewußt in Szene, obwohl unser einziges Fremdpublikum zu dieser frühen Stunde aus einer mit sich selbst beschäftigten Empfangsdame bestand. Adam und ich mögen in unserer Kostümierung einen etwas abgehobenen und pedantischen Eindruck gemacht haben, aber diese Frau war reif für den Zirkus. Ihre toupierte und lackierte Frisur hatte die Form und Konsistenz von überbackenen Baisers, wie man sie auf Kuchen türmt. Ihre gebogenen, scharlachroten Fingernägel konnte man nur als Krallen bezeichnen. Vom Fuß des übergeschlagenen Beines baumelte ein Schuh mit einem mindestens zehn Zentimeter hohen Pfennigabsatz. Ihr Brillengestell hatte eine eigenartige Form, so als trüge sie es verkehrt herum, und bestand aus einem synthetischen Material, das rötlich-durchscheinend leuchtete. Die Farbe ihres Lidschattens sah aus, als hätte man ihr ein Veilchen aufs Auge verpaßt, und ihre falschen Wimpern waren so lang, daß sie jedesmal über die getönten Gläser streiften, wenn sie mit den Lidern klimperte – was sie oft tat. Sie trug ein enges, kurzes, tiefrotes Kleid, dessen Oberbau, so argwöhnte ich, von Fredericks in Hollywood stammen mußte, so exakt ähnelte ihr Busen einem perfekten, horizontalen »W«.

Jeder Bleistift in dem Behälter auf ihrer durchaus nicht leeren Arbeitsfläche war ein gespitzter Pfahl. Bei unserer Ankunft hatte sie Adams Namen abgehakt, den ersten auf einer kurzen Liste mitten auf einem einzelnen weißen Blatt Papier neben dem Telefon. Ihre unberührte Tasse in Form eines Pokals war mit dem Logo eines vergnügten Gesichts geschmückt und halb mit sahnigem Kaffee gefüllt. Der Hörer des Telefons besaß eine Schulterstütze, die andeutete, daß es am Tag möglicherweise Augenblicke gab, in denen beide Hände der Frau beschäftigt waren – ein Ereignis, das ich mir schwer vorstellen konnte. Auf jeden Fall hatte während der halben Stunde, die wir warteten – ich steif vor Erwartung, Adam zunehmend unruhig – keine ihrer Hände irgend etwas zu tun.

Schließlich erschien Sallys Freundin – eine herzliche und freundliche Person, salopp in Rollkragenpullover und Jeans. Sie konzentrierte ihre Aufmerksamkeit sofort auf Adam, lobte seine Armbanduhr und seine Socken (insgeheim schrieb ich mir Punkte gut!) und führte uns in ein kleines Beratungszimmer. Zielsicher stellte sie mir eine Reihe Fragen über seinen Werdegang, seine Schulerfahrung und die häuslichen Umstände, wobei sie immer darauf Rücksicht nahm, was Adam mitbekommen könnte. Ihr Verhalten verriet keine Wertung, geduldig hörte sie zu, machte sich beruhigenderweise Notizen, als ich übergenau erklärte, charakterisierte, meine eigenen Amateurdiagnosen anbot und jedes beunruhigende Anzeichen widerlegte. Ich ertappte mich dabei, wie ich irgendwie zu einem Lehrbuchvokabular überwechselte, so als hätten meine Gedanken mehr Gewicht, wenn sie von einem verdienten Wissenschaftler kämen, der sich auf Adam spezialisiert hatte, als von seinem Vater, der für ihn eintrat.

Als die Unterredung vorüber war, ging ich aus dem Zimmer, und die Psychologin führte einen Hamburg-Wechsler-Intelligenz-Test für Kinder (HAWIK) durch, der aus zwei Teilen bestand, einem sprachlichen und einem handlungsbezogenen. Ich kann nicht sagen, daß ich ein Wunder erwartete. Ich wußte nicht, daß eines nötig war. Statt dessen wartete ich so, wie ich immer auf meine eigenen Prüfungsergebnisse gewartet hatte – mit einer Haltung, die man so bezeichnen könnte: Ich laß' mich überraschen. In der Grundschule hatte ich selbst einen Begabungstest absolviert und war von der Analyse der Ergebnisse fasziniert gewesen; demnach würde ich mich am besten als Künstler im Show-Business machen oder als Gruppenleiter beim Christlichen Verein Junger Männer. Lassen wir mal beiseite, daß ich stockunmusikalisch und ganz allgemein eigenbrödlerisch war – der Test besagte, ich hätte geheime Talente in Reserve.

Meinem Sohn indessen war es weder bestimmt, in meine Fußstapfen zu treten, noch sah sein HAWIK-Ergebnis danach aus, als würde er auf irgendeinem anderen Gebiet ein Star werden. Die Zusammenfassung der Psychologin von Adams Testergebnis war durchaus nicht ermutigend. Sein Gesamt-IQ fiel in die Grenzkategorie, und seine Fähigkeiten reichten von annähernd einem Jahr unter dem Niveau seiner Altersklasse bei einigen visuellen Aufgaben bis zu beträchtlich größeren Abweichungen von der Norm auf »Gebieten, die Aufmerksamkeit für auditiven Input erfordern«. Im Klartext hieß das, Adam hatte Schwierigkeiten sich zu konzentrieren, besonders dann, wenn es um Abstraktionen ging. Darüber hinaus war er zappeliger, als man es bei seiner Altersklasse erwarten sollte, er ging impulsiv an Aufgaben heran und war äußerst leicht abzulenken (»sowohl akustisch als auch visuell«).

Benommen vor Enttäuschung und Besorgnis hörte ich zu, wie sie das empfohlene Erziehungsprogramm für »Kinder wie Adam« umriß. *Falls* er eine reguläre Schule besuchen sollte, brauche er viel Unterstützung von außen und müßte vor »Überstimulation« bewahrt werden. Es sei denkbar, daß ein Lehrer ihm eine »Studierzelle«, abgetrennt von seinen Klassenkameraden, geben um ein ablenkungsfreies Umfeld zu gewährleisten. Der Hauptteil des schließlich schriftlich abgefaßten Berichts der Psychologin schloß mit dem Satz: »In diesem Sinne wäre es sogar noch wichtiger, bei einem Kind wie Adam Fernsehprogramme und Filme zu überwachen, da er hoch stimulierbar und außerstande ist, seine Erregung zu dämpfen, wenn die Dinge erst einmal ihren Lauf genommen haben.«

Es war mir nie zuvor in den Sinn gekommen, daß man Adam einer definierbaren Kategorie zuschlagen könnte, daß er auf eine bedeutsame, voraussagbare Art *wie* irgend jemand anderes war.

»Aber was sonst?« fragte ich und lechzte nach einem ausgleichenden Hinweis, nach irgendeinem Symbol, das Adam mit einer glücklichen Zukunft in Verbindung brachte, nach einer Andeutung, daß dies nur sein vorübergehender Zustand sei, ein Überbleibsel seines berühmten schlechten Starts.

»Noch etwas«, sagte sie und räusperte sich. »Ich frage mich, ob Adam genug mit ... Frauen zu tun hat.«

»Frauen? Naja, Sie wissen ja, daß ich nicht verheiratet bin, aber wir haben jede Menge gute Freundinnen, es gibt jede Menge Frauen in der großen Familie, denen er nahesteht – Tanten, Großmütter, Cousinen. Hat er etwas Negatives über Frauen gesagt?«

»Nicht zu mir.« Sie schien verlegen, ausweichend. »Aber Estelle – die Empfangsdame der Klinik, die Sie heute morgen kennengelernt haben –, sie hat mir unter vier Augen erzählt, sie sei sich sicher, daß Adam vor unserer Besprechung auf ihren Busen gestarrt hat. Ich dachte, ich sollte das erwähnen. Vielleicht sollten sie ihm die Unterschiede zwischen Mädchen und Jungen erklären. Vielleicht wären anatomisch gestaltete Puppen nützlich.«

Es dauerte einen Augenblick, bis ich wußte, von wem sie sprach – und dann erinnerte ich mich, mit einem enormen Gefühl der Erleichterung: Estelle hatte außer Neonbeleuchtung alles getan, um die Aufmerksamkeit auf ihre Brust zu lenken; man mußte nicht viel über Körpersprache wissen, um zu erkennen, daß Adam einfach die Reaktion gezeigt hatte, zu der sie aufgefordert hatte. Wenn aber die Psychologin in einem Fall so gründlich danebenliegen konnte, dann war es wohl auch mit der Unfehlbarkeit des übrigen Berichts nicht weit her. Sofort grabschte ich nach meiner amüsierten Empörung und machte sie zu meinem Schutzschild. Ich war überzeugt, daß einfach wieder einmal eine Person aus unwesentlichen Gründen (wegen Adams Rasse, seiner medizinischen Vorgeschichte und weil er von einem alleinstehenden Elternteil adoptiert worden war) voreilige Schlüsse über ihn gezogen hatte und daß es dieser Person mißlungen war, sein wahres Potential zu erkennen. Das wirkliche Problem, so redete ich mir ein, lag nicht bei Adam, sondern darin, wie andere Leute ihn wahrnahmen. Daran konnte ich arbeiten, der Rest würde sich von selbst ergeben. Ich beschloß, mir bis dahin keine Sorgen zu machen, die blinkenden Alarmlämpchen zu vergessen und keine

Notiz von der zunehmend einhelligen Meinung Außenstehender zu nehmen, daß etwas ernsthaft nicht in Ordnung war.

In diesen Jahren von Adams früher Kindheit mißtraute ich jeder Diagnose, die nicht ermutigend war, jedem Weg, der ihm kein normales Leben als Erwachsener vorzeichnete. Die Urteile von »Experten«, die ich bis dahin aufgesucht hatte, wies ich als unmöglich zurück, also blieb mir nichts anders übrig, als selbst Experte zu werden. Mit genügend Daten ausgerüstet, könnte ich die Neinsager überwältigen und für meinen Sohn der Mittelsmann zum Erfolg sein. Wenn Adams Schwächen mehr waren als zufälliges Pech, mehr als vorübergehende Stadien, dann lag es nahe, sich mit der Geschichte seiner leiblichen Eltern zu befassen – eine für mich persönlich unverfängliche Spurensuche. Als ich anfing, mir widerwillig einzugestehen, daß er vielleicht doch *ein paar* Handicaps haben könnte, von denen einige möglicherweise über das hinausgingen, was ich mit meiner Liebe, mit meiner Energie beeinflussen oder heilen konnte, beruhigte ich mich wieder einmal mit der vertrauten Tätigkeit intensiven Studiums. Man hatte uns eingetrichtert zu glauben, daß die Antworten auf fast alles in der Bibliothek lagerten und nur darauf warteten, entdeckt zu werden. Man mußte nur im richtigen Karteikasten nachsehen und mit genügend Zähigkeit an die Sache herangehen. Forschung bedeutete Autorität und Autorität, so glaubte ich einmal, war Macht.

Auf der Suche nach Erkenntnis wandte ich mich den Themen zu, über die ich einiges wußte, und verließ mich dabei auf meine offizielle Studienzeit, besonders auf die Anthropologie, die akademische Disziplin, in der ich im Vorlesungssaal täglich den Profi mimte.

Hätte ich eine bessere Motivation haben können, mich mit den Wechselfällen der *Ethnogeschichte* herumzuschlagen – das Verständnis des kulturellen Verhaltens einer Bevölkerung im zeitlichen Verlauf –, als sich für mein geliebtes Kind einzusetzen? Adams genetische Wurzeln waren – nach dem wenigen, was ich damals wußte – zumindest zugänglich. Diese Wurzeln zu erforschen, war im Grunde nichts anderes als das, womit ich auch meinen Lebensunterhalt verdiente. Obwohl Adam ein einzigartiges Geschöpf und der geheimnisvolle Sprößling eines bestimmten Mannes und einer bestimmten Frau war – über die mir spezifische Informationen versperrt blieben –, war er immer noch das Kind eines Stammes, immer noch unbestreitbar ein amerikanischer Indianer. Einerseits konnte sich mein Interesse zwar auf Adam konzentrieren, aber seine unverwechselbare Geschichte war im gewissen Sinne ein Mikrokosmos in einem viel größeren Bild. Ich hatte nie damit gerechnet, daß mir mein Sohn etwas über Indianer beibringen würde, aber jetzt dachte ich, daß ich vielleicht bestimmte Aspekte der neueren Erfahrungen amerikanischer Indianer gründlich untersuchen sollte, was mir zu einer neuen Wahrnehmung von Adam verhelfen könnte.

Ich beschloß, objektiv zu sein – in bester, unparteiischer, soziologischer Manier. Ich würde mich bemühen, meine persönlichen Beobachtungen, meine eigenen Intuitionen und Erinnerungen bewußt beiseite zu lassen; sie waren womöglich eigennützig. Ich wollte die Tatsachen, den breiten Blickwinkel, und der erste Schritt dazu war, systematisch an die Geschichte heranzugehen.

Denis Daigle, mein Sozialarbeiter, hatte mir nur sehr wenig über Adams leibliche Eltern erzählt – außer, daß sie beide Sioux aus Süd-Dakota waren. Vertraulichkeit war mir nur recht, denn sie funktionierte ja auch andersherum. In der Probezeit, bevor der Adoptionsentscheid rechtskräftig wurde, war meine größte Sorge gewesen, daß jemand anrufen oder bei mir anklopfen würde und Adam zurückhaben wollte. Wenn das passieren sollte, dann würde ich – so mein Plan – in bester »Onkel Toms Hütte«-Manier mit ihm nach Kanada fliehen, meinen Namen ändern, untertauchen. Je weniger ich über Adams leibliche Familie wußte, desto weniger wußte sie über mich. Wie ich allerdings widerwillig entdecken mußte, wußte ich leider um so weniger über Adam, je weniger ich über seine Familie wußte.

Aber anfangs meinte ich, nicht viel Information zu brauchen. In meiner Naivität und Überheblichkeit war ich überzeugt, daß Adams Leben im Grunde erst in dem Augenblick begonnen hatte, als wir zusammen waren. Welche psychologische Bürde er auch immer aus seinen ersten drei Lebensjahren mit sich herumschleppte, ich würde sie genauso aussortieren können wie die Dinge, die mit ihm in seinem zusammengeschnürten Koffer angekommen waren: Dinge, die nützlich waren oder an denen Adam hing, würden wir behalten; alles andere würde durch weit Besseres ersetzt werden. Und da war nur weniges, was wir behalten hatten.

Bevor ich ihn holte, war Adam der letzte Neuzugang in einem überfüllten, staatlich anerkannten Heim gewesen. Seine Pflegeeltern hatten selbst mehrere eigene und adoptierte Kinder und ständig vorübergehend untergebrachte Kinder, deren Verpflegungsgeld eine willkommene Einkommensquelle war. Der Mann und die Frau schienen mir wohlwollend, aber überlastet, und störend offenkundig war, daß sie ihre eigenen Kinder den Gastkindern vorzogen. Ihr jüngster Sohn Thommy stand im Alter Adam am nächsten, und selbst der verwirrte und »sprachlose« Adam bekam die Hierarchie mit. Nachdem er zu mir gekommen war, pflegte er ein Jahr lang meine Geschichte von den drei Bären zu korrigieren, indem er »Baby Bär« jeweils durch »Tommy Bär« ersetzte. Er brachte aus diesem Pflegeheim nur zwei Dinge mit, die eindeutig ihm zu gehören schienen: einen einzelnen, abgewetzten schwarzen Cowboystiefel, Kindergröße vier, und ein kleines blau-weißes Stück Quilt, aus dem mit Schnüren ein Lätzchen gemacht worden war. Das Stück Stoff sah so ausgefranst und eindeutig selbstgemacht aus, daß ich meinte, es müsse von seiner leiblichen Mutter stammen, obwohl mir das niemand sagte. Diese beiden Schätze, die wir als Erbstücke immer noch aufbewahren, waren alles, was mir aus Adams Vergangenheit wichtig für uns erschien.

Aber als ich in Pierre war, hatte ich ein Gespräch zwischen zwei staatlichen Sozialarbeitern mitangehört, die auf der anderen Seite einer Bürotrennwand über Adams Familienverhältnisse redeten. Die Information kam schroff und emotionslos in Insiderkürzeln. Die Mutter, teilte der eine vertraulich mit, war mit 33 tot. Der Vater saß wegen irgend etwas Gewalttätigem im Knast, weiß der Himmel was? Eines von Adams Geschwistern war von einem christlichen Ehepaar adoptiert worden, das andere war vermutlich zu alt, um je den Schritt aus der Pflege 'raus zu schaffen. Ach ja, und da gab's noch die Großmutter mütterlicherseits. Jemand hatte sie johlend in einer der dortigen Tavernen gesehen.

Was sie sagten, war so beunruhigend, daß ich es, kaum gehört, schleunigst in den Hintergrund meines geistigen Datenspeichers schubste. Die Geschichte der Familienzerrüttung war zu traurig, war zu sehr der Abklatsch von anderen, die ich mitangesehen oder über die ich in Alaska oder Montana in indianischer Nachbarschaft in der Stadt gehört hatte. Solche Geschichten hatte ich in meinem Standardrepertoire, wenn ich in meinen Vorlesungen »das System« anklagte, aber diesmal war mein eigener Sohn das Hauptopfer. Ich merkte, daß ich zorniger als je zuvor über die Geschichte und die sozialen Umstände war, die Adams engere Familie in so eine Sackgasse geführt hatten. Gleichzeitig aber konnte ich, trotz all meiner politischen Rhetorik, nicht Eltern entlasten, die aus Schwäche und Genußsucht ihre eigenen Kinder leiden ließen. Was immer ihre Entschuldigung sein mochte, sie blieben Handlanger einer Unterdrückung, die Adam in der Welt sich selbst überließ. Und wenn ich mich noch so gerne an die Regel »im Zweifel für die Angeklagten« gehalten hätte – ein Winkel meines Herzens verhärtete sich.

Wo war diese Schnapsdrossel von Großmutter, als Adams Handgelenke und Knöchel Narben davontrugen, weil sie mit Stricken an sein Bettchen gefesselt waren? Wo war sie, als er als Baby hungerte und chronische Lungenentzündung bekam? Wo war sie, als er unbemerkt ausgesetzt wurde und in Windeln in seinem chaotischen Pflegeheim herumsaß? Ich habe es nie offen zugegeben, nicht einmal mir selbst gegenüber, aber da war eine Seite in mir, die Adams Vergangenheit eher erleichtert als mit Bedauern zur Kenntnis nahm.

Aber natürlich war das nicht so einfach. Die genetische Vorgeschichte eines Menschen ist eine lange Kette, und das letzte Glied beginnt mit der Empfängnis, nicht mit der Geburt. Adam trug auf jedem Chromosom Eigenschaften seiner Vorfahren, in jeder Perle auf seiner DNA-Kette, in jedem Gen. Sie waren sein Rohmaterial, buchstäblich der Stoff, aus dem er gemacht war. Die Eltern, die ihn aufzogen, ob leibliche oder Adoptiveltern, konnten die angeborenen Stärken herauskitzeln oder die Schwächen entfesseln, aber sie konnten die äußeren Grenzen seiner Möglichkeiten nicht verrücken. Über so etwas machte ich mir in dieser ersten Zeit mit Adam keine Gedanken, solche Überlegungen erkannte ich ganz bewußt nicht an. Ich hatte einen sehr ausgeprägten Drang zu »bemuttern«. Natur, das war das Revier von Eugenikern oder elitären Denkern, die von Vorbestimmung redeten, weil sie Selbstrechtfertigung suchten.

Graham Nash sang die Hymne, die zum Credo meiner Generation wurde: *We can change the world*, und obwohl es mir wohl kaum gelungen wäre, die U.S.-Truppen zum Rückzug aus Vietnam zu bewegen oder Frieden in Biafra zu stiften, zweifelte ich nicht daran, daß ich Adam das Leben zurückgeben konnte, in dem er freie Wahl und unbegrenzte Möglichkeiten hatte, das Leben, auf das er als nagelneues Menschenwesen einen Anspruch hatte. Aber so anziehend diese idealistische Gesinnung auch war, sie konnte Adam nicht über die Hürde des HAWIK-Tests hinweghelfen. Ich faßte einen Beschluß: Wenn Adam einen gewissen Ballast, der Teil seines persönlichen Erbes war, nicht abwerfen konnte, dann konnte ich wenigstens besser begreifen, was für Landminen das waren, und lernen, wie man das Beste aus ihnen machen konnte.

Ich glaubte an die Idee von der äußeren Ursache. Wenn es ein Problem gab, mußte es notwendigerweise einen Ursprung, einen Grund, eine Erklärung haben. Wenn Adams Auffassungsgabe auf Dauer begrenzt war, worüber sich sämtliche Bewerter einig zu sein schienen, dann wollte ich einen Sündenbock haben, den ich anklagen, eine Krankheit, die ich verantwortlich machen, einen pathologischen Befund, den ich benennen konnte. Ich hatte diese Art Ärger, die nur durch Verständnis gemildert werden konnte, ein Ärger, der sich nur ertragen ließ, wenn jeder Stein umgedreht und jeder Hinweis bis zum Ende verfolgt war. Das angedeutete Achselzucken, das ich als Antwort auf meine Frage »Warum« bekam, genügte mir nicht. Ich wollte Antworten. Sicher stand Adam mit seinem Problem nicht allein da, war kein isolierter Unglücksfall. Doch die Litanei seiner definierbaren Symptome – niedriges Geburtsgewicht, kleiner Kopfumfang, Hyperaktivität, Wiederholung von Fehlern, schon früh eine stark verzögerte Entwicklung, mangelnde Aufmerksamkeit, Anfälle – wiesen nach Meinung der Ärzte und der anderen zu Rate gezogenen Fachleute für sich genommen auf keine glatte Diagnose hin.

Ich mußte herausfinden, wer Adam war, um zu entdecken, wer er sein konnte, doch ich stieß nur auf wenige Anhaltspunkte, auf äußerst wenige Hinweise und ein paar medizinische Berichte, die bei Gericht unter Verschluß lagen; es würde mich 15 Jahre kosten, sie zu knacken. Ich kannte Adams Stamm. Ich wußte, daß er aus einer kaputten Kleinfamilie kam. Und ich wußte, daß seine Mutter trank und daß sie noch vor ihrem 35. Geburtstag tot war. Ein paar Jahre nach Adams

Adoption wurde auch sein Vater getötet; ich erfuhr es durch einen Erbschaftsbericht, der mit der Post kam. Dieser Mann, nur wenig älter als ich, war von Fremden in einer Allee einer Vorstadt erschlagen worden. Seit seinem frühesten Teenageralter war er oft festgenommen und eingesperrt worden. Die Anklagen gegen ihn fingen meistens mit Trunkenheit und Ruhestörung an und endeten mit Raub oder Körperverletzung. Unter Beschäftigung hatte er »Künstler« eingetragen, und seinen Namen hatte er mindestens einmal geändert. Er hatte keinen Besitz hinterlassen außer einem 50-Dollar-Anteil an einem Stück Reservatsland.

Ich nahm einen Punkt nach dem anderen in Angriff.

Die Sioux oder Lakota (in ihrer eigenen Sprache »das Volk«) lebten vor dem Kontakt mit Europäern seßhaft in Dörfern westlich der Großen Seen von der Landwirtschaft. Sie stellten gebrannte Tonwaren her, jagten Niederwild und erfreuten sich eines Sozialsystems, in dem Männer und Frauen Macht und Autorität in allen Gesellschaftsbereichen teilten. Die Lakota kamen mit einigen ihrer Nachbarn aus, lagen mit anderen in Fehde, praktizierten eine komplizierte Religion, machten Musik mit Flöten, Rasseln und Trommeln und werteten Redekunst und Geschichtenerzählen höher als alle anderen Künste. Sie trieben Handel mit kulturell andersartigen Völkern aus vielen Gegenden Nordamerikas und glaubten, daß die Schöpferkraft oder *Wakwan* ihre Ahnen zu dem umgeformt hatte, was heute die Black Hills (*paha sapa*) genannt wird, jene sonderbaren, mythosbeladenen, dunklen Erhebungen in einer sonst von Gletschern glattgehobelten Landschaft des westlichen Süd-Dakota.

Als schließlich spanische Pferde über eine Handelsroute, die sich von Mexiko über die Pueblos bis zu den Great Plains erstreckte, ihr Land erreichten, entschieden sich die meisten Lakota, ihre stabilen Gemeinschaften zugunsten des aufregenden und herausfordernden Nomadenlebens zu verlassen. Das Pferd leitete einen Umschwung ein, so wie das Rad oder das Auto es zu anderen Zeiten bei anderen Völkern getan hat. Dank der Pferde konnten sich die Lakota in dem langgezogenen, meist menschenleeren Korridor offenen Landes zwischen den östlichen Prärien und den Rocky Mountains frei bewegen. Die zahlreichen Büffel auf diesem Land waren die perfekten Mehrzwecktiere. Als Jagdbeute versorgten sie eine Gemeinschaft mit Nahrung, Kleidung und Zelten, die kaum materielle Besitztümer forderte. Zum Entsetzen der modernen Western-Anthropologen, die solche Entwicklungen unlogisch finden, verließ der Stamm »die Fleischtöpfe Ägyptens« und ließ sich auf einen Lebensstil ein, der sowohl riskanter als auch aufregender war als der Landbau.

Das Plateau westlich des Missouri River war zwar die pure Schönheit, ein salbeiduftendes Meer aus gelbem Gras, durchschnitten von tiefen Gräben, aber es war ein unsicherer Aufenthaltsort, ein Land der giftigen Schlangen und des dornigen Gestrüpps, der Wölfe und Kojoten, ein Land, wo Adler und Habicht herrschen und nach Belieben unter der erdbewohnenden Kreatur ihre Beute machen. Das Klima bewegt sich zwischen Extremen, Kälte und Hitze, Dürre und Überschwemmung. Da die Hochebene an keine Meeresküste stößt, ist ihre Begrenzung, auf die man sich bezog und von der man sich mythologische Inspiration holte, immer schon der wechselnde Himmel gewesen, bei Tag eine Lichtquelle, bei Nacht eine sternenübersäte Orientierungshilfe. Die Farben von Morgengrauen und Abenddämmerung schmücken die Palette in einem sonst monochromen Universum. In einem Territorium, das von der Pracht weiter Aussichten bestimmt wird, fühlen sich vor allem die Vögel des Himmels zu Hause.

Unerwartet kommen rauhe Winde auf. In trockenen Sommern wirbeln sie Staubwolken auf oder lassen Feuer auflodern, wo der Blitz es wie ein Streichholz entzündet hat. Im Winter peitschen sie den Schnee zu so düsterer Raserei, daß man jede Orientierung verliert, wenn man ohne Sicherheitsleine auch nur einen Fuß vor die Tür setzt. Zu alten Zeiten bezeugte es Einfallsreichtum und Erfindungsgabe, wenn Menschen in so einer Umgebung überhaupt überlebten. Man mußte schnell reagieren, ständig flexibel bleiben und jede Überraschung, mit der die Natur aufwartete, völlig gelöst parieren. Leben war Risiko, der Tod Erstarrung.

Ein paar herrliche Generationen lang teilten die Lakota alles Land, das ihnen wichtig war, mit anderen Indianern – Cheyenne, Arapaho, Crow, Pawnee und Assiniboine –, mit Gruppen, deren grundlegende Haltungen und Werte die Lakota würdigen konnten, selbst wenn die Beziehungen zwischen den Stämmen nicht freundlich waren. Wie man es von einem Volk erwarten sollte, das sich dafür entschieden hat, auf dem nackten Pferderücken umherzuziehen statt ihre Felder zu pflügen, schätzten die Lakota Unabhängigkeit und Individualität hoch ein. Sogar die Frage, ob man Krieg führen sollte oder nicht, sogar die geschlechtsspezifische Rolle, die ein Erwachsener spielen konnte, lagen in der Verantwortung des einzelnen.

Gegenüber den ersten vereinzelten Europäern und Amerikanern, die auf der Suche nach Handelspartnern im späten 18. und frühen 19. Jahrhundert in ihr Territorium eindrangen, hatten die Lakota eine Haltung des Leben-und-leben-lassens. Als Gold in den Black Hills »entdeckt« wurde, suchten Wagenladungen voller ungebärdiger weißer Unternehmer, Goldsucher und Banditen das Land heim und rissen die heilige Erde auf, schlachteten Büffel zu Tausenden und ließen die Kadaver in der Sonne verwesen. Es hatte sich herumgesprochen, daß andere Stämme versucht hatten, mit diesen Neuankömmlingen in Frieden zu leben und dennoch massakriert oder verschleppt worden waren. Also rüsteten sich die Lakota zum grimmigen, legendär gewordenen Widerstand. Mit dem Sieg am Little Big Horn über General George Custer, einem Mann, der ein Jahrzehnt lang unbewaffnete Indianer umgebracht hatte, schockierten die Lakota und ihre Verbündeten die Nation gerade zur Hundertjahrfeier. Ihr Sieg, der nach jedem heutigen Standard als behelfsmäßige Selbstverteidigung verstanden werden muß, trug ihnen das Klischee ein, »kriegerisch« zu sein, und wurde die Entschuldigung für die Bundesregierung, ihr Ureinwohner-Territorium zu teilen, das angeblich für alle Zeiten durch den Senatsvertrag geschützt war.

Für ein nomadisch lebendes Volk war es an sich schon verheerend, daß man ihren Bewegungsfreiraum stark einschränkte. Die Große Sioux Nation, wie man sie einmal genannt hatte, zerbrach politisch und geistig an den martialischen Gesetzen, die sie in räumlich begrenzte, für den Ackerbau kaum geeignete Reservate verbannten und in denen keine Büffel mehr lebten. Sie zerbrach unter der Verwaltung durch eine Übermacht korrupter Regierungsbeauftragter. Die Lakota, die nachfolgende Krankheitswellen und Militärattacken wie Wounded Knee überlebten, denen sie ungeschützt ausgesetzt waren, litten vor dem Hintergrund ihrer Geschichte und ihrer kulturellen Werte besonders unter Niedergeschlagenheit, Verbitterung über ihre Abhängigkeit und Demoralisierung.

Unglückliche Umstände trafen zusammen, als irgendwann zwischen 1790 und 1830 französische, britische und amerikanische Trapper den Alkohol zu den Lakota brachten: schlechte Vorbilder, irreführende Präzedenzfälle, äußerst angsteinflößende Entwicklungen. In der Blütezeit ihrer Unabhängigkeit hatten sich die meisten Männer und Frauen des Stammes etwa zur Zeit der beginnenden Pubertät traditionell auf Visionssuche oder *Hanbleceya* (»Schreien nach Vision«) begeben. Man erwartete von ihnen, daß sie jeder für sich – oft zum ersten Mal in ihrem Leben – den sicheren Hafen ihrer Familien verließen und sich allein und ohne Verpflegung im unbekannten offenen Land behaupteten. Im Idealfall blieben sie abgesondert, bis Angst, Fasten, Durst, Streß und der feste Glauben, daß etwas Außergewöhnliches mit ihnen geschehen würde, sie in einen veränderten Bewußtseinszustand versetzt hatten, in dem sie einen Funken von tieferem Verständnis erlebten. Diese innere Einkehr offenbarte einen höchst persönlichen Auftrag für ihr Leben als Erwachsene, eine Identität. Kein anderes Ereignis hatte einen vergleichbar großen Einfluß auf ihren Lebenslauf. Wenn man später das Erlebnis bekräftigen wollte oder wenn sich die Umstände änderten, konnte man über einen Sonnentanz oder ein anderes Ritual eine zweite *Hanbleceya* suchen.

Aus der Bedeutung, die der Akt des Visionsuchens in der Kultur der Lakota hatte, ließ sich bis zu einem gewissen Grad prophezeien, daß sie Alkohol schließlich akzeptieren würden. Er hieß anfangs auf Lakota *Minnewaken* (»magic water«) und schien einen wirksameren und weniger mühsamen Weg zum veränderten Bewußtsein zu bieten. Einige Lakota-Männer fanden Gefallen an den ersten Folgen der Trunkenheit, denn sie waren gewöhnt zu suchen und dann der Gültigkeit eines traumähnlichen Zustands zu vertrauen. Außerdem lebten sie in einer Zeit, die geradezu nach erklärenden Visionen schrie: Sicherlich hatten sie nie zuvor in ihrer Stammesgeschichte ein so großes Bedürfnis nach Einsichten gehabt, die ihnen die Kraft und die Erleuchtung geben würden, um die Richtung zu verstehen, die ihre Welt nahm.

Die Literatur über den Grenzhandel strotzt vor Zahlen über das Einschleppen der »Geister« bei arglosen Indianerstämmen. Die europäischen Trapper und Händler, die gewöhnlich als erste Mitglieder ihrer Gesellschaft das Innere des Kontinents erreichten, pflegten nicht die Trinksitten, die man in London, Paris oder Madrid stillschweigend durchgehen ließ. Das lautstarke, rauhe Benehmen, für das sie verrufen waren, hätte man in ihren Heimatländern nicht akzeptiert. Aber die Indianer, die solchen Männern begegneten, konnten das nicht wissen und neigten dazu, tolerant zu sein. Und schließlich hatten europäische Händler auch Manufakturwaren in ihrem Sortiment – Nägel, Messer, Werkzeuge, Spiegel, Stoff –, an denen die Indianer interessiert waren.

Es entwickelte sich eine Etikette rund um den Handel. Die Stammesführer hielten Willkommensreden, bekräftigten ihre guten Absichten, die Händler verteilten Essen und besonders Schnaps. Sodann tauschte man Dinge untereinander aus und krönte das Ereignis zu guter Letzt mit einer Feier. Viele frühe Berichte zeigen, daß sich die Indianer anfangs vom Geschmack dieses Gebräus aus fermentiertem Mais und anderen Zutaten abgestoßen fühlten und daß die Händler darauf bestanden, das Angebot anzunehmen. Eine physiologische Reaktion, die bei vielen ostasiatischen und amerikanischen Indianerbevölkerungen auftritt, mag den Ekel noch verstärkt haben: Ihre Haut läuft nach Alkoholgenuß unangenehm rot an. Außerdem büßten Trinker ihre Würde und Selbstkontrolle ein. Der Geschmack des Schnapses war für die Indianer ebenso neu wie die sozialen

Regeln, die seinen Konsum bestimmten – Regeln, deren einzig erreichbare Leitbilder die Gruppe flegelhafter Fremder war, die das oft schwarz gebrannte Zeug an den Mann brachten.

Ein Stamm nach dem anderen lernte nicht nur, *daß* man trank, sondern auch, *wie* man trank; sie lernten es von den weißen Trappern, die für ihr schlechtes Benehmen, ihre Entschlossenheit, sich vollaufen zu lassen, und für ihre Unbeherrschtheit verschrien waren. Die bedächtigeren Missionare, Siedler und Kaufleute, die später ankamen, waren zwar nie diesen »Weißen aus den Bergen« begegnet, schleppten dafür aber als Teil ihres eigenen kulturellen Erbes einen Wust schlimmer Gerüchte, Klischees und Ängste über »wilde Rothäute« mit sich herum. Für sie bestätigte die Tatsache, daß Indianer überhaupt Alkohol tranken, und die Art, wie sie offenbar darauf ragierten, ihre schrecklichsten Vermutungen. Ein zufälliger Umstand führte so allmählich zu der Erfüllung weißer Prophetie. Zechtouren, alles in Sichtweite und alles Erreichbare in sich hineinlaufen lassen (mit eingeschobenen Phasen der Abstinenz), Trinken, bis der Vollrausch in Bewußtlosigkeit übergeht – alles Bestandteile des von Europäern eingeführten Handelsrituals –, all dies betrachtete die gängige amerikanische Volksmeinung als typisch für die Art, wie Indianer natürlich auf Alkohol reagierten.

Für ordnungsliebende europäische Verwaltungsbeamte und für heutige U.S.-Bürokraten taugte dieses vermeintliche Phänomen so gut wie irgendein anderes als Entschuldigung dafür, Leute mit Restriktionen und Verboten zu belegen (beginnend mit dem Indianischen Handels- und Verkehrsgesetz von 1834), die eine andere Kultur hatten und, genau gesagt, im Wege waren. Und diese Knebelungen brachten wiederum eine Mini-Industrie hervor. Für skrupellose Profitgeier war der Alkoholtransport ins Indianerland im 18. und 19. Jahrhundert so lohnend wie heute der Rauschgifthandel. Die Entscheidungsfreiheit der Indianer wurde immer stärker eingeschränkt, ihr Land war konfisziert, ihre Sprachen, Religionen, Haartrachten und ihre bevorzugte Nahrung wurde von Gesetzen verboten, denen nervöse, gut bewaffnete Soldaten Geltung verschafften. In dieser Situation war Trinken auf *nicht akzeptable* Weise eine der wenigen Möglichkeiten des Protests und der ethnischen Selbstdarstellung. Trinken war ein Mittel, sich der totalen Kolonisierung zu verweigern, das Gruppenbewußtsein zu stärken, sich unterdrückenden, zornerregenden, intoleranten und intolerierbaren Statuten zu widersetzen. Im Alkohol konnte man auch Vergessen finden, die Illusion von Macht suchen, einer Wirklichkeit voller Frustration und Mißerfolge entkommen, in der scheinbar die gesamte vertraute Welt geendet hatte. Die Lebensstile, die spirituellen Überzeugungen, die mündlich überlieferte Literatur, die sozialen Bräuche, die in Tausenden von Jahren entstanden waren, all das war plötzlich illegal, wirkungslos und unerreichbar.

Aber statt die Widersprüche des Lebens zu lösen, so wie es ein *Hanbleceya* für einen sensiblen Jugendlichen tat, vergrößerte die Droge Alkohol die Verwirrung; statt das Individuum in ein schöpferisches Leben innerhalb der Gemeinschaft einzugliedern, zerstörte der exzessive Alkoholkonsum das zarte Gespinst aus gemeinsamen Bräuchen, Pflichten und Lebenszielen, das sogar dem ganz gewöhnlichen Chaos des Lebens eine Bedeutung verliehen hatte.

In den letzten Jahren haben sich viele besorgte Leute – Soziologen, Stammesführer, Vertreter der Gesundheitsbehörde – sehr darum bemüht, das Phänomen Alkohol bei den amerikanischen Indianern zu verstehen und zu erklären. In den verschiedenen indianischen Gemeinden, in denen ich gelebt habe – selbst bei meinen eigenen Verwandten –, gehörte Trinken so sehr zum Leben, daß ich es nicht nur nie ernsthaft hinterfragt, sondern manchmal begeistert mitgemacht habe.

Wenn Leute spöttisch-warnende Geschichten von den seltsamen und gefährlichen Vorkommnissen während einer Zecherei erzählten, hatte ich immer ein paar eigene Erfahrungen beizutragen. Das eine Mal fiel meine weibliche Begleitung auf einer Party nach dem halben Abend die Treppe hinunter, rappelte sich dann auf und tanzte bis zum Morgengrauen; erst am nächsten Tag merkten wir beide, daß sie sich den Arm gebrochen hatte. Dann war da die Winternacht, als ich aus einer Sauna ging, um mich als Mutprobe nackt im Schnee zu wälzen, wie es angeblich die Finnen taten. Ich fiel in eine Schneewehe, wurde schläfrig und wäre erfroren, wenn einem Cousin nicht in den Sinn gekommen wäre, nach mir zu suchen. Fast jeder hatte solche Geschichten auf Lager, die zwar ein schlechtes Licht auf ihn warfen, aber lustig waren, weil der Erzähler wider Erwarten irgendwie überlebt hatte.

Auf lange Sicht hatte ich in zweifacher Hinsicht Glück. Erstens war ich nach dem Genuß von mehr als zwei oder drei Drinks jedesmal verkatert und hatte einen roten Kopf – obwohl das allein nicht genügt hätte, um mich abzuschrecken. Die Beschlüsse, die ich am Morgen zuvor getroffen hatte, als ich elend, einsam und erschöpft auf dem Badezimmerboden saß, waren zu einfach zu mißachten, wenn man beieinander saß und die Flasche kreiste. Zweitens – viel wichtiger: Meine unmittelbare Familie lebte besonnen und maßvoll. Trotz meiner gelegentlichen Jugendexzesse gab mir ihr Beispiel Kraft.

Trinken war mir daher »verständlich«, aber auf eine völlig unreflektierte, nicht analytische Art. Ich wußte, was ich in einer feuchtfröhlichen Runde zu tun hatte, verstand, was für ein Spaß es sein konnte. Ich erkannte die Gefahren, aber ich hatte keine Distanz dazu. Um ein unverzerrtes Verständnis von dem Trinkerumfeld zu bekommen, in dem Adams leibliche Eltern gelebt hatten, mußte ich zunächst meine eigenen Erfahrungen mit den Theorien anderer ergänzen. An Material mangelte es sicher nicht. Mühelos trug ich Dutzende von Meinungen, Artikeln, Büchern, Berichten und Statistiken zusammen, die sich mit dem Warum und Wozu von Alkoholkonsum unter Indianern befaßten. Einige davon konnte ich leicht abtun, etwa die Vorstellung des Buschfliegers, der mich eines Morgens von Fairbanks zu einem entlegenen Eingeborenendorf in Alaska brachte – man hatte mich dorthin eingeladen, damit ich einen zweitägigen Workshop für Lehrer leiten sollte. Der Pilot mit dem Spitznamen Punky und ich flogen allein in einem einmotorigen Flugzeug über tausend Meilen unbewohnte Wildnis, und während er plauderte, putzte er eine fast volle Flasche Wild Turkey weg.

»Weißte, warum die so schnell dicht sind?« fragte Punky mich und nahm einen langen Zug. Wir wußten beide, wer mit »die« gemeint war.

Ob ich wohl irgendwie herausfinden konnte, wie man mit dem Irrgarten von Skalen und Schaltern auf dem Armaturenbrett umging, falls er plötzlich umkippte? Gab es eine Bedienungsanleitung im Handschuhfach? Gab es überhaupt ein Handschuhfach? Würde irgendein ruhiger Fluglotse mich herunter«reden« wie im Film, wenn ich es fertigbrachte zu begreifen, wie das Funkgerät funktionierte?

»Liegt an ihrem Gen,« fuhr Punky fort, ohne meine Antwort abzuwarten.

»An ihrem Gehen?« sagte ich und verstand ihn falsch.

Er nickte wissend. »Indianergene sind größer als weiße Gene. Also wenn die sich zulaufen lassen, braucht das Zeug länger, bisses reingesaugt is.«

Ich wollte schon widersprechen und Punky sagen, daß er ein Verrückter mit einem Erbsenhirn sei, aber als er einen Adler unter uns fliegen sah, »Bomben los« schrie und seine leere Flasche über Bord warf, hielt ich lieber meinen Mund. Das Gen, das war's, da kannste Gift drauf nehmen.

Aber die unerquicklichen Fakten waren schwerer abzutun. In *The Final Report of the American Indian Policy Review Commission* (»Abschlußbericht der Untersuchungskommission der amerikanischen Indianerpolitik«) wurde die Ansicht vertreten, daß Alkoholmißbrauch »das schwerste und am weitesten verbreitete Gesundheitsproblem unter heutigen Indianern« sei. Landesweit war ungefähr die Hälfte des erwachsenen Bevölkerungsanteils amerikanischer Indianer chemisch zu einem gewissen Grad abhängig. Praktisch hieß das, daß fast jeder amerikanische Ureinwohner direkt oder indirekt unter Alkohol zu leiden hatte. Eine Studie von 1975 brachte ans Licht, daß über 50 Prozent der befragten Indianer Probleme in der unmittelbaren Familie hatten, weil sie tranken. Todesfälle in Zusammenhang mit Alkohol waren unter Indianern 6,5mal so häufig wie im Landesdurchschnitt, und 71 Prozent der 1960 verhafteten Indianer hingen mit Alkohol zusammen. Die Todesraten durch Unfälle und Gastritis lagen dreimal höher als für die Durchschnittsbevölkerung, und 1973 berichtete die Indianische Gesundheitsbehörde, daß Zirrhose im Endstadium bei 27,3 von 100 000 Personen vorkam, im Gegensatz zu 6,1 Personen auf 100 000 bei allen Rassen.

1976 waren 4,7 Prozent aller verstorbenen Indianer durch Totschlag oder Gewalteinwirkung zu Tode gekommen, im Gegensatz zu 0,5 Prozent für das gesamte Land. In Süd-Dakota, Adams Geburtsland, war ein Drittel der Häftlinge Indianer, obwohl der Staat zu 95 Prozent weiß ist. Die Selbstmordrate war derzeit landesweit 2,5mal höher als die des Bevölkerungsdurchschnitts, unter jungen Leuten sogar noch höher. Indianer hatten eine kürzere Lebenserwartung als jede andere Bevölkerungsgruppe der Vereinigten Staaten. So waren viele indianische Gemeinden in Land und Stadt in dem alkoholgeschwängerten Teufelskreis aus Verzweiflung und Gewalt, Abfall, Abhängigkeit und Armut gefangen. Im Vergleich zu diesem Elend schien die »trockene« Vergangenheit wie eine Welt unverdorbener Gefühle und klarer Gedanken, eine Welt familiärer und sozialer Beziehungen, die noch frei von Äthanol, dem chemisch aktiven Bestandteil im gewöhnlichen Alkohol, waren. Ein goldenes Zeitalter. Ein Paradies.

Eine Armee von Soziologen, Anthropologen, Psychologen und Ernährungswissenschaftlern verfochten Hypothesen, die sich damit befaßten, warum und in welchem Ausmaß einige Indianer tranken. Aber wie sollte ich herausfinden, wer von den weisen Herrschaften einigermaßen glaubwürdig war? Einige Erklärungen waren offensichtlich: Die Gleichgültigkeit aus der Flasche war wohl für manche Leute ein Hilfsmittel, um mit den Zyklen von Armut, Scheidung, Arbeitslosigkeit, Schuldgefühlen oder sogar dem Tod eines Familienmitglieds zurechtzukommen – Ereignisse, die in einem Reservat oder städtischen Ghetto nur zu häufig vorkamen. Aber bestimmt waren das eher Symptome als Ursachen. Tatsache war, daß Alkohol die 1,5 Millionen Indianer der Gegenwart ebenso heftig bedrohte, wie 500 Jahre zuvor eine Armada von Krankheiten aus der Alten Welt die Bevölkerungen der westlichen Hemisphäre dezimiert hatte. In einigen Fällen waren durch Infektionen innerhalb kurzer Zeit 19 von 20 Leuten einer Gemeinde ausgelöscht worden.

Auf der Suche nach Antworten wandte ich mich der Arbeit eines Menschen zu, dem ich instinktiv vertraute. Meine Freundin Bea Medicine hatte in ihrer Doktorarbeit *Betrunken und nüchtern – eine Ethnographie unter Lakota Sioux* über das Standing Rock-Reservat geschrieben, wo Adam und ich unsere Lakotanamen bekommen hatten. Bea hatte eine moderne Gemeinschaft amerikanischer Indianer untersucht – nämlich ihre eigene –, die in einer Krise steckte. Ihre Beobachtungen waren die eines mitfühlenden, aber akribisch geschulten Insiders. Ihre Studie, die sich von 1969 bis 1983 hinzog, konzentrierte sich auf den Platz, wo sie geboren und aufgewachsen war: ein 3432 Quadratkilometer großes Bundesreservat, das sich über die Grenzen von Nord- und Süd-Dakota erstreckte. Viele ihrer Interviews hatte sie in ihrer Muttersprache Lakota durchgeführt. Ich glaube, daß die Antworten, die sie herauslockte, deshalb eine Tiefe und Offenheit hatten, wie man sie in der orthodoxen Anthropologie nur selten findet. Als rechtmäßiges Mitglied des Stammes hatte sie den Vorteil, daß sie ihren Gesprächspartnern bedingungsloses Vertrauen einflößte. Außerdem schrieb sie über einen Platz, der wahrscheinlich dem Reservat, in dem Adams Eltern gelebt hatten, sehr ähnlich war.

Die annähernd 8 000 indianischen Bewohner von Standing Rock hatten zur Zeit von Beas Studie eine Arbeitslosenrate von 60 Prozent und hatten durchschnittlich neun Jahre lang die Schule besucht. Ein großer Teil des Landes war an Nicht-Indianer als Weidegrund für Vieh verpachtet, und die Bundesregierung war der wichtigste Arbeitgeber. Beas Arbeit über Alkoholabhängigkeit dort baute auf mehreren vorausgegangenen Untersuchungen auf, insbesondere auf einer Monographie von J.O. Whittaker von 1962 und auf einer Studie von Luis Kemnitzer von 1972.

Whittakers Ergebnisse waren alarmierend: von den 15- bis 17jährigen gaben 50 Prozent der Jungen und 40 Prozent der Mädchen an zu trinken; von den 20- bis 29jährigen tranken 99 Prozent der Männer und 72 Prozent der Frauen; von den 30- bis 39jährigen tranken 93 Prozent der Männer und 85 Prozent der Frauen. Bea berichtete über gleichlautende und manchmal über höhere und ansteigende Prozentsätze innerhalb dieser Bevölkerungsgruppen. Außerdem fügt Whittaker hinzu:

44 Prozent gaben an, gewöhnlich zu trinken bis zum Vollrausch; 68 Prozent waren schon wegen Trunkenheit festgenommen worden, 35 Prozent zweimal oder öfter, 42 Prozent hatten Blackouts erlebt, 25 Prozent der letzteren mit zunehmender Häufigkeit; 14 Prozent waren wegen körperlicher Beschwerden, die auf den Alkohol zurückgingen, entweder ins Krankenhaus eingewiesen worden oder hatten medizinischen Rat eingeholt; und neun Prozent hatten Delirium tremens gehabt. Über die Hälfte der Trinker berichtete von Zechrunden oder Sauftouren, die in der Häufigkeit von weniger als viermal im Jahr bis zu einmal pro Woche rangierten und zwei bis sieben Tage oder länger dauerten.

In seinem Beispiel waren insgesamt 31 Prozent abstinent, 45 Prozent tranken gelegentlich und 24 Prozent regelmäßig (das heißt mehr als dreimal pro Woche). Wenn man männliche Informanten einmal beiseite läßt, dann tranken im Jahr 1962 18 Prozent der Frauen überhaupt nicht. Daten aus Standing Rock und dem Pine Ridge- (also Sioux) Reservat in Süd-Dakota ließen darauf schließen, daß der Alkoholkonsum um so höher ist, je größer die wirtschaftliche Sicherheit ist. Besonders viel wurde an Zahltagen getrunken oder wenn Landeigentümer die Schecks mit dem Pachtzins bekamen oder wenn Geld von Landverkäufen eintraf. Mit anderen Worten: Offenbar war Abstinenz teilweise eher auf Geldmangel als auf eine innere Entscheidung zurückzuführen.

Verschiedenste Quellen berichteten, daß Alkoholkonsum unter den Lakota traditionell in erster Linie eine öffentliche, nicht so sehr eine private Angelegenheit sei. Gordon zählte in seinem *Krieger ohne Waffen* (1945) die vier Haupttugenden der traditionellen Lakota-Gesellschaft auf: Großzügigkeit, Mut, innere Ruhe und moralische Integrität. Bea behauptete, daß Großzügigkeit die entscheidende Eigenschaft der vier sei. Auf den Umgang mit Alkohol bezogen bedeutete es, daß Alkohol, wenn immer er verfügbar ist, »an jeden und alle ausgegeben wird, egal welchen Alters und Geschlechts, wer eben anwesend ist, wenn die Zechrunde beginnt. Einen Drink abzulehnen, kommt einem Schlag ins Gesicht gleich«, weil es dem Gastgeber sein *Recht* nimmt, großzügig zu sein.

Die Beobachtungen aus Standing Rock untermauerten ebenfalls die Beobachtungen, die Kemnitzer an einem Ausschnitt der Pine Ridge-Gesellschaft gemacht hatte:

Kleine Kinder sind bei Zechparties dabei, und Kleinkinder werden in Bars mitgenommen und dort gestillt, oder man mischt ihnen Bier oder Wein in die Fläschchen. Kinder unter zwölf spielen in der Bar um die Trinker herum. Wenn sie 15 Jahre alt sind, sitzen sie in eigenen Trinkgruppen, aber erst wenn sie älter sind, beteiligen sie sich an den Saufereien in öffentlichen Bars. Jugendliche schnüffeln auch Benzin und Kleber und trinken alkoholische Getränke. Der Umgang mit Alkohol drückt sich auch im Spiel von jüngeren Kindern aus.

Zwei kleine Jungen spielen mit ihren Spielzeugautos. Sie tun so, als würden sie ihre Autos mit Leuten vollpacken. Die Leute fahren zum White Clay zum Weintrinken, betrinken sich und fahren die Autos auf dem Heimweg zu Schrott. Kleine Mädchen spielen mit ihren Puppen, daß die Eltern sich betrinken und streiten.

So werden Werte und Verhaltensweisen, die den traditionellen Umgang mit Alkohol festschreiben, durch Beispiel und Anleitung an Kinder aller Altersgruppen weitergegeben, und das Verhalten Betrunkener wird für einen wesentlichen Teil der Bevölkerung zum normalen Verhalten.

Es war klar, daß Alkoholkonsum mehr war als ein neutraler Artefakt, mehr als nur eine Reaktion gegen eine Unterdrückerkultur. Als man sich an Alkohol gewöhnt hatte, wurde er zur physischen Sucht, ein Droge, ohne die man kaum noch auskam. Außerdem zeigte eine Studie nach der anderen, daß scheinbar durch einen noch nicht ganz durchschauten Prozeß der Nachwuchs von Alkoholikern (besonders offenbar von Alkoholikervätern) im Erwachsenenalter eine größere Neigung zu einer ähnlichen chemischen Abhängigkeit zeigte. Dabei spielte es keine Rolle, ob sie in einem Umfeld mit harten Trinkern aufwuchsen oder ob sie frühzeitig dem Einfluß ihrer leiblichen Eltern entzogen und von Abstinenzlern adoptiert und aufgezogen wurden. Das soll nicht heißen, daß alle Kinder von Alkoholikern unweigerlich selbst Problemtrinker werden, sondern lediglich, daß statistisch gesehen die Wahrscheinlichkeit für Männer und Frauen dieser Kategorie größer ist, beim Alkoholmißbrauch zu enden, wenn sie erst einmal anfangen zu trinken.

Dieses vage, aber wegzudiskutierende Erbe war der Fluch vieler Familien, vieler Gemeinschaften, vieler Kulturen auf der ganzen Welt – unter ihnen auch Gruppen amerikanischer Indianer. Es war ein Catch-22, wie die berühmte Frage nach Huhn oder Ei: Wenn exzessives Trinken sozial toleriert wird, entsteht daraus dann ein über viele Generationen andauerndes Rausch-Schema? Oder beruht die Akzeptanz destruktiven Verhaltens auf einer biochemischen Veränderung oder zufälligen genetischen Veranlagung? Wo lag der Schwerpunkt: in der Wahl oder im inneren Zwang? War die beste Lösung vorbeugende Erziehung – Willenskraft eingeschlossen – oder ein absolutes, von der Regierung ausgesprochenes Verbot? Was immer theoretisch die Antwort sein mochte, die Maßnahmen der Bundesregierung gegen das Trinken der Indianer, die erst 1953 vom Kongreß aufgehoben wurden, waren jedenfalls gründlich gescheitert. Es war offenkundig, daß dieser Weg nicht nur das Ziel verfehlte, er machte alles nur noch unendlich schlimmer. Tatsächlich würde ein Gesetz, das es für illegal erklärte, wenn ein Indianer eine Whiskyflasche mit gebrochenem Siegel besaß, bestimmt das »Blitztrinken« fördern, und sei es nur, um den Corpus delicti verschwinden zu lassen.

Ich versuchte unentwegt, mit Hilfe dieser Theorien die Herkunft meines Sohnes besser zu verstehen. Während man das Verhalten von Adams Vater mit der Tatsache erklären konnte, daß Lakota-Männer eine Zeitlang epidemisch getrunken haben, konnte Eileen Maynard noch 1969 schreiben: »Die Frau, die nicht trinkt, wird respektiert, und die Frau, die trinkt, wird kritisiert. Frauen, die ihre Kinder wegen ihrer Trinkerei vernachlässigen oder ohne Begleitung in Bars herumhängen, sind besonders starker Kritik ausgesetzt.« Und Bea stellte fest, daß traditionell »einige Frauen glauben, daß exzessives Trinken Fehlgeburten oder Totgeburten verursachen kann. Die Mehrzahl der Frauen trinkt während der Schwangerschaft nicht. Einige können in dieser Zeit das Trinken gänzlich aufgeben. Einige junge Frauen in den Zwanzigern, die uneheliche Kinder erwarteten, tranken oft exzessiv, aber sie gaben keinen Grund dafür an«.

War das Adams Mutter passiert? War sie so eine Ausnahme? Wie ging sie den Sanktionen ihrer Gesellschaft aus dem Wege und trank sich selbst zu Tode? Wenn sich überhaupt etwas geändert hatte – so erfuhr ich –, dann war es die zunehmende Anzahl stark trinkender Frauen in der Altersgruppe von 18 bis 45 im Reservat – in der Zeit der fruchtbaren Jahre, also der Zeit der Schwangerschaft und Mutterschaft. Einige wiesen darauf hin, daß die Bewegung für Gleichberechtigung einen starken Aufschwung erfahren hatte, daß Politiker die Frauen ermutigten, sich keinem Druck zu beugen, der Unterschiede zwischen den Geschlechtern zu machen schien.

Überzeugender klang für mich indessen das scharfsinnige Argument, steigende Raten trinkender Frauen erklärten sich damit, daß Alkoholismus in der Gesellschaft generell im Ansteigen begriffen sei. Wenn sich die Neigung zur Äthanolabhängigkeit vererbte, dann konnte prinzipiell die Anzahl der Alkoholiker von einer Generation zur nächsten geometrisch anwachsen. Und wenn, was naheliegend schien, betrunkene Männer und Frauen sich weniger um Empfängnisverhütung oder andere Formen der Geburtenkontrolle kümmerten als nüchterne, dann würde Sex im Zusammenhang mit Alkohol zu einer unverhältnismäßig großen Anzahl ungewollter Schwangerschaften führen. Es war daher nicht weiter überraschend, daß, wenn eine Gruppe ihren Alkoholkonsum kräftig steigerte, oft eine Bevölkerungsexplosion folgte. Gleichzeitig sank das Durchschnittsalter. Solche Zustände sprachen in jeder Hinsicht für sich.

Whittaker berichtete in seiner Studie von 1962, daß zwar

55 Prozent der weiblichen Teilnehmer seiner Umfrage tranken, aber nur 20 Prozent ihrer Mütter, und Bea berichtete, daß »die Zunahme des Trinkens sich unter den Lakota Frauen offenbar beschleunigte«, als sie ihr Forschungsprojekt durchführte. Außerdem sah sie keinen Hinweis darauf, daß sich dieses Verhalten nach der Geburt von Kindern änderte. Tatsächlich wurde »von 1960 an... das Trinken bei Frauen im gebärfähigen Alter häufiger«, wahrscheinlich weil für Frauen, die erwachsen wurden, nachdem das Verbot des Alkoholkonsums aufgehoben war, »Trinken fast ein Pubertätsritus war«. Außerdem brachten viele Eltern einen starken Anstieg des Alkoholkonsums seitens jüngerer Frauen mit der Zunahme von Teenager-Schwangerschaften in Verbindung.

Generell lernt eine Frau den Umgang mit Alkohol im Kreis der Familie. Meistens sind Vater und Mutter Trinker und betrachten es nicht als Problem, wenn ihre Tochter auch anfängt zu trinken. Viele Familien ermutigen junge Töchter aktiv, sie auf ihren Zechtouren zu begleiten. Andere schützen ihre Töchter sorgfältig vor Gruppenzwang...

Familien, die Töchter ermutigen – oder sie wenigstens nicht daran hindern – mitzutrinken, denken fatalistisch. Das Mädchen wird auf jeden Fall trinken, egal was sie tun. Die trinkende Tochter kann eine Art Versicherung für den Nachschub alkoholischer Getränke werden. Sie kann weiße Viehzüchter, Farmer und sogar Polizeibeamte dazu heranziehen, ihre Trinkgewohnheiten, die sie sich angeeignet hat, zu unterstützen. Ihre weitere Verwandtschaft profitiert von dieser symbiotischen Beziehung, falls sie aus harten Trinkern besteht. Indianerinnen, auf die diese Beschreibung zutrifft, gehen sehr oft Liaisons mit Barbesitzern, Barkeepern und Geschäftsleuten ein, um sich eine Alkoholquelle zu sichern. Diese Beziehung kann sozusagen zur Einkommensquelle werden.

Whittakers Nachfolgestudie von 1980 über Standing Rock untermauerte den Eindruck, daß sich das Trinken insgesamt verstärkt hatte, und die Lakota-Kultur von ihrem Wesen her besonders ungeeignet war, diesen Trend zu bekämpfen. Mehrere Forscher wiesen darauf hin, daß die Opposition, die es gegen diese Art des Alkoholkonsums gab, eher passiv war. Diese Theorie wurde durch eine Untersuchung an kanadischen Cree bekräftigt, die darauf hinwies, daß exzessives Trinken nicht zu Schuldgefühlen oder angekratztem Selbstverständnis in der Art führte, wie es bei analogen Gruppe von Nichtindianern der Fall gewesen wäre. Whittaker fand heraus, daß 38 Prozent seiner Standing Rock-Informanten es nicht einmal mißbilligten, wenn ein Mann im Vollrausch seine Frau prügelte.

Nach Beas Erfahrung wurden »Trinken und Fehlverhalten (Inhaftierung wegen Trunkenheit und Aggression, Selbstmord und Totschlag) in Reservaten toleriert«. »Personen, die trinken«, schrieb sie, »werden von ihren Stammesgenossen weder kritisiert noch bestraft oder dazu gebracht, sich schuldig zu fühlen. Dieser typische Zug des Lakota-Lebens wirkt nicht gerade als starker, sozialer Kontrollmechanismus«. Bea folgerte, »nüchtern zu werden und zu bleiben wird eigentlich allein von dem unablässigen und sehr auffälligen Druck zu trinken hintertrieben. Auf Männer beginnt dieser Druck schon im zarten Alter zu wirken. Auch für Lakota-Frauen wird das zunehmend wahr.« In ihrer Doktorarbeit erklärte Bea, »wer sich um eine Änderung seines Lebensstil bemüht, kann sich der Entfremdung von der sozialen Gruppe sicher sein«, und erfährt fast unvermeidlich Gefühle großer Einsamkeit, wenn er plötzlich ohne Freunde dasteht. »Behauptungen wie ›Du hältst dich wohl für zu fein, um einen mit uns zu trinken‹, oder ›ich wußte gar nicht, daß du so ein *Wasichu* (Weißer) bist‹, oder ›du bist also kein Lakota mehr‹ sind Beispiele für den nervtötenden Druck, dem Nichttrinker ausgesetzt sind.« Tatsächlich »ist die erste Reaktion, die eine nüchterne Person erfährt, ungläubiges Kopfschütteln seitens der Familie und der Mitglieder der Gemeinschaft«.

Ich versuchte, intellektuell einen Sinn in der Situation zu erkennen, aber sie schien voller innerer Widersprüche: Die vielgepriesene kulturelle Norm der persönlichen Freiheit schien nur in eine Richtung zu funktionieren. Jemand, der gerade trank oder betrunken war, konnte nicht kritisiert werden, weil es sein *Recht* war zu tun, was er wollte – außer, wenn er *nicht* trinken wollte. Dann konnte die Gruppe als ganze sich ruhig über ihn lustig machen oder ihn ausstoßen. Überhaupt, was war dieses »du bist dir wohl zu gut zum Trinken« eigentlich für eine Masche?

Ich erinnerte mich an einen ausgezeichneten Witz: Zwei Männer, einer weiß, einer Indianer, haben den ganzen Vormittag am Pier Krabben gefischt und ihre flachen Bottiche fast bis obenhin gefüllt. Sie gehen weg, um eine Mittagspause einzulegen, und als sie zurückkommen, sind alle Krabben aus dem Eimer des Weißen entkommen. Der des Indianers aber ist noch so voll wie eine Stunde zuvor. »Ich kapier's nicht«, sagt der Weiße verzweifelt. »Ganz einfach«, antwortet sein Freund. »Das hier sind indianische Krabben. Sobald einer anfängt 'rauszuklettern, ziehen ihn die anderen wieder zurück.«

In praktisch allen Unterlagen, die ich finden konnte, steht, daß zu gewissen indianischen Gruppen im Grunde nur dazugehören kann, wer bereit ist, sich bei Gelegenheit vollaufen zu lassen – Saufen fast als Definition ethnischer Identität. Gretchen Lang drückte es in ihrer Studie über städtische Chippewa in Minneapolis so aus: »Den Alkohol aufzugeben bedeutet, einen Lebensstil aufzugeben – das ist viel komplizierter, als einfach auf das Getränk zu verzichten.«

Bea behauptete, daß teilweise die wirtschaftliche Situation für diese Einstellung verantwortlich sei. Sie begründet: »Die Flexibilität und der Zusammenhalt in der Verwandtschaft (TIOSPAYE) in puncto Arbeit und Einkommen hat es den Lakota erlaubt, in einer Grenzsituation zu existieren. Gegenseitiger, aber unspezifischer Austausch hat den Lakota erlaubt, mit ständiger chronischer sozio-ökonomischer Verarmung zurechtzukommen.«

Es war kompliziert, dieses Muster zu beeinflussen, weil, wie Bea beobachtete, Trinken zum Großteil »von den meisten Lakota-Sioux nicht als Problem gesehen wird«. Aber es deutete manches darauf hin, daß sich das ändern könnte. Einige Männer, mit denen Bea gesprochen hatte, hatten aufgehört zu trinken, nachdem sie »über die Schwierigkeiten nachgedacht hatten, in denen die Sioux stecken«. Daraus schließt sie, daß »es ein Bewußtsein seitens der Leute gibt, daß viele Dissonanzen im Lakota-Leben – Familienzerrüttung; Verlust der Werte der Lakota; Vernachlässigung von Ehepartner und Kindern; Unfallraten, die größtenteils auf Trunkenheit am Steuer zurückgehend und Kleinkriminalität, besonders Diebstahl, um Geld fürs Trinken zu bekommen –, daß all das mit Alkoholmißbrauch zusammenhängt.

Aber die Auffassungen gehen auseinander. Wenige Leute nannten den offenkundigen Faktor Gesundheit als einen der Gründe, warum sie nüchtern blieben. Die Anonymen Alkoholiker und die Drogenhilfe, erfolgreich bei vielen chemisch abhängigen Nichtindianern, haben sich im allgemeinen in den Gemeinden der amerikanischen Ureinwohner nicht bewährt. Andererseits ist laut Bea »›die Umformung‹ – wie einige Lakota es nennen – Teil des Reifungsprozesses gewesen, den manche Männer verfolgt haben«, obwohl das kein »voraussagbares Ereignis« gewesen ist. Trinkende Frauen, die in ihren Vierzigern damit aufhörten – entweder weil sie bis dahin Großeltern waren (»ihre Kinder sind jetzt erwachsen«) und ein gutes Beispiel geben wollten oder einfach, weil sie »es satt hatten, zu saufen und zu zechen« – werden *Winyan Tanka* (Frauen, groß) genannt, was auf Lakota auch »Reife« heißt.

All das wissenschaftliche Beweismaterial weist darauf hin, daß Alkohol in den vergangenen 150 Jahre so tief in die sozialen Systeme vieler amerikanischer Indianergruppen eingesickert ist, daß er sich nur schwer wieder daraus entfernen läßt. Generationenlang haben gewisse Arten des Trinkens oft als öffentliche Demonstrationen gedient und die Solidarität, Identität und gute Laune gestärkt. Alkohol war Teil eines akzeptierten Milieus geworden, und die Ablehnung eines Drinks konnte als Ablehnung wesentlicher Werte der Gemeinschaft interpretiert werden. Trotzdem steht außer Frage, daß Alkoholmißbrauch der Kern vieler lähmender Probleme war, unter denen Indianer litten – einige direkt verursacht (Unfalltod, Leberzirrhose) und andere vom Alkohol gefördert und begünstigt (Verarmung, Familienzerrüttung, Kindesmißhandlung). Alkohol hatte die leibliche Familie meines Sohnes ausgelöscht.

Bea schrieb aufmunternd, daß »Mut und eine gewisse Selbstisolation in Ordnung sind, um Nüchternheit beizubehalten« – die erste Eigenschaft wird von den Lakota als herausragende Tugend betrachtet, letztere wird herabgesetzt.

Als Whittaker seine Informanten fragte, wie ihrer Meinung nach ein Alkoholiker aufhören könnte zu trinken, antworteten 73 Prozent, daß einfach nur Willenskraft nötig sei, 21 Prozent sagten, die Person würde Beistand brauchen, und sechs Prozent dachten, daß Religion die Antwort sei. Bea deutete »Willenskraft« als traditionellen Begriff, *Chin ka cha*, »Selbstverwirklichung oder Übung der persönlichen Autonomie in einem Entscheidungsfindungsprozeß«. Eine andere Art, eine Haltung zu ändern, so spekulierte sie, könnte das Praktizieren von *Ah Wa Bleza Ki* sein, das Selbst zu prüfen, nachzudenken, in sich zu gehen. Vielleicht könnte der wichtige Begriff von *Wacunza* (»Schaden verursachen«, besonders einem Familienmitglied) eine machtvolle Hemmschwelle sein, wenn es in Verbindung mit Alkoholgebrauch verstanden wurde.

»Einer Person steht eine nicht strukturierte Wahlfreiheit zu«, beharrt sie. Wenn ein Mann oder eine Frau sich auf eine bestimmte Weise verhielt, nahm man an, daß »er/sie es bevorzugt, so zu sein«, und »keine Kraft außerhalb des Individuums kann intervenieren«.

Einige Alkoholberater und Sozialarbeiter der Stämme berichteten, daß manche Klienten, die sich von ihrer chemischen Abhängigkeit freimachen wollten, einen Halt darin fanden, sich an einer der organisierten westlichen Religionen zu beteiligen, die starke Sanktionen gegen Alkoholmißbrauch verhängt (z. B. Mormonen oder fundamentalistisches Christentum). Andere argumentierten, daß es eine Teillösung sein könnte, sich auf Systeme traditionellen Glaubens zu besinnen. Thomas Mails wies in seiner Studie über den wiederaufgenommenen Sonnentanz in den Reservaten Pine Ridge und Rosebud daraufhin, daß Trinken »in der Sicht jedes Medizinmanns und Stammesführers ein Fluch von unglaublichem Ausmaß ist«. Joseph Jorgenson sah die wichtigsten Zielsetzungen der gegenwärtigen Sonnentänze darin, den individuellen Teilnehmer neu zu formen und eine generelle Kritik am sozialen System zu üben. Wie jedoch immer bei den Lakota, lag eine starke Betonung auf der individuellen Verantwortung. Eine Person, die Hilfe aus welcher Quelle auch immer suchte, erwartete keine spezifischen Anweisungen oder Befehle und reagierte wahrscheinlich auch nicht darauf. Statt dessen wird, in Beas Worten, »er oder sie... einfach gebeten, die eigenen Aktionen zu *Ah Bleza* und Veränderung zu vollziehen«.

Wie bei allen harten Herausforderungen muß die wahre Motivation von innen kommen.

Adams Geschichte steht im Mittelpunkt dieses Buches, aber es gibt noch viele Mitwirkende. 1974, als Adam sechs war, half mir Denis, noch einen knapp über zwei Jahre alten, kleinen Jungen zu adoptieren. Auch er stammte aus Süd-Dakota und war Sioux. Ich gab meinem zweiten Sohn den Namen meines ehemaligen, unlängst verstorbenen Angelpartners in Alaska: Sava, ein sehr geschickter Mann mit viel Geduld, einem guten Sinn für Humor und ausgeglichenem Wesen.

Sava Stephan war von bizarren Theorien übezeugt, je unwahrscheinlicher, desto besser. Er war sich zum Beispiel sicher, daß die Lachse in der Cook-Bucht wußten, wann die See so rauh war, daß kein menschliches Wesen, das noch ganz bei Trost war, sich in einem kleinen hölzernen Ruderboot hinauswagen würde. Je schlechter also das Wetter war, so argumentierte Sava, desto mehr Fische würden versuchen, schnell am Dorf vorbeizukommen. Daß er mich als Partner nahm, habe ich zum Teil dieser Überzeugung zu verdanken. Ich war nicht überragend im Netzeknüpfen oder Bootesteuern, aber ich war so darauf erpicht, das Handwerk zu lernen, daß ich als einziger Mensch in der Stadt willens war, mein Leben zu riskieren, um Savas Theorie zu beweisen.

Der Höhepunkt unserer gemeinsamen Erfahrung kam am 2. August, als ich in Tyonek war. Der Morgen war grau und kalt, der Wind peitschte die Wellen zu Rammböcken auf. An der ganzen Küste der Cook-Bucht warfen erfahrene Fischer einen Blick auf den drohenden Himmel, legten ein paar Kohlen aufs Feuer und kramten die Spielkarten heraus. Nicht so Sava Stephan. »Junge, Junge«, sagte er auf Tanaina. »Heute ist bei denen bestimmt mächtig was los.«

Strömender Regen trübte meine Brillengläser, als wir das Boot von der Sandbank schoben. Über mehreren Schichten aus Pullovern, langer Unterwäsche und Jeans trugen wir Anglerstiefel, Regenjacken und tiefkrempige Südwester, aber ich fühlte mich immer noch naß und kalt. Die Netze, die wir in den Bug zogen, waren schon klitschnaß und schwer, und als wir sie Meter um Meter hineinwuchteten, grub sich das Salz in alte Schnitte an meinen Händen. Es gab eine vorgeschriebene Reihenfolge beim Netzestellen: Sava steuerte ein verankertes schwimmendes Faß an, und wenn wir nahe genug dran waren, griff ich die Seilschlinge und befestigte sie mit einem einfachen Knoten an einem entsprechenden Seil an einem Ende des Netzes. Während das Netz allmählich auslief, fuhren wir zu einem anderen Faß, das gerade im richtigen Abstand vertäut war, und die Prozedur wiederholte sich. Sogar wenn die Bucht ruhig und spiegelglatt dalag, war das nicht einfach für mich, denn man brauchte flinke Hände und mußte perfekt koordinieren, und keine dieser Eigenschaften zählten zu meinen Stärken.

An diesem Tag aber war es der reine Mord. Wir waren ungefähr einen halben Kilometer von der Küste weg, und der Sturm war so stark, daß ich kaum Savas Stimme von seinem Sitzplatz am anderen Bootsende her hören konnte. Unter Streß beherrschte ich den Tanaina-Dialekt nur noch mühsam, und ich beobachtete mich selbst dabei, wie ich im Geiste jedes seiner Kommandos ins Englische übersetzte, bevor ich ihm Folge leistete – und dabei mußte mein Timing dran glauben. Ich schaffte es nur deshalb, ein Ende des Netzes zu packen und mit dem ersten Faß, an dem wir vorbeikamen, zu verbinden, weil wir genau im richtigen Moment auf ein Wellental trafen. Dann wälzte ich das Netz Meter um Meter über die Bootskante, während Sava die rote Boje ansteuerte, die den anderen Endpunkt markierte. Diesmal waren wir auf dem Wellenkamm, während das Faß unten war, also langte ich mit einer Hand weiter über den Bug, um die Seilschlaufe zu packen, während ich mit der anderen das Seil am Ende des Netzes faßte. Für einen Augenblick hatte ich beide im Griff, war die Verbindung dazwischen, dann hörte ich Sava irgendeine Anweisung brüllen.

»Wir sind zu weit weg«, übersetzte ich sorgfältig seine Worte, »laß los und wir fahren zurück«.

Ich tat wie geheißen, aber ich machte einen Fehler: Ich ließ das Netz los und hielt am Faß fest. Dann war es, als geschähe alles in

Zeitlupe – ich erinnere mich, daß das, was gerade passierte, wie ein Cartoon im meinem Kopf ablief –, ich wurde über die Bootskante und in das eiskalte Wasser gezogen. Meine Stiefel begannen vollzulaufen, eines der beiden Dinge, die einen in Alaska in Gefahr bringen zu ertrinken (das andere ist Unterkühlung, sogar im Sommer), und ich merkte, daß ich nur noch einen starken Schwimmstoß an die Oberfläche schaffen würde. Ich machte die Beinschere, stieß hoch an die Luft, öffnete die Augen und sah Sava über den Bootrand lehnen und nach mir Ausschau halten. Wir bekamen uns an den Händen zu fassen, und mit enormer Kraft zog er mich ins Boot.

Man sagt, daß die Welt anders aussieht, wenn man dem Tod nur um Haaresbreite entgangen ist; auch für mich traf das zu, aber als ich wieder zu Atem gekommen war, merkte ich, daß es daran lag, daß ich meine Brille verloren hatte. Ungefähr bis auf Armeslänge konnte ich klar sehen; alles, was darüber hinausging, war geheimnisvoll verschwommen. Welche Hilfe ich auch immer für die Leistung unseres Teams gewesen war, jetzt fiel ich jedenfalls aus.

»Vielleicht ist es doch zu stürmisch«, schloß Sava mit einigem Bedauern. Ich wußte, daß vor seinem inneren Auge Legionen schlauer Fische genau in diesem Augenblick unter dem Boot durchhasteten und sogar ihm entkamen.

»Möglich«, pflichtete ich ihm bei. Und dann stotterte der Motor und verstummte.

»Ist nur naß«, entschied Sava. »Hast du irgendwas Kleines und Wasserdichtes, das man um die Zündkerze wickeln kann?«

Ich suchte in der Tasche meiner Regenjacke und fand eine durchsichtige Plastiktüte mit ein paar Karamelbonbons drin.

»Perfekt!« Sava warf die Bonbons über Bord und wickelte die Tüte um die Zündkerze. Es funktionierte auch – das Ding startete sofort –, und dann fing das Plastik Feuer. Sava kippte schnell einen Eimer Wasser auf den Motor, um die Flammen zu löschen, bevor der Benzintank explodierte, aber jetzt trieben wir bis auf weiteres ohne Motor herum. Der Wind wurde stärker, und das Boot wurde hin und her geworfen.

»Ich denke, wir warten's einfach ab«, überschrie Sava das Getöse. »Wirf den Anker über Bord.«

Ich konnte kaum etwas sehen, also krabbelte ich auf allen Vieren vorwärts und ertastete das schwere Stück Eisen. »Rechts rüber oder links rüber«, gellte ich, während sich der Bug unter mir bäumte.

»Rechts rüber, rechts rüber«, antwortete er. Ich war stolz, daß ich ihn so gut verstanden hatte, und wuchtete den Anker in die richtige Richtung. Das einzige Problem war, daß keine Leine dranhing. Wir hörten ein entferntes Platschen, warfen uns durch den Regen schiefe Blicke zu und hatten nichts zu sagen. Dann tat Sava das einzig Mögliche: Er warf den Kopf in den Nacken und lachte. »Das ist eine tolle Geschichte«, sagte er, als er wieder Luft holen konnte. »Das ist wirklich eine tolle Geschichte. Mach dir keine Gedanken. Das ist zu gut, um's nicht weiterzuerzählen.«

Und er hatte recht. Das Boot wurde schließlich von einer riesigen Welle erfaßt, und wie ein Surfboard wurden wir zurück zur Küste getragen, vorbei an den Felsen und schnurstracks ein kleines Flußbett hinauf; schließlich strandeten wir, ohne daß der Rumpf größere Schäden davontrug. Als der Sturm schließlich abflaute und Ebbe war, fanden wir sogar den Anker, bargen das leere, verhedderte Netz und meine Brille, von der ein Glas aus dem Schlamm herausragte und die späte Nachmittagssonne wie ein Leuchtfeuer zurückwarf. »Diesmal sind sie noch davongekommen«, sagte Sava. Seine Theorie hatte durch unsere Erfahrung keinen Knacks bekommen.

Etliche Jahre, nachdem ich das Dorf verlassen hatte, erlitt Sava Stephan, damals erst 35 Jahre alt, einen Herzinfarkt und starb, während er mit Erfolg einen Volleyball in der Schul-Turnhalle von Tyonek zurückdrosch. Ich gab meinem Jungen seinen Namen in der Hoffnung, daß auch er zu einem Mann heranwachsen würde, der für alles letztendlich noch ein Lachen übrig hatte.

Adam war entzückt, einen Bruder zu haben, und Sava war ein hinreißendes Kleinkind. Während Adam groß und dünn war, war Sava kompakt und stämmig. Von Anfang an hatte er ein großzügiges Lächeln und einen unbändigen Hunger nach Unabhängigkeit. Ich hatte kurz zuvor mit 500 Dollar Anzahlung und zwei auf 30 Jahre angelegten Hypotheken ein Farmhaus aus dem 18. Jahrhundert gekauft, ein »Paradies für einen Heimwerker«, wie der Immobilienmakler gesagt hatte – ungefähr 30 Autominuten von Hanover entfernt. Mit Ninas Hilfe tapezierte ich nebeneinanderliegende Schlafzimmer im ersten Stock für die Jungen. Adams Zimmer war ein Dschungel mit Zebras und Löwen und Giraffen in Schwarz und Braun, und Savas war von einem Streumuster roter Vögel, grüner Fische und gelber Rehe übersät. Jeder Raum hatte ein Fenster mit Blick auf Skahotas viereckiges Hundehaus, das im Hof im Schatten eines Zuckerahorns stand.

In den Jahren, in denen wir in dem Haus lebten, haben wir es ständig verbessert – die grüne Farbe von den alten Kieferdielen wurde abgekratzt, Installation und Isolation wurden verbessert, ein Zimmer nach dem anderen richteten wir mit Büchern und Second-hand-Möbeln ein – und von Anfang an empfanden wir es als Heimat. Eine unterirdische Quelle, die 800 Meter weit weg hügelaufwärts lag, versorgte uns via Schwerkraft mit Wasser. Es gab eine ebene Wiese, ideal für einen großen Gemüsegarten, und unser viereinhalb Hektar großes Grundstück quoll über vor Apfelbäumen, Himbeer-, Brombeer- und Stachelbeersträuchern und prunkte sogar mit einem kleinen, flachen Teich. Das Grundstück lag etwas abseits von der Hauptstraße, und trotz der Kakophonie der Frösche und Grillen im Sommer war es ruhig und friedlich. Wenige Autos kamen vorbei, und Adam und Sava konnten ungestört stundenlang spielen, während ich auf der Granitplatte vor der Haustür saß, las und mir Notizen für meine Vorlesungen machte.

Ich war verblüfft, wie schnell Sava sprechen lernte und neue Aufgaben meisterte. Er war innerhalb von zwei Monaten trocken, übte immer wieder, bis er seine Schuhe zubinden konnte, und gab sich alle Mühe, hilfsbereit zu sein. Trotz der fünf Jahre Altersunterschied hatten die beiden Jungen auf vielen Gebieten dieselbe Entwicklungsstufe, eine Tatsache, die ich damals entschlossen als Annehmlichkeit und Segen betrachtete. In diesem ersten Jahr unseres Zusammenseins blieb Sava, wenn ich zum Unterrichten nach Dartmouth fuhr, in einer Kindertagesstätte am Ort, und Adam ging nach der Schule ebenfalls dorthin. Ich setzte sie um 8.30 Uhr ab und holte sie um 16.00 Uhr wieder ab. Mir blieb wenig Zeit für ein unabhängiges soziales Leben – meine Tagesstunden waren zwischen Familie und Arbeit und ein paar guten Freunden aufgeteilt –, und ich hatte keine Klagen. Ich stellte selten Babysitter ein, einmal weil ich es mir nicht leisten konnte und dann, weil ich im allgemeinen nur dann nach Einbruch der Dunkelheit wegging, wenn Sava und Adam auch eingeladen waren. Sie gewöhnten sich daran, an Wochenenden nach dem Abendessen ihre Pyjamas anzuziehen und in fremden Betten einzuschlafen, während ich beim Abspülen half und bis spät in der Nacht mit anderen Dozenten plauderte. Wenn der Abend zu Ende war, ließ ich den Motor an, drehte die Heizung auf, weckte die Jungen einen nach dem anderen und trug sie in Decken eingewickelt auf den Rücksitz. Ich ließ leise das Radio spielen, während wir auf stillen Straßen nach Hause fuhren, und wenn wir in unsere Zufahrt einbogen, warteten wir immer, bis das Lied zu Ende war, bevor wir reingingen.

Aus meinen ersten Untersuchungen über Adams Lernprobleme ging ich mit einem Bündel Daten hervor, die mich in meiner vorgefaßten Meinung bestätigten. Für seine Situation hatte ich mir gelehrte Erklärungen angeeignet, die nicht nur mich als Vater, sondern die Indianer im allgemeinen entlasteten. Einige Indianer tranken, weil einige Indianer tranken. Vielleicht hatten wir eine besondere biologische Anfälligkeit für Alkohol, vielleicht war der Umgang mit Alkohol nur ein kulturelles Nebenprodukt. Wir waren die verfolgte Unschuld, wir waren von fremden Plagegeistern hintergangen worden. Ich konnte beredt einem Vorlesungssaal von Viertsemestern in Dartmouth den ganzen Prozeß erklären und sie innerhalb einer Viertelstunde soweit bringen, daß sie sich unisono an die Brust schlugen. Es gab tausend logische, äußere Gründe, warum Adams Situation unvermeidlich war und niemanden die Schuld traf.

Aber an dem Tag, als ich ihn fast verlor, waren diese Gründe keinen Heller wert.

An diesem Morgen saß ich in dem überzähligen Schlafzimmer, das ich als Büro benutzte, und schrieb den Text für mein erstes Buch, während Sava und Adam in der Badewanne spielten. Ich hatte mich an einer schwierigen Stelle festgefressen, an der ich versuchte, die Verschlungenheiten der Indianerpolitik der Regierung in allgemeinverständlicher Sprache zu beschreiben. Ich versuchte mich darauf zu konzentrieren, aber unterschwellig überwachte ich das Plantschen und Quietschen, das aus dem Nachbarzimmer herüberkam. Plötzlich Stille, dann hörte ich Sava sagen, »Raus, Adam, raus jetzt.« Er klang zu ruhig und ehrlich beunruhigt.

Ich lief hinüber, um nachzusehen, was da vor sich ging. Sava saß im Wasser und sah aus, als wollte er weinen. »Adam will nicht spielen«, sagte er. Dann sah ich Adam, seine rechte Körperseite zuckte, sein Kopf war völlig untergetaucht. Ich zog ihn heraus, legte ihn auf den Teppich neben die Wanne; er schien nicht zu atmen. Ich bog seinen Kopf zurück, zwickte ihn in die Nase, legte meinen Mund auf seinen und blies in seine Lunge. Zwischen den Atemzügen versuchte ich Sava mit Worten zu beruhigen, die ich selbst nicht glaubte: »Ist alles in Ordnung, Liebling«, sagte ich und zählte dabei unentwegt. »Alles in Ordnung.« Ich hatte noch nie jemanden künstlich beatmet, war mir nicht sicher, ob ich es richtig machte und war von Unschlüssigkeit zerrissen: Sollte ich meine Bemühungen fortsetzen oder sollte ich zum Telefon hetzen und die Notarztnummer wählen? Es war klar, daß ich beides tun mußte, und zum ersten Mal überhaupt war ich tief entsetzt über meine Arroganz, es als alleinerziehender Vater zu versuchen. Wenn zwei Erwachsene da wären, hätte Adam eine bessere Chance.

Letzten Endes konnte ich ihn nicht allein lassen, und nach einer schier endlosen Zeit fühlte ich, wie er sich auf eine Art bewegte, die anders war als sein Anfall. Er hustete, würgte, erbrach Wasser. Sava begann zu weinen, und ich langte mit einer Hand zu ihm rüber, um ihn zu trösten. »Nein, das ist gut«, sagte ich. »Das ist sehr gut.« Adam hatte die Regie wieder selbst übernommen, atmete in wütenden, wunderbaren, abgerissenen Zügen. Ich legte seinen Kopf in meinen Schoß, hob Sava aus der Wanne und wickelte ihn in ein Handtuch.

»Sing Adam was vor«, schlug ich vor, und ohne zu zögern begann Sava mit seinem Beistand: »Eine kleine Eisenbahn«. Ich lehnte mich gegen das kalte Porzellan der Badewanne. Gelbe Blätter meiner Recherchenotizen, verwischt und mit Wasser bespritzt, lagen herum, wo ich sie fallengelassen hatte. Adams Brust war so dünn, dehnte sich so durchsichtig, daß ich dem Verlauf der blauen und roten Linien unter seiner Haut folgen und den Puls und Herzschlag beobachten konnte. Seine mit getrocknetem Schaum besprenkelten Lippen waren grau vom Schock oder von der Kälte. Seine Augen waren geschlossen, seine dichten, schwarzen Wimpern hoben sich gegen seine blaßbraunen Wangen ab. Ich hielt seine Hände in den meinen; wo sie aus meinen geschlossenen Händen heraussahen, waren seine Fingerspitzen noch runzelig vom Badewasser. Ich kämpfte darum, meine Wut abzulenken. Wem sah er ähnlich, fragte ich mich? Den Schatten welches Gesichts sah ich vor mir?

Manchmal hatte ich versucht, das Bild von Adams Mutter vor meinem inneren Auge zusammenzusetzen; aber es war verschwommen, unklar, ihre Gesichtszüge waren von dem verschattet, was ich über ihr Leben wußte. Meiner Nachforschung zufolge hatte diese Frau Lakota-Traditionen durch Trinken während der Schwangerschaft verletzt, aber dann wieder behaupteten die Artikel, sie sei von Leuten aus ihrer Gruppe dazu gedrängt worden. Wäre sie nur eine abstinente Mormonin geworden, hätte sie sich nur beraten lassen (zweckmäßigerweise von Beratern, die keine Richtung vorschreiben), hätte sie nur ihr eigenes Gewissen besser erforscht.

Aber daß sie nichts dergleichen getan hatte, lag nicht in ihrer Verantwortung – so jedenfalls hatte ich immer wieder gelesen. Sie war nicht dafür verantwortlich, weil sie gesellschaftlichen Kräften ausgesetzt war, die ihr Verhalten vorbestimmt hatten, lange bevor sie geboren wurde. Ihre eigene Mutter – die berühmte Großmutter, die gröhlend von Bar zu Bar zog – war auch wieder nur ein Knoten in einem weitgespannten Netzwerk. Auch sie traf keine Schuld. In der Tat war jeder Name, jedes Gesicht selbst ein Opfer. Die schlimmen körperlichen Probleme und die Lernschwierigkeiten meines Sohnes, ob sie nun direkt von der feindseligen Umgebung im Bauch seiner saufenden Mutter verursacht worden waren oder daher stammten, daß sie wegen des Alkohols wurstig gewesen war und ihn vernachlässigt hatte oder von irgendeiner anderen Ursache: In Wirklichkeit waren Adams Probleme der Nachlaß eines anonymen französischen Trappers, das Ergebnis davon, daß irgendein unschuldiger Vorfahr an transzendente Visionen geglaubt hatte, das Produkt irgendeines höhnischen Idioten, der sich emotional bedroht fühlte, wenn Adams Mutter nein zu einem Schluck Whiskey gesagt hätte, als ihr Sohn ihre Fürsorge brauchte.

So sehr ich den Arbeitseifer und die Erkenntnisse der Wissenschaftler bewunderte, die ich konsultiert hatte, ihre Bücher hatte ich doch ungeduldig und immer noch unzufrieden zugeklappt. Ich verstand alles, was sie sagten, und stimmte mit ihnen überein, aber wenn ich an Adam dachte, der beim Zählen bei jeder Zahl, die über 10 hinausging, kapitulierte oder an einem Puzzle scheiterte, das für Dreijährige gedacht war, schienen all die theoretischen Erklärungen zu flott, distanziert, erschienen mir wie die intellektuelle Version von einem unverbindlichen Achselzucken. Die ganze Unterdrückergeschichte in der Welt glich die Ungerechtigkeit von Adams persönlicher Tragödie nicht aus, als er hilflos in meinen Armen lag. Menschliche Wesen waren mehr als programmierte Roboter, mehr als Sklaven ihrer sozioökonomischen Umstände. Letztlich hatten sich mehrere Leute, die direkt für Adams Start ins Leben verantwortlich waren, aus irgendeinem Grund, den ich beim besten Willen bislang nicht hatte begreifen können, zu wenig darum gekümmert, was mit ihm passierte.

Abstrakte Erklärungen hatten wenig praktischen Nutzen für mich. Ihre oft herablassenden, groben Vereinfachungen waren in ihrer glatten und fatalistischen Akzeptanz schlimmer als die ratlose Ausrede vom Pech, mit der ich angefangen hatte. Die faszinierenden, in allen Kulturen verbreiteten Theorien über indianisches Trinken und soziales Chaos waren gespenstische Kopfgeburten ohne Substanz. Adams anhaltende Unfähigkeit, sich mit sieben Jahren die

Schuhe zuzubinden, den begrifflichen Unterschied zwischen Mittagessen und Frühstück und Abendessen zu erkennen, die Unfähigkeit, seine konzentrierte Aufmerksamkeit für die Dauer eines Donald Duck-Cartoons aufrechtzuerhalten oder ein Schaumbad zu nehmen, ohne daß sich Lebensbedrohliches ereignete – das waren die Wirklichkeiten. Auf einer Ebene des Gefühls war mir das anthropologisch erklärte oder politisch korrekte RECHT der freien Entscheidung des einzelnen piepegal, die egozentrische kulturelle Ausrede, daß jede Person über jeden Vorwurf erhaben sei, sogar wenn zerstörerisches Verhalten auf Babies übergriff, interessierte mich einen feuchten Kehricht. Ich war nicht bereit, irgendeine komplizierte Rechtfertigung anzuerkennen, die sich erdreistete, die miese Behandlung, die Adam erfahren hatte, stillschweigend zu dulden.

Im nächsten Herbst meldete ich Adam in der Grundschule in Cornish an, die ungefähr zweieinhalb Kilometer weit von unserem Haus weg lag. Der gelbe Bus nahm ihn um 7.10 Uhr am Ende der Straße auf. Er hatte sein Mittagsessen – ein Sandwich, eine Banane, einen Keks, zwei Dilantin-Tabletten und eine Tegretol-Pille – in einer Blechdose dabei, und er drängte immer zum Aufbruch. Ich glaube nicht, daß er in seinen ersten acht Jahren Schulzeit mehr als ein paar Tage wegen normaler Krankheit fehlte. Er schien immun für Erkältungen und Grippe und das ganze Sortiment Kinderkrankheiten, so als seien die chronischen physischen Probleme, von denen einige – wie die Rückgratverkrümmung oder zu viele bleibende Zähne oder Hörschwierigkeiten – sich erst im fortgeschrittenen Alter zeigten, so als seien diese Probleme schon genug.

Adams Erstklaßlehrerin war Alice Hendrick, eine Frau mit jahrelanger Erfahrung, einem grenzenlosen Vorrat an Geduld und Optimismus und mit subtilen Fähigkeiten. Sie hatte Sechsjährige schon so lange unterichtet, daß sie sogar, wenn sie mit Erwachsenen redete, jedes Wort deutlich aussprach und häufige, aufmunternde, ziemlich nervtötende Komplimente verteilte. »Was für hübsche, glänzende Schuhe Sie da anhaben«, sagte sie einmal, als ich an einem Elternabend teilnahm. »Und Sie sind genau pünktlich gekommen!«

Die Einwohnerschaft von Cornish war ein seltsamer Mischmasch des nördlichen Neuengland, teils alte Yankee-Farmer, teils moderne Hippie-Kommune, teils Pendler vom Dartmouth-College. Und das spiegelte sich in den Namen von Adams Klassenkameraden wider. Sie reichten von den Propheten des Alten Testaments bis zu Neuheiten wie Sunshine und Cardamon. Die gesamte Schule hatte nur etwas mehr als 100 Schüler, und innerhalb eines Monats kannte jeder Lehrer jeden Schüler beim Namen.

Mrs. Hendrick interessierte sich besonders für Adam. Sie ermunterte mich, ihn während des Schuljahres an Samstagvormittagen und während der Ferien an mehreren Wochentagen zu ihr nach Hause zu bringen. Ich bot ihr an, sie dafür extra zu bezahlen, aber das tat sie als lächerlich ab. Sie glaubte wie ich an seine Fähigkeiten und bot all ihr Können auf, das sie sich im Laufe einer langen Karriere angeeignet hatte. Damals kamen mir seine Fortschritte nervtötend langsam vor. Aber jetzt im nachhinein erkenne ich, daß Mrs. Hendrick in einem Jahr etwas zuwege gebracht hat, das eigentlich viel länger hätte dauern müssen: Sie brachte Adam Lesen bei. Es war nicht leicht, aber allmählich konnte er die Worte hersagen, konnte die Töne von einer Seite herunternehmen und sie in der Luft klingen lassen. Er erkannte die Beziehung zwischen Lauten und Gedrucktem, formte seine Lippen und stieß dazu den Atem aus. Nachdem er erst einmal die zugrundeliegende Idee begriffen hatte, kam das Schreiben. Er buchstabierte langsam und mühsam, die Buchstaben blieben jahrelang verschieden groß, viele waren spiegelverkehrt oder standen auf dem Kopf, aber man konnte es lesen. Adam hatte ein neues Mittel, sich auszudrücken, Informationen aufzunehmen und zu produzieren. Ich glaubte, das sei der große Durchbruch, den ich so lange erwartet hatte, und nun, wo ein Schritt getan war, wäre alles andere zum Greifen nahe.

Von 1974 bis 1979 führte ich Adam regelmäßig einem Kinderneurologen im Kennedy Memorial Krankenhaus in Boston vor. Dr. Edward Hard war gründlich, wohlüberlegt in seiner Beurteilung und kompetent. Anhand der aufeinanderfolgenden Berichte, die nach jedem Besuch von Adam schriftlich angefertigt wurden, kann ich einem unsicheren Muster von Wachstum, Bluttests, ansteigender Medikamentierung und langsam zugelegtem Körpergewicht folgen – er nahm in fünf Jahren 15 Pfund zu und wog mit elf Jahren schließlich 66 Pfund. Die Berichte erzählen von Hoffnung und Rückschlag, von Anfällen und Wohlbefinden. Adam schien immer besser zu sein, als er das Recht hatte zu sein, aber er war beim nächsten Besuch nie so gut, wie die vorhergehenden ermutigenden Zeichen vielleicht prophezeit hatten. Die Berichte beschreiben Adam klinisch mit großer Präzision und Mitgefühl, aber sie machen keine Versprechungen, stellen keine atemberaubenden Fortschritte fest.

Diese Besuche dämpften meinen Optimismus, aber Adams Lesen nährte ihn wieder. Ich verdrängte die Tatsache, daß er sehr wenig Begriffsvermögen hatte, daß er fast nichts von einer Geschichte behielt, die er vielleicht gerade laut las. Ich hörte nicht zu, wenn er las, ohne auf die Interpunktion zu achten, ohne Punkt und Komma. Er rutschte von der Pointe eines Buches zu »Ende« und dann weiter zur Copyright-Information, ohne den Bruch zu bemerken. Ich bestellte ihm ein paar computergedruckte Bücher, in denen der Protagonist immer Adam war und die Liste der Mitwirkenden Sava, Skahota und mich einschloß, aber wir anderen schenkten diesen Wunderwerken mehr Aufmerksamkeit als er. Lesen war wichtig, war für Adam ein echter Schritt vorwärts, aber falls das seine Fahrkarte zum Erwachsenwerden sein sollte, war sie nicht für einen Eilzug.

Ich legte meine Vorlesungs- und Beratungsstunden in Dartmouth auf die Vormittagsstunden, so daß ich um 15.30 Uhr, wenn Adam heimkam, Sava schon von seiner Kindertagesstätte abgeholt hatte und wir auf ihn warteten. In mancherlei Hinsicht war das eine idyllische Zeit, und ich pflegte zu witzeln, daß wir auf der Titelseite einer Ausgabe der *Saturday Evening Post* aus dem Jahre 1955 lebten.

Wir hatten auch unsere unvermeidlichen Unfälle – einmal, als Sava und ich allein zu Hause waren, schnitt ich mir böse in den Finger. Überall war Blut, aber bevor ich ein Handtuch um die Wunde wickelte und ins Krankenhaus fuhr, rannte ich erst noch die Treppe hoch, um mich umzuziehen. Ich wollte einen guten Eindruck bei der Belegschaft der Notaufnahme machen. Als ich ankam – ich hatte Sava auf der ganzen Fahrt beruhigt –, brauchte ich eine Transfusion.

Auch beruflich war das eine umtriebige Zeit. Wenn man seine Stelle in Dartmouth behalten oder sogar befördert werden wollte, mußte man ständig publizieren. Ich unterrichtete viel zu viele Kurse und setzte mich gleichzeitig dafür ein, daß der Lehrkörper für indianische Studien vergrößert und mehr indianische Studenten zum Studium zugelassen wurden. Es gab ein ganz besonderes Problem in Dartmouth. Bevor es dort ein indianisches Studienprogramm gab, hatte das College »den Indianer« als inoffizielles Maskottchen gepflegt. Für die Shows in der Halbzeit der Football-Spiele verkleideten sich Mitglieder von Studentenverbindungen mit Farbe und Federn; die Menschenmenge reagierte darauf regelmäßig mit »wah hoo wah«-Gekreische. Wahrscheinlich war das Ganze überhaupt nicht böse gemeint, aber für die indianischen Studenten, die in Hanover ankamen, waren es kränkende Vorführungen, geschmacklose Karikaturen mit Komikshow-Untertönen. Als dem Vorstand diese Reaktion vorgelegt wurde, ließ er einigermaßen verlegen das Symbol fallen. Aber einige Ehemalige und ein paar Studenten blieben widerborstig. SIE waren die Indianer, so argumentierten sie. Wenn es den Indianern nicht gefiel, sollten sie daran denken, daß sie »Gäste« in Dartmouth seien und daß man sie auch wieder nach Hause schicken könne. Letztendlich war es eine langweilige und lästige Kontroverse, und sie zog sich hin. Jahr für Jahr mußten die Studenten des indianischen Studienprogramms und ich erklären, warum es für die kaukasischen Söhne und Töchter von Dartmouth genauso unpassend sei, Klischeeindianer zu spielen (wild, unzivilisiert, großherzig und stoisch), wie es unpassend wäre, wenn sie es sich in den Kopf setzten, hüftenschwingende Schwarze oder reiche Juden zu sein. Das Symbol wurde für alle Beteiligten kennzeichnend, es wurde Mittel der verschiedenen Gruppen einer im Wechsel begriffenen Institution in ihrem Kampf um Anerkennung. Es war ein alljährliches Ärgernis, das mich und jeden anderen Indianer in der Stadt zermürbte, aber aufgeben konnten wir auf keinen Fall.

An allen Fronten herrschte soviel Unsicherheit, beruflich wie persönlich, daß ich einfach auch Sorgen, Zweifel, Geldprobleme haben *mußte*. Unsere Wasserquelle trocknete mindestens zweimal völlig aus. Einmal von Januar bis März, und ich mußte in alten Milchbehältern das Trinkwasser zum Haus schleppen und für alles andere Schnee schmelzen. Das Haus meiner Mutter in Kentucky wurde von einem Tornado getroffen und fast zerstört. Und doch muß ich irgendwie den Eindruck gehabt haben, ich hätte alles so gut im Griff, daß ich im Frühling 1976 Denis anrief, um den Antrag für eine dritte Adoption in die Wege zu leiten.

»Unmöglich«, sagte er. »Soweit kommt's noch!«

»Noch unmöglicher, als du glaubst«, antwortete ich. »Dieses Mal habe ich einen speziellen Wunsch: Ich möchte eine Tochter, und sie muß sehr klein sein, damit zwischen ihr und Sava ein vernünftiger Altersunterschied ist.«

Denis lachte, aber er willigte nicht ein, sich mit mir zu treffen. Ich gebe zu, ich habe ihm nicht immer die reine Wahrheit gesagt. Ich habe ihm zum Beispiel nie das Ausmaß von Adams Problemen verraten, habe nie erwähnt, daß sich die Meinung immer mehr durchsetzte, mit Erziehung sei bei ihm nur sehr begrenzt etwas zu erreichen. Statt dessen betonte ich Adams Fortschritte, all die neuen Dinge, die er konnte, all die weisen Aussprüche, die er von sich gegeben hatte, all die Interessen, von denen ich überzeugt war, daß er sie demnächst haben würde. Kein Zweifel, Adam war ein glücklicher, kleiner Junge, er war liebevoll, emotional stabil, immer noch dünn, sah aber ansonsten gesund aus. Wie er sich auf Savas Ankunft eingestellt hatte, war ein Muster an geschwisterlicher Harmonie, und sein eklektisches Gedächtnis – er konnte sich genau erinnern, wo jedes Möbelstück im Büro des katholischen Wohlfahrtsvereins während seines letzten Besuchs stand, obwohl er sich manchmal nicht an die Namen seiner Klassenkameraden erinnern konnte – kam mir gerade recht, um sofort einen positiven Eindruck zu hinterlassen.

Um Denis' Befürchtungen zu zerstreuen, daß ich mir allein eine zu schwere Last aufbürdete, machte ich außerdem subtile Hinweise, daß da in den Kulissen eine Frau wartete – ich beschrieb sie fast als Verlobte –, die mich eines Tages heiraten und die Mutter meiner Kinder werden würde. Diese geheimnisvolle Frau war ein Idealbild – eine indianische Anwältin und Aktivistin, die sich nach Elternschaft sehnte, eine riesige und liebevolle, weitverzweigte Familie hatte und als kleines Extra auch noch groß und schön und grundsolide veranlagt war. Es kam so weit, daß Denis nach ihr fragte, wenn er und ich über die Fortschritte der Adoptionsbewerbung sprachen, und ich berichtete jedesmal über ihren neuesten Erfolg oder servierte eine aufschlußreiche Anekdote, um ihre wachsende Zuneigung zu Adam, Sava und mir zu demonstrieren.

Ich glaube, es gab Augenblicke, wo ich selbst an sie glaubte, obwohl es so aussah, daß ich zwischen dem Unterrichten, dem Vorsitz und dem Vorantreiben des indianischen Studienprogramms und dem Versorgen meiner beiden kleinen Jungen ganz einfach kaum noch Zeit oder Energie für ein umfassendes Netz sozialer Verpflichtungen hatte. Statt dessen war ich auf Familienbesuche, auf die Hilfe einiger indianischer Studenten, auf Nachbarn, besonders auf ein paar gute Freunde angewiesen. Mein Leben war so voll mit Kindern und Karriere, was ich beides immer gewünscht und nie zu bekommen erwartet hatte, daß ich selten auf die Idee kam, mehr zu verlangen. Ich hatte das Rollenbild meiner Mutter und meiner Großmütter vor Augen, die ohne zu klagen ihre Kinder allein aufgezogen hatten, und in seinem eigenen Zusammenhang schien meine tägliche Routine der Inbegriff der Normalität.

Auch die Belegschaft des Büros des Sozialdienstes von Süd-Dakota muß diesen Eindruck gehabt haben, denn eines Junimorgens rief Denis, selbst einigermaßen verblüfft, an.

»Was würdest du«, fragte er, »zu einem 10 Monate alten kleinen Mädchen sagen?«

»Ich würde sagen ›wann‹«, antwortete ich.

»Was würdest du sagen zu nächster Woche?«

»Montag.«

Irgendwie bekam ich alle Termine unter. Ich fand einen Vertreter für meine Vorlesungen und Nina. Sie lebte in der Nähe mit ihrem Sohn, einem fabelhaften kleinen Jungen namens Joshua, den sie aus El Salvador adoptiert hatte und der vom ersten Tag ihres Zusammenseins an in alles verliebt war, was das Leben an Erfahrungen zu bieten hatte. Sie würden sich um Adam und Sava kümmern, während ich weg war. Ich flog zum dritten Mal nach Pierre, und am selben Nachmittag lernte ich meine Tochter Madeline kennen. Sie war, wie versprochen, die Vollkommenheit selbst: weiche schwarze Haare, strahlende, dunkle Augen, enorme Backenknochen, die ihr Gesicht viereckig wie das einer Maya-Gottheit aussehen ließen. Sie war von Geburt an in einem Pflegeheim gewesen, und außer einem scheußlichen Ausschlag, den sie von der Windel bekommen hatte, war sie bei ausgezeichneter Gesundheit. Als ich sie zum ersten Mal sah, trug sie rosa Organdy und saß friedlich und gelassen mitten in einem Laufstall. Sie hatte eine natürliche Zurückhaltung und schien völlig wunschlos zu sein, aber wenn man ihr eine Flasche oder einen Kräcker in die Hand gab, war sie entzückt. Ein paar Monate später war Madelines erstes zweisilbiges Wort »Bonbon«, und sie gebrauchte es bei jeder Gelegenheit.

»Zeit zum Aufstehen, Madeline.«

»Bonbon!«

»Mittagessen, Madeline.«

»Bonbon!«

»Such deinen Pyjama, Madeline.«

»Bonbon!«

Und es war ihr voller Ernst. Im Null-Komma-Nichts nahmen Adam und Sava die Gegenwart ihrer Schwester als selbstverständlich hin, Skahota ertrug noch ein weiteres Paar forschender Hände, und Savas Kindertagesstätte machte an drei Vormittagen in der Woche Platz für ein weiteres Kind. Mit Madelines Ankunft schien unser Familienleben abwechselnd reicher und komplizierter zu werden. Außerdem ging es mit meiner Karriere gut voran. Ein Buch und weitere Artikel waren erschienen, meine Lehrproben waren gut bewertet worden, ein Expertenteam von außerhalb empfahl, das indianische Studienprogramm auf Dauer in das akademische Programm in Dartmouth zu übernehmen, und nach sechs Jahren in der Fakultät wurde ich vom Assistenten zum festangestellten Privatdozenten befördert.

Wenn ich an diese Zeit zurückdenke, lebt folgende Szene in mir auf: Beim Klang von Adams Schritt auf der Straße bellt Skahota ungeduldig. Ich nehme ein Blech dampfender Plätzchen aus dem Ofen, und Sava schiebt einen Stuhl für Madeline an den Tisch. In unserer Scheune lebten immer Katzen, meistens nach dem benannt, was gerade Thema war: Die freundlichsten waren Sierra Madre, Sierra Leone, Sierra Blanca und Sierra Nevada – und vor meinem inneren Auge räkeln sie sich und gesellen sich dann zu uns.

Unser Leben kann in Wirklichkeit unmöglich so wohlgeordnet, so unter Kontrolle gewesen sein. In meinen alten Kalendern finde ich viele Eintragungen von Arztbesuchen, medizinische Termine in Boston. Andauernd las ich Bücher über Lerntheorie und probierte auf der Suche nach einer für Adam wirksamen Methode innovative, experimentelle Programme aus. Zuerst neigte ich nach einer Art 60er-Jahre-Blumenkinder-Theorie dazu, nicht zu drängeln und mich natürlich zu verhalten, Adam seine eigene, ihm angemessene Ebene finden zu lassen, ihn »frei« sein zu lassen. Ich war von einem Cartoon inspiriert worden, den ich an meinen Kühlschrank gehängt hatte. Er zeigte ein Klassenzimmer, in dem alle Schüler perfekt in Reih und Glied nach vorne sahen – außer einem indianischen Schüler, der auf dem Boden saß und in die Gegenrichtung blickte. Der verärgerte Lehrer schimpfte »Warum kannst du nicht wie andere sein?« Also, wie *dieser* Kerl würde ich nicht sein! Unter die Bildunterschrift hatte ich geschrieben: »Reg dich nicht auf, wenn Adam 1. die Hosen naßmacht; 2. die Gruppe stört; 3. rumschludert; 4. zu nichts zu bewegen ist; 5. nervös herumhantiert, etc. 6. mürrisch ist; 7. schlägt; 8. trödelt«; ich bezweifle, daß meine guten Vorsätze sehr lange hielten.

An der Front »positive Bestärkung« ging ich so vor: Ich vervielfältigte eine Checkliste mit Adams täglichen Haus- und Schultätigkeiten, von denen ihm jede, sofern erledigt, einen Stern einbrachte. Schon mit einem minimalen Sternhaufen am Ende eines Tages hatte er sich eine »Urkunde« verdient, und eine festgesetzte Anzahl Urkunden konnte wie Geld für Spielzeuge, Fast Food oder ein anderes Objekt seiner Begierde eingesetzt werden. Die Blätter, überschrieben mit »Adams Tag«, enthielten solche Kategorien wie »beim Frühstück stillgesessen«, »morgens trocken gewesen«, »zu... freundlich gewesen« und »hat sich selbst angezogen«.

Sparen als Konzept aber ließ und läßt Adam noch heute völlig kalt. Er ist die fleischgewordene Gestalt der Horaz'schen Dichter-Maxime: »Carpe diem« (»Genieße den Tag«). Das Morgen – so das Konzept – wetteifert nicht mit dem Heute. Nach einem runden Monat mit gemischten Ergebnissen legte ich die Listen beiseite. Ihm Privilegien zu verweigern, war auch nicht wirksamer. Es gab einfach nichts, was Adam so sehr wollte, daß die Drohung mit Verlust sein spontanes Verhalten hätte ändern können. Wenn ich sagte, »Adam, wenn du nicht trocken bleibst, mußt du in der Schule eine Windel tragen«, zog er ohne jede Verlegenheit eine Windel an. Wenn ich drohte, ihn in sein Zimmer zu verbannen, falls er bei einer Tätigkeit nicht still saß, akzeptierte er die Konsequenz ohne Murren – und *ich* fühlte mich jedesmal wie der letzte Hausdrache. Das soll nicht heißen, daß es nicht schubweise Fortschritte gegeben hätte. Auf dem einen oder anderen Gebiet liefen ganze Wochen auf erhöhtem Niveau ab.

Mit totaler Konzentration, gelegentlicher Hysterie und hartnäckiger Unterweisung konnte ich Adam dazu nötigen, ermutigen oder manipulieren, unakzeptables Verhalten zu ändern. Aber sowie ich aufhörte zu schubsen, zu überwachen, fiel er in den alten Trott zurück. Nichts schien bei ihm *automatisch* zu funktionieren. Es gab keine knospende Neugier, keine Motivation von innen heraus, erwachsener zu werden, kein schnelles Aufbauen auf vorausgegangener Erfahrung, keine sichere Verbesserung. Gleichgültig, wieviel Energie ich oder seine Lehrer aufwandten: Nach den ersten gut 100 Wiederholungen endete Adam letztendlich immer wieder am Ausgangspunkt. Sein Reifungsprozeß war ein offener Kampf zwischen unseren Ermahnungen und seiner Gleichgültigkeit. Doch äußerlich blieb er heiter, vergab den Erwachsenen ihren Frust – und blieb zufrieden und taub für jede erdenkliche neue Methode.

Adams Gabe war Liebenswürdigkeit, und das in so bemerkenswerter Weise, daß davon oft der Mangel an Fortschritt verschleiert wurde. In den letzten Jahren habe ich mich gefragt, wie ich meine Augen so lange vor der Tatsache verschließen konnte, daß Adam bleibende Behinderungen hatte – drei Jahre nach seiner Adoption schrieb ich einem Psychologen, ich sei »überzeugt, daß nichts an Adam auf Dauer falsch ist. Ich bin sicher, Sie hören das von allen Eltern, mit denen Sie arbeiten, aber ich glaube, ich habe mir mein Urteil frei gebildet... Zwar ist er offensichtlich in seiner Entwicklung auf gewissen Gebieten jung für sein Alter, gleichwohl hat er sich dramatisch verbessert, sprunghaft und weit schneller, als ich vorausgesagt hätte.« Ich schloß meine fünf engbeschriebenen Seiten mit der Anmerkung: »Ich glaube, wenn ich etwas für ihn wünschen könnte, dann, daß er verletzlicher wäre – daß ihm Tadel und Lob mehr bedeuten, als es der Fall ist –, daß er mehr Spaß an anderen Menschen hat. Er schottet sich ab, und in seiner Vergangenheit war das natürlich gut, aber jetzt ist es an der Zeit, daß das anders wird, und ich muß wissen, wie ich ihm dabei helfen kann, Vertrauen aufzubauen. Er ist ein lieber, liebender, warmherziger und freundlicher Junge – ich habe nie einen netteren Menschen kennengelernt.«

Genauso reagierten nacheinander auch die Lehrer, wie die Beobachtungen zeigten, die sie uns zum Schuljahresende ins Hause schickten. »Adam ist ein reizender Junge, und es ist wirklich ein Vergnügen, ihn in meiner Klasse zu haben«, kommentierte sein Drittklasslehrer. »Adam ist ein sehr liebevolles Kind. Ich arbeite gern mit ihm«, sagte sein Viertklasslehrer. »Er macht sich SO GUT dieses Jahr! – Kaum zu glauben, daß es dasselbe Kind ist«, schrieb der Schulrektor zu Beginn des fünften Schuljahres. All diese guten Männer und Frauen hatten beschlossen, optimistisch zu sein. Sie lobten Adams »Fortschritt« in Dingen wie Erdkunde und Sozialkunde, seine Freude am Lesen, sein großes Interesse an Kunst, der Sprung vorwärts, den er beim Freundschaftschließen und in der Selbstbeherrschung gemacht hatte. Sie bekundeten, er meistere die Grundlagen der Arithmetik (»Er versteht den Prozeß von Addition und Subtraktion und hat Aufgaben mit Hilfe von Rechenschieber und Zahlenreihe berechnet... Er hat gute Fähigkeiten und Verständnis bezüglich unserer Lehreinheit in Geometrie bewiesen«), beherrsche den Wortschatz und das Ablesen der Uhrzeit.

Ich bewahrte diese Loblieder in einem Album als Heilmittel gegen Entmutigung auf – denn sie bezeugten, was ich glauben wollte. Psychologen und Ärzten und neuen Lehrern gegenüber zitierte ich sie als Beweise. Erst jetzt im nachhinein sehe ich sie als das, was sie waren – kollektive Illusionen, Wunschdenken. In seinem ganzen Leben konnte Adam keine Landkarte lesen oder die Grundlagen der Geometrie verstehen – beim besten Willen nicht. In acht Jahren an der Schule in Cornish hat er nicht ein einziges Mal auch nur einen Telefonanruf oder eine Einladung von einem *Freund* bekommen. Er blieb nie länger als ein paar Minuten sitzen, es sei denn, man beaufsichtigte ihn.

Als Adam klein war, verliebten sich die Leute in ihn und das Bild, das sie sich von ihm machten. Er war der lebendige Film-der-Woche-Held, ein Underdog, der ein Happy End verdiente. Außerdem hatte er gute Manieren, ein anziehendes Gesicht und mich als Schutz und Schild. Er war der einzige »Vollblut«-Indianer, den die meisten Leute an dieser Schule je zu Gesicht bekommen haben. Seine Lernprobleme schienen anfangs marginal, einer Lösung so nah. Nur ein winziger Anstoß, und alles wäre im normalen Bereich. Jeder gute Lehrer, jeder Berater, jeder Sommercamp-Leiter, dem Adam in der Grundschule und der High School begegnete, betrachtete ihn als Herausforderung, als *lösbaren Fall* und nahm seine Erziehung mit anfänglicher Begeisterung und Entschlossenheit in Angriff. Adam schlingerte in seinen Fähigkeiten so nah am Rande von *in Ordnung*, daß es einfach unmöglich schien, daß er es mit dem richtigen Impetus nicht schaffen sollte. Ich verstand diese Überzeugung vollkommen und erlag ihr 15 Jahre lang. In meiner Phantasie stellte ich mir vor, Adam wäre prima, wenn ich nur den Nebel um sein Bewußtsein durchdringen und schnell einmal erklären könnte, was was war. Er war ja nur leicht behindert.

Tatsache war, daß Fortschritte nur schwer zu haben und noch schwerer zu halten waren, wenn sie sich denn schon einmal gezeigt hatten. Rückblickend auf diese Jahresabschlußberichte der Lehrer ist mir jetzt klar, daß Adam Schuljahr für Schuljahr auf demselben Niveau an genau denselben Aufgaben gearbeitet hat. Jedes Jahr begann er von vorne, weckte gewisse Hoffnungen und konnte dann den nächsten Schritt nicht mehr gehen. Seine Lernkurve ähnelte am ehesten einer von diesen Haut-den-Lukas-Spielen auf Volksfesten, bei denen man mit einem beschwerten Holzhammer auf eine Plattform drischt. Im Fall meines Sohnes klingelte zwar manchmal das Glöckchen, aber der Ball fiel dann jedesmal zurück auf die Erde. Er war die kleine Lok, die es nicht über den Berg schaffte, und frustriert und enttäuscht – ohne es sich jemals wirklich einzugestehen – gaben alle (außer ein paar Hingebungsvollen) den Glauben daran auf, daß Adams Weg all die Anstrengung lohne.

Aber was waren diese wenigen für Menschen! Es klingt vielleicht komisch, aber Adam hat in seinem Leben in mancherlei Hinsicht unglaubliches Glück gehabt, und dazu gehören besondere Pädagogen. Olivia Alexion kam an die Grundschule in Cornish, als Adam in der Zweiten Klasse war, und führte ihn mit unermüdlicher Zuneigung und Hingabe durch das Labyrinth der nächsten sieben Jahre. Sie war sehr jung, hatte gerade das College hinter sich, verfügte aber über Geduld und Weitblick, die sie perfekt für ihren Beruf ausrüsteten. Frau Alexion war eine Realistin, die handelte, als hätte sie ein kurzes Gedächtnis – das heißt, sie hatte die Fähigkeit, Rückschläge zu vergessen und sich ihren dauerhaften Optimistmus zu erhalten, sogar dann, wenn sie Jahr für Jahr für Adam die gleichen Lektionen wiederholen mußte. Sie und ich bildeten eine Art verschworene Gemeinschaft, die manchmal täglich kommunizieren mußte, um Adams Siege zu Hause oder in der Schule zu verdichten, um darauf aufbauen zu können. Wir waren die Tag- und Nachtschicht derselben Fabrik, und Adam rückte auf unserem Montageband vorwärts, langsam zwar, aber unaufhörlich vorwärts. Sie schrieb Hunderte von Bemerkungen über seine Aktivitäten, berichtete jeden Bodengewinn, feierte jeden vorläufigen Fortschritt, haderte mit jedem Rückstand. Sie glaubte genauso verbissen wie ich daran, daß Adam unerkannte Ressourcen hatte. Sie war genau das Gegenteil von distanziert.

Manchmal fragte ich mich insgeheim, was eigentlich für sie dabei drin war. Ein Ego-Trip? War es Siegeswille? Sie arbeitete viele Stunden bei schlechter Bezahlung und verbrachte ganze Abende recherchierend in der Bibliothek, um neue Techniken zu entwickeln. Zuerst zögerte ich, ihr Lob vor anderen Eltern mit Sonderschulkindern zu laut zu singen – ich wollte nicht zuviel von der Aufmerksamkeit drangeben, die sie Adam widmete – aber es stellte sich heraus, daß wir alle genauso über sie dachten. Sie konzentrierte sich auf jeden ihrer Schüler so, als wäre er oder sie das einzige Kind auf der Welt, und ihr ist es zu verdanken, daß sie alle über das hinauskamen, was man jeweils für ihre Leistungsgrenze gehalten hatte.

Als Adam die vierte Klasse zur Hälfte hinter sich hatte, beschloß Frau Alexion, einen Wechselertest für Kinder an einem Samstagmorgen im Januar für ihn einzuplanen. Sie glaubte, man habe ihn kürzlich »runter«getestet, und in einer idealen Prüfungsumgebung würden sich seine Ergebnisse signifikant verbessern. Während Adam befragt wurde, würden auch sie und ich in dem Raum sitzen, und das, dessen war sie sich sicher, würde seine Angstgefühle mildern und auch seine Neigung dämpfen, sich in einer neuen Situation leicht ablenken zu lassen.

Aber die Ergebnisse fielen in denselben Bereich: ein verbaler IQ von 63-77; ein Handlungs-IQ von 63-81; ein Gesamt-IQ von 64-76. Wie immer streute das Muster stark. Adam punktete am besten, wenn es ums Ergänzen von Bildern und das Figurenlegen ging; am schlechtesten war er beim Mosaiktest, beim Wortschatztest und beim

Auffinden von Gemeinsamkeiten. Mit anderen Worten: Aufgaben, die mit abstraktem Denken zu tun hatten, fielen ihm am schwersten.

Das war es nicht, was ich hören wollte, also verwarf ich alle Ergebnisse in einem langen, rationalisierten Brief an Frau Alexion. Ich merkte an, daß der WISC »in wesentlichen Teilen kulturell einseitig« zugunsten des »Mainstream-Amerika« sei – gerade so als wenn Adam, Sohn eines Dartmouth Professors aus Cornish, New Hampshire, aus einer exotischen Gesellschaft käme. Während ich einerseits zugab, daß solche »Ausdrücke wie *gleich/verschieden*, *älter/jünger* für den zehnjährigen Adam immer noch verwirrend waren, brachte ich andererseits all mein anthropologisches Fachchinesisch ins Spiel, um die Genauigkeit der Testergebnisse zu leugnen: »Die Anordnung von Bildern in einer Abfolge, die eine *sinnvolle* Geschichte ergibt, hängt hinsichtlich ihrer Gültigkeit von einem gemeinsamen Verständnis von richtiger Organisation ab. Die Idee, eine Geschichte *anzuordnen*, statt zu versuchen, einen Sinn in die vorgelegte, bestehende Anordnung zu bringen, gibt ein westliches Verständnis von *Kontrolle* über die Welt wieder statt der Idee, die Welt so zu nehmen, wie sie ist.« Ich frisierte ganz schön drauflos!

»Der Test bewertet einige Typen von Leistung höher als andere«, protestierte ich. »Die oft wiederholte Anweisung *arbeite so schnell wie möglich* hat wenig Bedeutung für ein Kind, das dazu erzogen wurde, Prozesse höher zu werten als Effizienz.« Hatte ich Adam so erzogen? Und doch, wie überzeugend klang ich in meinen eigenen Ohren. Wenn es um Adam ging, konnte ich alles erklären. In meiner Verteidigung für ihn waren seine Schwachpunkte nichts anderes als Hinweise auf die Tatsache, daß er als Indianer die Welt auf andere, bessere Weise wahrnahm. Wenn man das Bündel Briefe aus jenen Jahren liest, könnte man meinen, ich hielte Adam für einen Glückspilz, weil er die Uhr nicht ablesen konnte, einen Penny nicht von einem Nickel oder einem 25-Cent-Stück unterscheiden oder nicht verläßlich zwischen groß und klein unterscheiden konnte. Die Welt, die amerikanische Kultur, einzelne Prüfer hatten Probleme – Adam aber war genauso wie er sein sollte.

Ich muß der Schrecken von Adams Lehrern gewesen sein, versuchte ich doch, sie intellektuell oder kulturell zu zwingen, meinen Standpunkt zu teilen. Ich redete mehr, als ich zuhörte, forderte Berichte über *Fortschritt* und protestierte heftig gegen sämtliche Ansichten, die Adams Chancen zu begrenzen schienen. Ihm einen Mangel an angeborenen Fähigkeiten zu bescheinigen, so deutete ich dunkel an, ließ auf mangelhaften Unterricht, Rassismus oder eine defätistische Haltung schließen. Ich rechtfertigte diesen Druck mit meinem Wunsch, daß es Adam gut gehen möge, aber er entsprang auch meinem Stolz, meiner Arroganz und meiner panischen Angst.

Jetzt blicke ich zurück auf Adams Berichtskarten aus Cornish, auf all diese BEFRIEDIGEND in Mathe und Naturwissenschaften und Geschichte, auf denen ich bestanden hatte, all diese BESTANDEN-Zeichen, wo er doch in Wahrheit nie länger als eine Minute etwas vom Unterrichtsstoff aufnahm. In welchem Ausmaß war Adams stetiger Fortschritt von einer Klasse zur anderen auf mein Geschrei zurückzuführen? Wie weit führte ihn Frau Alexion an der Hand? Wie sehr mußten seine Lehrer – sei es, um ihren Ansprüchen an ihre Liberalität oder an sich selbst gerecht zu werden – glauben, daß es im Zweifelsfall für den Angeklagten ausgehen müsse? Aber je weiter Adam auf dem Papier vorankam, desto weiter fiel er zurück.

Am zweiten Samstag im Mai 1979 zog ich Adam, Sava und Madeline ihre Tanzkostüme an und fuhr nach Hanover zu dem freien Feld am Storrs-Teich zum alljährlichen Powwow von Dartmouth. Seit die Feier 1973 zum ersten Mal stattfand, war ich jedes Jahr dortgewesen. Wir freuten uns sehr auf die Veranstaltung mit dem Gesang, Tanz, dem guten Essen und auf die alten Freunde, die wir wiedersehen würden. Den Herbst zuvor hatte ich anläßlich eines Besuchs im Choctaw-Reservat in Philadelphia, Mississippi, neue blaue Hemden für die Jungen und ein leuchtendrotes Kleid für Madeline bestellt. Sie kamen gerade rechtzeitig an und paßten perfekt. Jedes Kleidungsstück hatte die typische Zickzack-Verzierung der Choctaw, und die Kinder sahen darin hinreißend aus. Madelines Haare – sie war vier Jahre alt – waren lang genug für richtige Zöpfe, und unsere Freundin Eva Smith hatte ihr ein Umhängetuch geschickt und den Jungen neue Federtuffs und neuen Schulterschmuck – Adams in Rosa und Weiß, Savas in Gelb und Schwarz.

Um nicht abzufallen, warf ich mich selbst in meinen besten Staat: ein dunkelblaues Satinhemd mit Rosen darauf – ein Schatz, den ich im Ausverkauf bei Macy's gefunden hatte; einen schweren blauen Türkisring; weiche Hirschleder-Mokassins aus dem Micmac-Reservat in Nova Scotia; und mein ganzer Stolz – die perlenbestickte Blumenweste, die ich anläßlich unserer Namenszeremonie getragen hatte. Ich trug einen Halsreif aus Stachelschweinborsten und krönte meine Erscheinung mit einem hellbraunen Cowboyhut.

Ich war soweit.

Dieses Powwow war vo rallem auch deshalb so etwas Besonderes, weil sich dabei zum ersten Mal die Graduierten wiedersehen sollten, die am indianischen Studienprogramm teilgenommen hatten. Ich freute mich schon darauf, viele ehemalige Studenten wiederzusehen, die jetzt an Schulen oder über das ganze Land verteilt an verschiedensten Stellen arbeiteten. Butch Guerue war Stammesrichter in seinem Heimatreservat Rosebud geworden. Duane Bird Bear arbeitete für die Umweltschutzbehörde, und Eva schloß ihr Medizinstudium in Gorgetown ab. Niemand hatte die leiseste Ahnung, wie viele aus der alten Bande aufkreuzen würden, aber es versprach ein interessanter und gefühlvoller Abend zu werden. Er begann mit einem Empfang im Hanover Hotel, nachdem das geschäftige Treiben im Freien um sechs Uhr zu Ende war.

Alle drei Kinder tanzten an diesem Tag. Ich stand da und sah ihnen zu, und mich überkam eine so unbändige Freude, daß ich kaum ein Wort herausbrachte. Keines der drei Kinder war auch nur andeutungsweise ein Siegertyp, aber sie waren furchtlos. Sogar Madeline tappelte und schlurfte, ihr neues gelbes Schultertuch hinter sich herschleifend, mutig mitten unter die wetteifernden Erwachsenen hinein und drückte sich dabei an Frauen vorbei, die dreimal so groß waren wie sie. Adam – begeistert darüber, daß er sich einmal so unberechenbar bewegen durfte, wie er wollte – hatte sich in einen wirbelnden, farbigen Tuff verwandelt. Und Sava mühte sich nach Kräften, die Manöver der meisterhaften Maskentänzer zu imitieren. Es war ein herrlicher Nachmittag, warm und sonnig, der Frühling nach einem langen Winter. An Buden wurde Fladenbrot verkauft und Honig, Maissuppe und verschiedenste kunsthandwerklichen Dinge. Das Indianische Studien-Programm hatte in Dartmouth das verflixte siebente Jahr überstanden. Es hatte intern und extern Anerkennung und einen quasi dauerhaften, offiziellen Status errungen. Es gab Gründe genug zu feiern.

Später nippte ich in dem kühlen und schwach erleuchteten unteren Tagungsraum des Hanover Hotel an einem Glas Punsch und plauderte in einer Nische mit Butch und Cathy Wilson, die damals in Arizona Jura studierten, während Adam, Sava und Madeline in der Ecke auf einem Stoß Pendleton-Decken schliefen. Überall waren vertraute Gesichter, und während wir uns unterhielten, winkten wir immer wieder quer durch den Raum jemandem zu. Es herrschte eine Stimmung allgemeiner Erleichterung, diese besondere Art allererster Nostalgie, wie sie Leute in ihren 20ern und frühen 30ern überkommt, wenn sie endlich verstehen, worum es bei diesem vielgerühmten Gefühl eigentlich geht. Wir gratulierten einander zum Älterwerden, denn wir waren alle noch jung genug, um Älterwerden als Verbesserung und noch nicht als Abbau zu betrachten. Wir kokettierten im gewissen Sinne ein bißchen mit dem Erwachsensein. Der Altersunterschied zwischen mir und meinen früheren Studenten schien aufgehoben und weniger wichtig zu sein. Wir gehörten jetzt mehr oder weniger zu einer Generation, ich am einen Ende und die jüngsten am anderen Ende. Wir waren alle Veteranen derselben Schlacht.

Durch die am weitesten entfernte Tür betrat eine große Frau den Raum, und einen Augenblick lang konnte ich sie nicht einordnen. Sie war schlank, anmutig, hatte lange braune Haare und trug ein schlichtes rosarotes Kattun-Trägerkleid.

»Wer ist denn *das?*« fragte ich Cathy.

»Karen Erdrich. Sie hat sich verändert. Ich habe gehört, sie nennt sich jetzt mit ihrem mittleren Namen. Louise. Ich wüßte gern, ob sie noch schreibt.«

»Ja«, sagte ich. »Ich habe vor sechs Monaten mit ihr telefoniert. Sie gibt die Zeitung des Boston Indian Council heraus.«

Als Louise den Raum durchquerte und auf uns zukam, gingen mir verschiedene Erinnerungen durch den Kopf. Wir waren beide 1972 nach Dartmouth gekommen: Sie gehörte damals als eine der 15 indianischen Studienanfänger zum ersten Semester in der Geschichte des College, das Frauen immatrikulierte, und ich war als Dozent für die Erstsemester eingestellt, um das Indianische Studien-Programm einzurichten. Wir hatten damals ein Willkommenspicknick in einem Park am Ufer des Connecticut River besucht, und sie und ich standen am Rande herum, während einige der aktiveren indianischen Studenten Volleyball spielten. Ihr Haar umrahmte im Stil der frühen 70er Jahre in einer knappen Dauerwelle ihr Gesicht, und sie trug einen Minirock und rote Cowboystiefel. Nachdem sie ein paar Minuten mit Adam und mir gesprochen hatte, bot sie unvorsichtigerweise an, mit Skahota herumzutollen. Er war nicht an die Leine gewöhnt und schien sie als eine Art Schlittengeschirr zu betrachten. Mehrmals zerrte er sie von einem Ende des Parks zum anderen, während sie versuchte, Würde zu bewahren und so auszusehen, als sei sie Herrin der Lage.

Louise war als Studentin meist Einzelgängerin gewesen, aber sie hatte mich sehr beeindruckt. Sie war Künstlerin und hatte mir einmal angeboten, eine kurze Kindergeschichte zu illustrieren, die ich geschrieben hatte. Ihre Zeichnungen waren frech, eigenwillig, besser als mein Text. Ein anderes Mal hatte sie als Studentin in einem Kurs des Indianischen Studien-Programms vorgeschlagen, statt eines Abschlußreferats eine erfundene Darstellung des ersten Treffens zwischen den Delaware Indianern und den Schweden auf der Grundlage eines wirklichen historischen Ereignisses zu schreiben, auf das sie beim Lesen gestoßen war. Anscheinend hatte der Gouverneur von Neu-Schweden (später Delaware), ein wichtigtuerischer Bürokrat, ansässige Indianer beauftragt, ihm einen ganzen Anzug aus *Wampum*, aus den Muscheln zu machen, die als Geld benutzt wurden. Er glaubte, der Anzug würde ihm eine eindrucksvolle, eine ehrfurchtgebietende und respekteinflößende Gestalt verleihen. Der Preis, den er anbot, war in Ordnung, also bekam er seinen Anzug, aber bis er fertig war, hatte der Gouverneur so viel zugenommen, daß sein Körper mit Butter eingefettet werden mußte, bevor der Anzug paßte – und auch dann hielt er nur so lange, bis er einmal tief eingeatmet hatte. Es war eine tolle Geschichte, und Louise erzählte sie mit einem Humor, der irgendwie sowohl das Schmerzliche als auch die Absurdität des Kontaktes zwischen den Kulturen vermittelte.

Obwohl ich Louise weniger gut kannte als einige der Studenten, die gleichzeitig mit ihr in Dartmouth studiert hatten, waren wir Freunde gewesen mit der gemeinsamen Erfahrung, aus mischblütigen Elternhäusern zu kommen. Nachdem Louise ihren Abschluß gemacht hatte, nach Nord-Dakota zurückgekehrt und als Teil eines staatlichen Programms für klassische Literatur als reisende Dozentin für Dichtung eingestellt worden war, hielten wir den Kontakt durch Weihnachtskarten und gelegentliche Telefonanrufe aufrecht. Ihr Auftrag sah vor, von einer kleinen Stadt zur nächsten zu fahren und zwei oder drei Tage lang ein Workshop für Dichtung in der örtlichen Grundschule zu leiten. Gelegentlich rief sie mich von unterwegs aus einem kleinen holzverschalten Hotel auf den Plains an, nur um einen lustigen Vorfall mit mir zu teilen, wie damals, als sie in einem Ort hielt, der zwei Wassertürme hatte, an jedem Ende der Hauptstraße einen. In einem Anfall von Kreativität hatte jeder ein Schild mit einem Wort bekommen: einer war »heiß« und der andere »kalt«.

In den drei Jahren nach ihrer Collegezeit hatte Louise an der öffentlichen Fernsehgesellschaft Nebraska an einem Film über Indianer gearbeitet. Sie hatte dem unsäglichen Prozeß gegen die Angeklagten der American Indian Movement in Fargo beigewohnt, an einer Wiegestation für Lastwagen an einer Bundesstraße gearbeitet. Vor kurzem hatte sie bei den Schriftsteller-Workshops an der John Hopkins Universität ihren Magisterabschluß bekommen und lebte jetzt in Boston. Tatsächlich hatte ich Louise seit 1975 nicht mehr gesehen, und außer ein paar Studentengedichten, die sie in Literaturmagazinen von Dartmouth veröffentlicht, und der Kindergeschichte, die sie für meinen Unterricht verfaßt hatte, kannte ich nichts von ihrer Arbeit.

Louise schlenderte endlich dahin, wo Butch, Cathy und ich standen. Sie trug kein Make-up, keinen Schmuck außer baumelnden Abalone-Ohrringen. Sie war die schönste Frau, die ich je gesehen hatte.

»Wie geht's deinem Freund?«, fragte ich und bereute diesen *ersten* Gedanken, der mir durch den Kopf geschossen war, sofort. Ich meinte, sie sei noch mit dem gutaussehenden Bildhauer zusammen, mit dem sie als Studentin befreundet war.

Sie zuckte die Achseln. »Ist ziemlich schwierig zur Zeit.«

Ich gab mir alle Mühe, sympathisch zu wirken. Ich habe keine Ahnung, was wir während dieser ersten Aufwärmunterhaltung noch alles sagten, aber irgendwann erfuhr ich, daß Grace Newell, Leiterin des Indianischen Studien-Programms, Louise eingeladen hatte, in zwei Wochen in Dartmouth aus ihren Gedichten vorzulesen und daß sie vielleicht im übernächsten Januar in Hanover eine Gastprofessur bekommen würde.

Zwei Wochen später paßte ein Babysitter auf meine Kinder auf, während ich in der ersten Klappstuhlreihe in Collis saß, dem College-Gebäude, wo »alternative« Veranstaltungen stattfanden, und darauf wartete, daß Louises Lesung beginnen sollte. In puncto moderne Dichtung war ich so etwas wie ein Banause – das meiste, genauso wie eine Menge klassischer Musik und Jazz, schien auf ewig über meinen Horizont zu gehen. Louise gegenüber hatte ich das natürlich nicht erwähnt. Sie war vor öffentlichen Auftritten nervös, und ich wollte ein hilfreicher alter Freund sein. Außerdem wollte ich einen guten Eindruck machen.

Die Lichter erloschen, und Louise trat hinter das Podium und öffnete einen Ordner. Sie trug eine weiße Bluse, einen schwarzen Rock, braune Stiefel und wieder dieselben Ohrringe. Sie tippte mit dem Finger ans Mikrophon, um sich zu versichern, daß es eingeschaltet war, dann holte sie tief Luft und begann.

Ich habe nie etwas gehört, das dem annähernd gleichkam. Sie begann mit einer Reihe erzählender Gedichte über das Leben in einer kleinen Stadt im mittleren Westen. Charaktere, die sofort absolut original und doch auch vertraut waren, wurden lebendig, kämpften, liebten, starben, wurden geboren. Lebendige Geschichten, knapp und verdichtet wie schwarze Löcher im All, perlten eine nach der anderen hervor. Die Gefühle waren archetypisch, universal, böse und tragisch wie griechische Mythen, und doch waren sie in den gewöhnlichsten Zusammenhang gesetzt und wirkten deshalb nur um so kraftvoller. Während die Zuhörer noch benommen waren – niemand kam auch nur auf den Gedanken, den Zauber durch Applaus zu zerreißen –, las Louise einen Ausschnitt aus etwas, das sie beschrieb als Novelle-im-Entstehen: die Geschichte einer Chippewa-Frau, die eine Gruppe Männer beim Kartenspielen in einer Metzgerei schlägt und die Wut der Männer über den Verlust. Es war ein sich aufbauender Wirbel aus Eindrücken, abwechselnd komisch und furchtbar traurig, der sich mit unglaublicher Macht an die Vorstellungskraft heftete. Die Lichter gingen an, Applaus setzte endlich ein, aber ich saß still, so benommen, als hätte mir jemand einen Stock über den Kopf geschlagen. Ein paar Englischprofessoren hatten vereinbart, Louise nach ihrer Lesung in den Speiseraum nebenan mitzunehmen, und ich folgte ihnen. Während sie sich mit ihren Tabletts mit Kräutertees und Vollwertnachspeise in der Cafeteria anstellten, berührte ich Louise am Ellbogen. »Wollen wir uns im Gemeinschaftsraum weiter unterhalten?« flüsterte ich, als hätte sie sonst nichts zu tun. Sie nickte und flüsterte zurück. »Okay.« Wie Spione, die dabei sind, eine Information zu hinterbringen, schlichen wir hinaus und überließen es den Englischprofessoren, lange Hälse zu machen und zu rätseln, was mit Louise passiert war. Wir fanden eine ruhige Ecke mit zwei Stühlen und einem Tisch und setzten uns hin, ohne viel zu sagen. Mir fehlte der Wortschatz, um meine Reaktion auf ihre Texte oder ihre Lesung zu beschreiben, und sie war nach ihrem Lampenfieber ganz erschöpft vor Erleichterung. Schließlich fuhr ich sie zu dem Haus zurück, wo sie vorübergehend wohnte. Ich machte den Motor aus, und wir saßen einen Augenblick im dunklen Auto. Ich kannte diese Frau kaum, und doch kam mir der Gedanke, sie zu fragen, ob sie heiraten wolle. Mich. Verrückt. Das war überhaupt nicht meine Art. Statt dessen schüttelte ich ihr nur die Hand, als sie aus dem Auto stieg.

Liebe auf den ersten Blick gibt es nur in Filmen oder in schlechten Schmachtbüchern, davon war ich überzeugt, und außerdem standen die Kinder und ich gestiefelt und gespornt bereit, um in der kommenden Woche nach Neuseeland abzureisen, wo wir neun Monate bleiben würden – man hatte mir ein Forschungsstipendium zuerkannt. Es bestand nicht die geringste Chance, daß sich etwas anderes als Freundschaft zwischen Louise und mir entwickeln konnte. Und doch fragte ich sie nach ihrer Adresse und gab ihr die meine auf der Südhalbkugel.

Viel, viel später vertraute mir meine Schwiegermutter an, daß ihre Tochter sie an diesem Tag noch spät in der Nacht angerufen und aus dem Bett gerissen habe.

»Du wirst es nicht glauben«, hatte Louise gesagt, »aber ich habe den Mann getroffen, den ich heiraten werde.«

Die Kinder und ich mieteten ein Auto, fuhren zum John F. Kennedy-Flughafen, flogen nach Los Angeles, stiegen in ein anderes Flugzeug um und flogen nach Avarua auf den Cook-Inseln. Dort unterbrachen wir unsere Reise für ein paar Tage und blieben in einem palmengedeckten Gästehaus an einem vollkommenen, leeren Strand. Zu den Mahlzeiten aßen wir Brotfrucht, Papaya und Fisch, der von unserem Nachbarn gefangen wurde. Es war ein Paradies wie aus der Werbung, mit strahlenden Sternennächten unter dem Kreuz des Südens, freundlichen Einheimischen und herzzerreißend schönen Sonnenaufgängen. Nachmittags, während die Kinder unter Palmwedeln ihr Nickerchen machten, sortierte ich meine Notizen und machte Pläne für meine beabsichtigte Studie, einen Vergleich zwischen dem Vertrag von Waitangi, dem feierlichen Pakt zwischen Maoris und Briten, und analogen Vereinbarungen der nordamerikanischen Indianer. Die Monate unmittelbar vor unserer Abreise waren hektisch gewesen. Ich war dabei, meinen Beitrag zu einer extensiven Bibliographie für den Amerikanischen Bibliotheksverband fertigzustellen, die schließlich unter dem Namen *A Guide to Research on North American Indians* veröffentlicht wurde, und außerdem mußte ich unser Haus für die Weitervermietung vorbereiten. Ich bewarb mich um einen Aufenthalt in Neuseeland, weil es unter anderem im Ruf einer besonders progressiven Sonderpädagogik stand. Ich dachte, die Erfahrung, dort zu leben, könnte Adam und auch Sava und Madeline guttun. Wir hatten brieflich vereinbart, ein Haus auf dem Grundstück eines Baptisten-Seminars in einer ruhigen Wohngegend zu mieten, und die Universtität von Auckland hatte mir ein Büro und Bibliotheksbenutzung im Fachbereich für Maori-Studien angeboten.

Ich meldete Adam, Sava und Madeline an der Victoria Avenue-Schule an. Sie wurde von Miss Bishop geleitet, einer peinlich genauen und ziemlich zugeknöpften Schulleiterin. Die Kinder mußten sich an eine Menge Dinge erst gewöhnen – an Schuluniformen mit kurzen Hosen für die Jungen, an eine Reihe neuer Redensarten und Dialektausdrücke, an einen Haufen verkehrter Vorstellungen über nordamerikanische Indianer. Aber der Übergang vollzog sich ziemlich rasch. Die Schule der Kinder war etwas mehr als einen Kilometer Fußweg entfernt, und ich konnte meinen Zeitplan an der Universität so legen, daß ich nachmittags vor ihnen zu Hause war.

Besonders Madeline und Sava gewannen leicht Freunde, so wie es auch schon in New Hampshire gewesen war, aber für Adam war Victoria Avenue einfach eine neue Version von Cornish. Die Lehrer berichteten von genau denselben Problemen – er blieb nicht auf seinem Platz, er war immer nur kurze Zeit aufmerksam, weder beherrschte er die Grundlagen der Mathematik, noch hatte er Allgemeinwissen. Und sie lobten an ihm dieselben wohlbekannten Eigenschaften – ein liebenswürdiges Wesen, Höflichkeit, ein Ausbund an Energie. Er wurde eine Klasse zurückgestuft, machte aber nur sporadische Fortschritte. Er verlief sich mehrmals auf dem Weg nach Hause, obwohl die Schule und das Seminar in derselben Straße lagen, und auf jede neue Erfahrung reagierte er mit zunehmendem Mißtrauen oder mit Gleichgültigkeit. Er war mit den Ausflügen, die wir unternahmen, einverstanden, aber er zeigte kaum eine Reaktion auf die Orte, an die wir kamen, oder auf die Leute, denen wir begegneten. Ich machte die Runde bei den üblichen Spezialisten – Neurologen, Psychologen, Lerntheoretikern –, aber sie brachten mir keine neuen Einsichten.

Selbst auf einer begrifflichen Ebene im weitesten Sinne hatte Adam keine Ahnung, wo er war, und er hatte auch kein sonderliches Interesse, es herauszufinden. Eine Situation war dann angenehm für ihn, wenn sie zur Routine wurde, sie war dagegen beunruhigend und war zu ignorieren, wenn das nicht der Fall war. Mehr als die meisten von uns trug er seine Welt im Kopf mit sich herum und stülpte sie möglichst allem über, dem er begegnete. Begeistern konnte man ihn nur, wenn man Zuneigung zu ihm ausdrückte – für eine Umarmung war er immer zu haben, und wenn er gekitzelt oder in die Luft geschwungen wurde, reagierte er jedesmal überschwenglich –, aber es war unmöglich, ihn in eine Unterhaltung einzubeziehen. Es war wirklich umwerfend, in welchem Ausmaß er Details um sich herum mißachtete. Er hat nie viel von den vielen kleinen Einzelheiten in sich aufgenommen, die für die meisten Leute die Grundlage des gesunden Menschenverstandes ausmachen. Nach sieben Jahren offizieller Schulbildung, das meiste davon mit intensivem, professionellem Nachhilfeunterricht, war er außerstande, auf einen Dollar herauszugeben, einer Schlammpfütze auf seinem Weg auszuweichen oder zwischen einem sauberen und einem schmutzigen Teller zu unterscheiden.

Die Monate in Neuseeland vergingen schnell und für meinen Teil produktiv. Unter dem Vertrag von Waitangi waren die Maoris durch das Gesetz womöglich noch schlechter geschützt als die amerikanischen Indianer unter den Verträgen der Bundesregierung. Und doch beharrte man in einem großen Teil des Landes darauf, daß die Beziehungen zwischen eingeborenen Polynesiern und den Abkömmlingen englischer Einwanderer (im Maori-Dialekt Pakehas oder »weiße Rüben« genannt) bei weitem die besten auf dem Planeten seien, ein leuchtendes Beispiel der Harmonie zwischen den Völkern, dem alle nacheifern sollten. Wir waren in mehrere *Marais* eingeladen, die traditionellen Begegnungshäuser der Maori-Clans, und wir erzählten uns gegenseitig bis spät in die Nacht Geschichten, tauschten Stammesmythologien und Überlebensstrategien, Witze und Rezepte aus. Ich gab eine Reihe von Vorlesungen an den Universitäten in Auckland und Wellington und sammelte schachtelweise Notizen, Photokopien und Zeitungsausschnitte. Während der Schulferien der Kinder reisten wir mit Bahnpässen zusammen mit einem Freund aus Dartmouth überall im südlichen Teil der Insel herum, von den Gletschern zur Meeresküste und von dort zu den Skigebieten. Im Dezember schließlich, im subäquatorialen Hochsommer, flogen wir für eine Woche nach Australien und dann heim in die Vereinigten Staaten.

Ich war froh, wieder zurück zu sein. Was ich in Neuseeland vermißt hatte, war die lässige Geschwätzigkeit der meisten Amerikaner – die ungezwungene Angewohnheit von Fremden, an der Bushaltestelle oder vor der Supermarktkasse mit anderen zu plaudern. Und da von meinem Stipendiumsgeld nicht mehr viel übrig war, als wir in

Los Angeles landeten, redete ich mir ein, daß es Spaß machen würde, den Überlandbus zu nehmen. Ich wollte, so sagte ich mir, »dem Volk« nahe sein, wollte den Pulsschlag meines Vaterlandes fühlen, und außerdem war es spottbillig. Lassen wir mal beiseite, daß wir 19 Gepäckstücke hatten, um die wir uns kümmern mußten. Lassen wir beiseite, daß es keineswegs leicht war, mit Adam zurechtzukommen, und daß Sava und Madeline damals acht und fünf Jahre alt waren. Lassen wir mal beiseite, daß auf der Nordhalbkugel Dezember nicht in der warmen Jahrezeit liegt. Nina, die jetzt mit ihrem Sohn Joshua und ihrer Tochter Natalia in Los Angeles lebte, fuhr uns zur Greyhound-Station und meinte, meine ganze Idee sei eine seltsame Mischung aus Abenteuertum und Volkstümelei.

Die Reise war sehr lehrreich. In diesen ersten dunklen Stunden, als wir die Wüste Richtung Arizona durchquerten, kam mir ein Verdacht, der sich an den vielen folgenden Tagen und Nächten, als wir Richtung Nordosten fuhren, mehrmals erhärtete – mein Verdacht war, daß ein Beamter der Busgesellschaft an jeder Haltestelle nach der merkwürdigsten Person suchte und ihm oder ihr dann eine Freikarte nach irgendwo überreichte. Vielleicht um den anderen, normalen, ruhigen Reisenden eine Show zu bieten? Ich weiß es nicht. Aber es kam unweigerlich jedesmal so, daß Mr. oder Ms. Spinner in nächster Nähe zu den reisenden Dorrises seinen/ihren Auftritt hatte. Ich versuchte Sava und Adam auf den Sitzen direkt vor Madeline und mir zu plazieren, damit ich ein Auge auf sie haben konnte, mich vergewissern konnte, daß Adam keinen Anfall hatte und daß sie sich nachts mit ihren Mänteln zudeckten.

An unserem ersten Reiseabend wurde uns und dem Rest des Busses ein langer Kommentar über die Vor- und Nachteile von Sadomasochismus von einer Frau verabreicht, die diagonal von uns in der anderen Sitzreihe thronte. Ihrer Ansicht nach lag der goldene Mittelweg eindeutig bei ein paar Peitschen und Ketten. Dann war da der Mann mit der hereingeschmuggelten Katze unter dem Hemd. Er mußte in Springfield, Missouri, mit physischer Gewalt hinausgeworfen werden, und dann stand er draußen vor dem Bus und forderte, daß wir, seine Mitreisenden, die Sache beurteilen sollten. Als die Sonne auf der Etappe von Indianapolis nach Louisville aufging, beobachtete ich fasziniert, wie ein aufreizender Transvestit einen vermutlich ahnungslosen Kerl aus Indiana abschleppte. Die beiden baten den Fahrer schließlich – etwas zu spät –, sie an einer einsamen Stelle am Highway rauszulassen, kurz bevor wir den Ohio River überquerten. Ein paar Kilometer lang versuchte ich, mir den überraschten Gesichtsausdruck des Typen aus Indiana auszumalen. Von Pittsburgh bis zur Endstation in Port Authority in Manhattan schienen alle Reisenden außer uns mit riesigen Kofferradios bewaffnet zu sein, die sie in höchster Lautstärke – und auf verschiedenen Kanälen – dröhnen ließen.

Abgesehen von meinem unvermeidlichen steifen Rücken genoß ich jede Minute der Fahrt. Die Kinder und ich aßen an windgepeitschten Haltestellen im westlichen Neumexiko zum Frühstück Chili aus dicken weißen Schüsseln und spielten quer durch Oklahoma pausenlos Nummernschilder-Suchen. Viereinhalbtausend Kilometer lang fiel kein böses Wort zwischen uns vieren. Wir besuchten auf der ganzen Strecke Freunde und Familienmitglieder. Manchmal sahen wir sie nur kurz, bis der nächste Anschluß fuhr, und manchmal blieben wir über Nacht. Als wir am Nachmittag in New York ankamen – eine zweitägige Pause vor unserem letzten Buswechsel –, wünschte ich, die Reise wäre zu Ende, und schlagartig war sie es auch: Die Schlagzeilen der Zeitungen waren voll mit dem Mord an John Lennon, und in einer kalten, rauhen Nacht ließ ich die Kinder bei meiner Tante Ginny und schloß mich Hunderten anderer in einer schweigenden Mahnwache außerhalb des Dakota an, des Apartmenthauses, in dem er gelebt hatte.

An einem Nachmittag kurz vor Weihnachten bestiegen wir einen grün-weißen Vermont Transit-Bus und fuhren durch eine verschneite Landschaft Richtung Norden. Es war vertrautes Terrain –, der Abschluß des Bogens, den wir auf unserer Reise geschlagen hatten. Alle 19 Taschen – gefüllt mit allem möglichen von Cook-Insel-Muscheln bis zu Gesetzeskopien in Zusammenhang mit den Maoris –

berichteten davon. Wir waren gesund, hatten neuen Schwung, waren schon begierig, Skahota, unser Haus, unsere Nachbarn wiederzusehen. Und für mich kam noch etwas dazu: Louise sollte am nächsten Tag ankommen, um ihre Gastprofessur als Schriftstellerin anzutreten.

Sie und ich hatten während der vergangenen sieben Monate wöchentlich miteinander korrespondiert, oft hatten wir unseren Briefen Souvenirs beigelegt. Anfangs schickte sie mir Blätter von der MacDowell Künstlerkolonie, wo sie ihre Manuskripte überarbeitete, und ich erwiderte mit Südsee-Postkarten von ungewöhnlichen Pflanzen und Vögeln. Aber etwas Unerwartetes war geschehen: Jetzt, wo ich zum ersten Mal seit Jahren frei von den Zwängen und Anforderungen meiner Stelle in Dartmouth war, hatte ich begonnen, Gedichte und Kurzgeschichten zu schreiben. Als ich noch in Georgetown studierte, war ich hin und wieder in College-Magazinen veröffentlicht worden, aber meine Arbeit hatte nie viel Aufsehen erregt. Und als ich mich erst einmal auf die Promotion, die anthropologische Forschung in Alaska und eine ganze Lehrstelle eingelassen hatte, schien ich nie die Zeit oder Inspiration zu finden, die man für kreatives Schreiben braucht.

Jetzt wollte ich plötzlich nichts anderes mehr tun. Sicherlich hat mich zum Teil Louises Beispiel angeregt – sie war die erste Person in meinem engeren Freundeskreis, die eine »richtige« Schriftstellerin war. Jedenfalls begann ich, ihr mit meinen Briefen Seiten meiner Aufsätze zu schicken, und sie wiederum schickte mir Gedichte und Geschichten, die sie verfaßt hatte. Welcher Art unsere Freundschaft war und wie sie sich vielleicht entwickeln mochte, wagten wir uns nicht einzugestehen. Wir deuteten sie in diesem Briefwechsel nur vage an; deshalb war es eine Erleichterung für uns, daß wir etwas hatten, auf das wir uns konzentrieren konnten, und wir schrieben lange Kommentare über die Entwürfe des anderen. Von Anfang an waren wir beide offen und ehrlich – wir lobten, was wir mochten, und stellten in Frage, was wir nicht mochten. Und ich mußte einsehen, daß jede Kritik von Louise zwar quälend, aber richtig war.

Ich nahm Adam, Sava und Madeline mit, als ich zum Lebanon-Flughafen fuhr, um Louise von ihrem Flug von Fargo via Boston abzuholen. Ich wollte, daß sie allmählich die Kinder kennenlernte und die Kinder sie. Natürlich erinnerte sie sich von ihren Studententagen her an Adam, und sie hatte Sava und Madeline vor fast einem Jahr auf dem Powwow gesehen. Ich hatte ihr von ihnen erzählt und über sie geschrieben, über Adams Gesundheit und besonders über die Schulschwierigkeiten. Und wenn sie mich besser kennenlernen sollte, konnte das nur zusammen mit den Kindern geschehen. Wir waren eine Einheit, zusammengeschweißt durch Jahre gegenseitiger Abhängigkeit und Zuneigung.

Entweder kam ich zu spät oder das Flugzeug zu früh. Als ich vor der Glaswand des Ankunftgebäudes anhielt, sah ich Louise sofort. Sie war allein, trug einen langen schwarzen Mantel, neben sich einen gelben Metallkoffer und sah in die andere Richtung. Ich zögerte einen Augenblick, beobachtete sie, bevor ich die Tür öffnete. Es war wieder genau wie an jenem Abend, als sie ihre Gedichte vorgetragen hatte. Wir hatten nie ein Rendez-vous gehabt, hatten unsere Zuneigung nie direkt mit Worten ausgedrückt. Ich hatte sie besser aus ihren Erzählungen als in irgendwelcher wirklich gemeinsam verbrachten Zeit kennengelernt. Und wieder konnte ich an nichts anderes denken als daran, ihr die Heirat vorzuschlagen. Ich holte tief Luft. Ich wollte nicht, daß sie mich für verrückt hielt, wollte sie nicht verschrecken. In dieser Nacht, während Adam, Sava und Madeline auf dem Bett in dem Apartment in Hanover schliefen, das sie gemietet hatte, redeten Louise und ich bis vier Uhr morgens über unsere Manuskripte, dann nahm ich die Kinder und fuhr heim. Am nächsten Abend kam sie zu uns nach Hause zum Abendessen und blieb bis drei Uhr morgens – und immer noch redeten wir über redaktionelle Finessen. Eine ganze Weile, so schien es uns, ging das so weiter. Als die Frage der Ehe endlich aufkam, war es nur noch ein Frage des Wann.

Louise Mutter war eine Turtle Mountain Chippewa, ihr Vater Deutsch-Amerikaner, und sie war die älteste von sieben Brüdern und Schwestern, von denen die jüngste nur ein paar Jahre älter war als

Adam. Sie war daran gewöhnt, mit Kindern umzugehen, und so ging sie an ihre bevorstehende Mutterschaft mit Gelassenheit und Enthusiasmus heran. Wir mußten so vieles in unser beider Leben ändern – das Selbstverständnis des Single aufzugeben, war eine der schwerwiegendsten Aufgaben –, daß weder sie noch ich uns große Sorgen um die Einzelheiten machten. Wir liebten einander, sie liebte die Kinder, die Kinder liebten sie. Die Umsetzung in die Praxis würde ganz natürlich folgen.

So viele Jahre hatten mich die Kinder ganz für sich gehabt. Würden sie zögern, einen anderen Erwachsenen auf Dauer in ihrem Leben zu akzeptieren? Eines Abends, nachdem die Kinder und ich ein Abendessen mit Brombeerkuchen als krönendem Abschluß beendet hatten, kam ich auf das Thema zu sprechen. Adam war 13, Sava war neun, und Madeline war sechs.

»Wir müssen über etwas reden«, sagte ich, und Dutzende von TV-Situationskomödien schwirrten mir durch den Kopf. Ich hatte diese Szene so oft gespielt gesehen: die einleitenden Episoden von »Die Bradys« oder »Acht sind genug«; die vielen Fehlalarme in »Eddie's Vater auf Freiersfüßen«. Ich machte eine Pause, während ich auf ihre Aufmerksamkeit wartete, und in der Stille wurde mir bewußt, daß die Situation eine neue Dimension bekommen hatte. Die Ankündigung, die ich gleich machen würde, setzte einen Schlußpunkt hinter ein langes Kapitel meines Lebens. Ich war die längste Zeit alleinerziehender Vater gewesen. Im Verlauf der vergangenen zehn Jahre war das in einem sehr grundlegenden Sinn meine Identität geworden, eine Quelle der Kraft und des Selbstverständnisses, eine Erklärung an die Welt zum Thema »der Mann als Erzieher«, eine Leistung wider alle Erwartung, eine Leistung, auf die ich mich stützte, wenn sonst alles schiefging. Die Entscheidung, Adoptivvater zu werden, war der Teil meiner Vergangenheit, den ich nie bedauert oder noch einmal überdacht hatte. Ohne diesen sicheren Status würde ich im Grunde meine persönliche Vorstellung von mir selbst ganz neu aufbauen müssen. Da gab es kein Leugnen – das Gefühl, das in diesem Moment, mitten in der allgemeinen Aufregung und Vorfreude auf die Zukunft, in mir aufwallte, war heftiger Abschiedsschmerz. Nie wieder würde ich die einzig wichtige Person im Leben meiner Kinder sein. Dieser Augenblick war eine Grenze, die für immer geschlossen sein würde, wenn ich sie erst einmal überschritten hätte.

»Im Oktober«, sagte ich, »werden Louise und ich und ihr alle heiraten. Sie wird hier leben und will eure Mutter werden.«

»Was soll sie essen?« fragte Madeline wie aus der Pistole geschossen und sah besorgt auf das letzte Stück Kuchen, das noch in der Backform lag.

Ich sah meine Tochter an. Verbarg sich hinter dieser Frage eine tiefsitzende Angst? Fürchtete sie, zurückgesetzt zu werden? Ich forschte in Madelines Gesicht. Ihre Augenbrauen waren konzentriert zusammengezogen. Ihr Mund wirkte etwas kampflustig. Ihr Kinn war vorgeschoben. Ihre einzige Angst, stellte ich fest, hatte mit diesem besonderen Stück Kuchen zu tun.

»Wir werden mehr kochen, wenn Louise hier ist«, versicherte ich ihr. »Sie wird dasselbe essen wie wir.«

Madeline lächelte, eine große Last war von ihr genommen.

»Dacht' ich mir schon«, verkündete Sava selbstgefällig. »Ich hab's dir doch gesagt, daß sie's tun, Madeline.« Er war stolz, daß er recht behalten hatte; und er schien unbeeindruckt von irgendwelchen Veränderungen, die dieser Schritt signalisieren könnte.

Ich wandte mich Adam zu, wartete, daß er etwas sagen würde. Er hatte von allen dreien von vornherein am spontansten seine Zuneigung zu Louise gezeigt, aber er war auch das Kind, das am meisten an mir hing. Jetzt übernahm er das Stichwort von seinem Bruder und seiner Schwester und begann wortlos in die Hände zu klatschen, dabei wölbte er die Handflächen als Klangverstärker. Es hallte durch die Luft wie kleine Explosionen, wie das Knallen von Feuerwerkskörpern. Unwiderstehlich... und einer nach dem anderen fielen wir ein.

Im Herbst 1981 zwischen zwei Trauerweiden im frisch gemähten Hintergarten heirateten wir fünf. Mit dabei waren ein paar Freunde, Louises Schwester Heidi und ein Friedensrichter. Wir hatten um eine schlichte Zeremonie gebeten, und die bekamen wir auch – es dauerte alles in allem fünf Minuten, samt dem Teil, den wir selbst beisteuerten, in dem wir versprachen, gut zu den Kindern zu sein und sie versprachen, nett zu uns zu sein. Es war ein sonniger Tag in einem Jahr, wo die bunten Blätter lange an den Bäumen geblieben waren. Louises Mutter hatte ihr Kleid genäht und es von Nord-Dakota hergeschickt, und ich hatte ein Brautbouquet aus Anemonen und Rosen bestellt. Unser Haus quoll von Blumen über – die aufmerksame Gabe einer praktisch denkenden Nachbarin; sie hatte die Blumen von einer Leichenhalle mitgebracht, damit sie dort nicht sinnlos verwelkten.

Adam war das erste der Kinder, das Louise »Mom« nannte, und sobald er irgendwann in diesem ersten Winter damit angefangen hatte, warf er das Wort in jeden Satz ein, den er sprach. Sein Wechsel zurück zur Schule indessen vollzog sich holperiger. Wir waren im Dezember aus dem Südpazifik nach New Hamphire zurückgekehrt, gerade als auf der Südhalbkugel die Ferien begannen. In Neuengland aber war das Schuljahr in vollem Gange; folglich hatten die Kinder nur eine kurze Unterbrechung in praktisch 12 vollen Schulmonaten. Es war unklar, in welche Klasse Adam seinem Wissensstand nach gehen sollte, aber man kam überein, daß er ein weiteres volles Jahr in Cornish verbringen sollte, bevor er mit der High-School beginnen würde. Jeder – Frau Alexion, der Rektor und ich – fühlte, daß diese Extrazeit ihm Sicherheit und ein Gefühl der Geborgenheit geben würde.

In den ersten beiden Jahren unserer Ehe waren wir als Familie voll damit beschäftigt, unsere vielen individuellen Lebenslinien miteinander zu verschmelzen. Entschlossen besuchte Louise Konferenzen bei Savas und Madelines Lehrern und begleitete mich zu mehreren Aufführungen des Schultheaters. Es gab unzählige Sportereignisse, bei denen wir unbedingt anwesend sein mußten, aber an einen Abend erinnere ich mich am besten: Man spielte eine Phantasiegeschichte aus dem alten Rom, und die Mamis und Papis bekamen von ihren Toga-bekleideten Sprößlingen Spaghetti und Traubensaft serviert.

Wir saßen mit anderen Eltern an langen Cafeteria-Tischen im Rathaus und applaudierten, als Verse in stockendem Latein deklamiert wurden. Die Krönung des Abends war ein dramatischer Sketch mit dem Titel *Persephones Dilemma*, in dem die Frühlingsgöttin endlos darüber schwafelte, ob sie nun in der Unterwelt bei ihrem Mann bleiben oder lieber »ein Stockwerk höher« zu ihrer Mutter stoßen sollte.

Ein halbes Jahrzehnt lang hatte Louise von Magazinen und Literaturzeitschriften Absagen bekommen; jetzt wurden ihre Kurzgeschichten endlich veröffentlicht. Damit sie sich ganz dem Schreiben widmen konnte, übernahm ich in Dartmouth einen zusätzlichen Job als Leiter eines Studienprogramms für Erwachsene. Außerdem ergänzte ich unser Einkommen mit gelegentlichen Beratungs- und Vortragsreisen, die mich auf kurzen, intensiven Besuchen zu indianischen Gemeinden bis nach Alaska, Kalifornien und New Mexiko brachten.

Im Dezember 1982 wurde Louise im Gerichtssaal unseres Verwaltungsbezirks rechtmäßige Adoptivmutter meiner Kinder. Ich hörte, wie Adams, dann Savas, dann Madelines Name vorgelesen wurde, hörte sie »Ja« sagen und sah, wie Louise die Kinder nacheinander umarmte. Dann unterschrieben sie und die Kinder Dokumente, die dem Pakt, den wir längst zu leben begonnen hatten, eine feste Form gaben. Meine Augen folgten unterdessen der kunstvollen Holzarbeit, die jede Zimmerwand umrahmte. Die Oberfläche war glänzend gewachst, und die Eckverbindungen waren so nahtlos zusammengefügt, daß das geschnitzte Muster aussah, als sei es ohne jeden Bruch aus einem einzigen riesigen Baum gefertigt worden. Auf dem Heimweg hielten wir an einem Restaurant an, bestellten eine Muschelsuppe und toasteten uns mit dampfenden Suppenlöffeln zu.

Louise war sehr daran gelegen, daß ihre Eltern, Brüder und Schwestern Adam, Sava und Madeline kennenlernten. Also fuhr sie im Juli trotz ihrer Schwangerschaft im dritten Monat mit den Kindern für zwei Wochen auf Besuch nach Nord-Dakota. Sie fuhr unseren alten, klapprigen Chevrolet Malibu und lernte auf der Strecke durch Ontario, Michigan und Minnesota so manchen Mechaniker kennen. Als sie dann im August zurückkehrte, trocknete unsere Quelle aus. Da wir es uns nicht leisten konnten, eine neue bohren zu lassen, schleppten wir wieder sieben Wochen lang die allseits bekannten Milchbüchsen vom randvollen Wassertank der Turnhalle in Dartmouth heran, während wir darauf warteten, daß ein Regen die Quelle auffüllen würde. Wir aßen reichlich Fertiggerichte und Obst, weil wir dann kein Geschirr abspülen mußten.

Als Adam im Frühling 1983 seinen »Abschluß« an der Grundschule in Cornish bekam, konnte er immer noch nicht addieren, subtrahieren, Geld zählen oder zuverlässig die Stadt, den Bundesstaat, das Land oder den Planeten benennen, die zu seinem Wohnort gehörten. Frau Alexion hatte wegen ihres schlechten Gesundheitszustandes Urlaub genommen, und alle waren sich einig, daß Adam zu alt war, um noch einmal eine Grundschulklasse zu wiederholen. Ein Aufschub würde zu nichts führen. Sein nächster Schritt war daher die Stevens High-School in Claremont, New Hampshire, 30 Fahrminuten entfernt.

Eines Juninachmittags hatten Louise und ich zusammen mit Frau Storrs – sie war die neue Sonderpädagogiklehrerin und zufällig die Schwiegertochter von Adams erstem Arzt in Hanover – einen Termin mit dem Lehrerkollegium der Stevens-Schule, um zu erklären, was wir über Adams Lernprobleme wußten. Wir sahen uns einer Gruppe von Leuten gegenüber, die von ihrem Erfolg von vornherein absolut überzeugt waren.

»Ich bin in 20 Jahren noch nie gescheitert«, verkündete eine Frau, die Sozialkunde unterrichtete. »Ich habe eine strikte Regel: Eine Treppe führt hoch, die andere nach unten. Und ich stehe oben und steure den Verkehr.«

Louise und ich sahen einander an. War diese Aussage nun als Faktum oder als Metapher gemeint? Aber angesichts so geballter Erfahrung und Selbstsicherheit wagten wir nicht nachzufragen. Gehorsam füllten wir Adams Kurskarten aus: zwei Stunden Wiederholungskurs, Grundlagen der Mathematik, Staatsbürgerkunde (geleitet von der Frau mit den tadellosen Leistungen), Sport, Englisch. Wir kleideten Adam neu ein, spickten die verbleibenden beiden Sommermonate mit optimistischen Vorausplanungen und drückten die Daumen, daß er nur eine neue Umgebung, mehr Verantwortung, einen neuen Start mit höheren Erwartungen brauchte, um erfolgreich zu sein.

Aber die Sache ging alles andere als glatt. Es begann mit dem Schulbus nach der Schule. An manchen Nachmittagen verpaßte Adam ihn ganz und gar; an anderen stieg er in den falschen Bus ein und fuhr in der Gegenrichtung bis zur Endstation. Jeden Tag um vier Uhr kam die Frage, die Unruhe: Würde Adam zu Hause auftauchen? Würde das Telefon läuten? Mußten wir zum Telefon laufen und ihn aufspüren? Dann war da die Sache mit den Hausaufgaben. Als der Herbst halb vergangen war, hatte Adam eine Klassenarbeit über die Funktionsweise der Regierung zu schreiben. Seine Lehrerin ließ uns eine ernste Mitteilung zukommen, die uns anwies, besonders vier Kapitel mit ihm zu üben. Er *mußte* einfach durchkommen, sagte sie. Der erste Abschnitt behandelte unter anderem Funktion und Aufgabenstellung des Senats.

Armer Adam. Louise und ich arbeiteten dieses ganze Wochenende über wie eine Seilschaft, wir paukten im Tandem Fakten mit Adam, bis wir es nicht mehr aushielten. Wir hätten genausogut Tagalog sprechen können – nichts drang durch. Ich glaube, diese absolute Verständnislosigkeit jagte uns Angst ein. Wir steigerten uns hinein, als sei das einzig Wissenswerte auf der Welt die Prozedur, durch die ein Gesetzentwurf in den Plenarsaal des Unterhauses gelangte. Staatsbürgerkunde bekam für uns die Aura der Wahrheit, und wir waren in einem Wettkampf. Wenn Adam das lernen konnte, was man von ihm als Neuzugang erwartete, dann konnte er auf eine unabhängige Zukunft hoffen. Wir kämpften für sein Leben und verloren jedes bißchen Perspektive, das wir einmal besessen hatten. Wir brüllten, schimpften, bettelten, drohten, wir redeten ihm gut zu, weinten und applaudierten bei jeder zufällig richtigen Antwort. Das Wochenende des Rechtsausschusses war in gewissem Sinne unser letztes Eintreten für Normalität, und dabei wurden wir halb verrückt, wurden unfair, verwandelten uns in die mieseste Sorte Eltern. Am Montag waren Adam und wir völlig neurotisiert, mental ausgemergelt, entmutigt und erschöpft. In seinem Test hatte Adam keine einzige Antwort richtig. Die Lehrerin schickte uns den Testbogen in einem versiegelten Umschlag mit einer weiteren Notiz, diesmal mit dem Logo eines stirnrunzelnden Gesichts: »Hatte ich Sie nicht gebeten, ihm dabei zu helfen?!«

Aber sie bekam ihr Fett ab. Als der Januar vorüber war, schrieb ich einen langen Brief an den Rektor, in dem ich unserer Sorge Ausdruck verlieh, daß Adam unglücklich zu sein schien und wenig Fortschritte machte. Am nächsten Tag klingelte das Telefon.

»Ich habe Ihren Brief bekommen«, verkündete der Rektor. »Er war *getippt.*«

Dieser Nachsatz kam in anklagendem Ton. »Ich habe für nächsten Dienstag eine Konferenz mit allen Lehrern und dem Schulrat unseres Verwaltungsbezirks anberaumt.«

Ich bin nie daraus schlau geworden, warum Schreibmaschine zu schreiben soviel alarmierender ist, als es mit der Hand zu tun, aber mein Brief versetzte das Schulsystem in Alarmstimmung, und die Konferenz war voll besucht. Als wir den Raum betraten, sahen wir uns defensiven, durchaus nicht freundlichen Gesichtern gegenüber und die nächste Stunde hörten wir uns eine Litanei von Adams Mißerfolgen, Versäumnissen, seiner Aufsässigkeit an. Er war unkooperativ, eigensinnig, stur und achtlos. Er vergaß ständig die Zahlenkombination seines Schließfachs, er berührte andere Schüler »in unpassender Weise«, er kam ständig zu spät in den Unterricht, er aß seine Pausenbrote, bevor er zur Schule kam, er blieb nicht sitzen, er fragte nicht, wenn er mathematische Sachverhalte nicht verstand. Als sie Adam auf unseren Vorschlag hin eine Hilfsarbeit in einer Kindertagesstätte besorgt hatten, raufte er sich mit Vierjährigen darum, wer mit den Klötzchen spielen durfte. Doch er hatte die *Fähigkeit*, betonte jeder Lehrer – er entschied sich einfach dagegen, sie zu nutzen. Es ging nicht so sehr darum, daß Adam irgend etwas so schlecht *tat*, sondern daß er eine passive Haltung zum Lernen hatte, desinteressiert war, einen mit seiner intellektuellen Unbeweglichkeit verrückt machen konnte. Sozialarbeiter, Berater, Lehrer und Lehrerkollegium übertrumpften sich gegenseitig darin, ausführlich über ihre fruchtlosen Anstrengungen zu lamentieren, ihre Beschwerden vorzubringen, an unser Mitgefühl zu appellieren.

»Jeden Tag stehe ich zwischen den Schulstunden auf dem Flur im Zweiten Stock«, tönte laut die Stimme der Staatsbürgerkunde-Lehrerin. »Und jeden Tag bricht *er* die Regel, unterbricht den Fluß. Ich sehe diese *Störung*, und immer ist *er* es, der runter geht, wo man rauf gehen soll, und rauf, wo man runter gehen soll. Es bringt alle gegen sich auf. Egal wie oft ich ihn belehre, er macht es falsch.« Die Stimme der Frau zitterte. Sie war völlig verstört.

»Was schlagen Sie vor?« fragten wir. Angesichts dieses aufgestauten Kummers fühlten wir uns bedrückt, fast schuldbewußt. Wir hatten die Frustrationen dieser Leute am eigenen Leibe erfahren, aber daß wir sie von einer Gruppe Menschen hörten, die Monate zuvor noch vollkommen überzeugt von ihren Fähigkeiten gewesen war, entmutigte uns.

»Schicken Sie ihn zu einem Psychologen«, kam es wie aus einem Mund. »Ein-, zwei-, dreimal die Woche. Hier ist jemand, den wir empfehlen können. Jung, voller Ideen, promoviert. Wir haben schon mit ihr gesprochen. Sie wird herausfinden, warum er so widerborstig ist.«

Adam hatte eine einführende Sitzung mit dieser Frau, und dann trafen Louise und ich uns mit ihr und erzählten zwei Stunden lang unsere Version von Adams Geschichte, während sie sich Notizen machte. Schließlich sagte sie, sie sei überzeugt, unserem Sohn helfen zu können. Sie hatte schon viele derartige Geschichten gehört. Sein IQ war dem Test nach im unteren Bereich des Normalen, folglich waren genügend geistige Fähigkeiten da – er *konnte* seine Kurse bestehen. Außerdem mochte er sie, er war bei ihrem Gespräch zutraulich gewesen. Sie hatten gut harmoniert. Er hatte wahrscheinlich eine geringe Selbsteinschätzung, vielleicht rührte das daher, daß er ein

Adoptivkind war. Ihre schlichte Theorie – natürlich nur vorläufig, wie sie betonte –, besagte, daß er nur Ermutigung, Vertrauen, Akzeptanz brauchte. Es war nicht zu überhören, was sie damit sagen wollte, aber wir zuckten längst nicht mehr zusammen. Wenn *wir* Adams Problem waren: toll. Wir konnten uns ändern, konnten zu dem werden, was auch immer notwendig war. Die Psychologin vereinbarte, daß Adam jeden Montag, Mittwoch und Freitagnachmittag bei ihr ausführliche persönliche Sitzungen haben sollte. Louise und ich würden herbeizitiert, wenn es etwas Konkretes zu berichten gab. Und noch etwas: Sie nähme keine Kassen.

Wir gingen wieder einmal ermutigt nach Hause, weil jemand mit Autorität versichert hatte, daß Adams Probleme zu beheben waren. Außerdem waren wir froh, daß Adam ein neues Ventil hatte, um seine Emotionen auszudrücken. Er konnte es wirklich brauchen. Vor ein paar Monaten hatten wir erfahren, daß man bei Frau Alexion im Alter von 30 Jahren Krebs im Endstadium festgestellt hatte. Trotz der Schmerzen ihrer vielen Operationen hielt sie weiterhin den Kontakt zu Adam aufrecht, verfolgte genau sein Programm, bot bis zuletzt ihren Rat an. Schließlich starb sie, von allen, die sie gekannt hatten, schmerzlich betrauert.

Es war für alle eine traurige Zeit, besonders aber für Adam. Frau Alexion war acht Jahre lang seine Lehrerin gewesen, sein Ansporn, sein Applaus, seine Meßlatte, und ihr war mehr als irgend jemandem sonst zu verdanken, daß er in der Schule Fortschritte gemacht hatte.

Monate vergingen, und die einzige Nachricht, die wir von der Psychologin bekamen, erreichte uns in Form von Rechnungen. Wir sahen keine Verbesserungen in Adams Schulleistung, aber was wußten wir schon? Adams Durchbruch konnte unmittelbar bevorstehen, und wir wollten nichts zerstören, indem wir die Dinge überstürzten oder drängelten. Als schließlich im Mai das Frühlingssemester kurz vor dem Abschluß stand und unser Sohn das Klassenziel nur in den Kursen erreicht hatte, in denen grundständige Fertigkeiten gefordert wurden, vereinbarten wir von uns aus einen zweiten Termin.

»Ich freue mich, daß Sie gekommen sind«, begann die Psychologin. »Ich fürchte, ich kann für Adam nichts tun, aber ich glaube, er hatte Spaß an unseren Gesprächen.« Wir warteten, erwarteten mehr, aber das Schweigen im Zimmer zog sich in die Länge.

»Das war's?« verlangte ich zu wissen. »Aber sicher haben Sie irgendeinen Rat. Was ist zum Beispiel mit Sexualerziehung? Wie sollten wir das Thema Sexualität mit Adam angehen? Er kommt gerade in die Pubertät.«

»Das *ist* natürlich ein Thema«, stimmte sie zu.

»Sollte er an der Stevens High-School bleiben? Haben Sie irgendeinen Fortschritt festgestellt?«

Sie schüttelte den Kopf, schloß nachdenklich die Augen. »Das ist schwer abzuschätzen. Er *sollte* eigentlich imstande sein, besser zu arbeiten, aber…«

»Liegt's also an uns?« fragte Louise. »Machen wir etwas falsch?«

»Adam hat Sie sehr gern«, sagte die Frau. »Er ist fast *zu* gut angepaßt, *zu* behütet. Er geht davon aus, daß Sie immer für ihn sorgen. Vielleicht ist das der Grund, daß er nicht mehr seine eigenen Wege geht.«

»Schlagen Sie vor, daß wir seinen Glauben erschüttern sollen?«

»Aber nein. Grundsätzlich ist er ein lieber Junge.« Sie stand auf und signalisierte damit, daß sie dem nichts mehr hinzuzufügen hatte.

»Schicken Sie uns noch einen schriftlichen Bericht und eine Bewertung?« fragte ich. »Nach all diesen Wochen müssen Sie doch ein paar praktische Anregungen haben.«

»Natürlich«, lächelte sie. Ihr schien sehr daran gelegen zu sein, daß wir gingen, also gingen wir. Abgesehen von einer einseitigen Zusammenfassung unserer Unterhaltung und einem Bericht von Adams Testergebnissen – sein IQ blieb stabil auf 65 – haben wir nie wieder etwas von ihr gehört.

Als Adam den ersten Durchlauf der neunten Klasse halb hinter sich hatte, erschien Louises Gedichtband *Jacklight* mit guten Kritiken und eine Woche später wurde unsere Tochter Persia geboren. Im selben Monat sagte ein New Yorker Verleger zu, Louises ersten Roman *Love Medicine* herauszubringen. Mein *Guide to Research* wurde lobend als ein hervorragendes akademisches Buch des Jahres erwähnt. Unser Familienleben war reich, aufregend, unberechenbar, in voller Blüte. Persia war ein glückliches, dankbares Baby, sie war zufrieden, wenn sie in einer Känguruhtasche an Vaters oder Mutters Brust schlafen konnte, während sie schrieben. Adam, Sava und Madeline waren liebevolle große Geschwister, freundlich und aufmerksam.

Im Sommer nach Adams frustrierendem Jahr in Stevens versuchten Louise und ich erfolglos, einen Job für ihn zu finden, und sei es nur, um ihm einen Zeitvertreib zu geben. Er verbrachte zwei Wochen in einem Camp des Christlichen Vereins Junger Männer, aber ansonsten hatte er nichts zu tun, keine echten Interessen außer seinem erklärten Hobby, Holz zu stapeln. Er ging in einer oberflächlichen Art an die verschiedenen Hausarbeiten heran, die wir ihm zuwiesen, bis wir durch Zufall auf eine Arbeit stießen, die ihn völlig in Anspruch nahm: die Kletten zu jäten, die sich auf unserem Grundstück ausbreiteten, obwohl wir uns unermüdlich abmühten, ihren unaufhaltsamen Vormarsch über die Felder zu uns zu stoppen.

Wir machten Adam klar, wie wichtig sein Beitrag sei. Ohne seine Hilfe, sagten wir, würde unser Grundstück von dem stachligen Unkraut überwuchert. Und Adam übernahm diese Arbeit mit einem Eifer, den wir an ihm nicht kannten. Wenn er sich erst einmal einer Aufgabe zugewandt hatte – das hatten wir zuvor schon beobachtet –, stürzte er sich mit einer solchen Monomanie darauf, daß er oft vergaß zu essen und sich so verausgabte, daß er fast vor Erschöpfung umkippte. Mäßigung war ein Mittelweg, den er nicht kannte, und es war genauso schwer, ihn bei der Arbeit zu bremsen, wie es anfangs schwer gewesen war, ihn in Gang zu setzen. In diesem Sommer wurde der Kampf gegen die Kletten zu seinem Kreuzzug. Manchmal schlich er sich noch spät abends vom Haus weg, um Keimlinge zu suchen, und es gab Morgen, wo er seine Patrouille vor dem Morgengrauen begann. Aber Kletten waren ein würdiger Gegner. Egal wie viele Schubkarrenladungen der hellbraunen Stengel Adam auf den Abfallhaufen kippte, es gab immer noch mehr kräftige Pflanzen zum Ausgraben.

Ende August trafen Louise und ich uns mit dem Rektor der Schule in Cornish – die verwaltungsmäßig immer noch »verantwortlich« für Adam war –, und er schlug vor, unseren Sohn an einem Berufsausbildungsprogramm der Schule Hartford High in Vermont teilnehmen zu lassen. Dort würde er zu einer kleinen Gruppe Schüler gehören, die alle das eine oder andere Handicap hatten. Wir trafen uns mit dem Direktor, Ken Kramberg, einem besonnenen jungen Mann. Er überraschte uns damit, daß er tatsächlich zuhörte, was wir zu sagen hatten. Das erste, was er uns fragte, war, ob es uns wichtig sei, daß Adam schließlich ein High-School-Abschlußzeugnis bekäme. Wären wir zufrieden, wenn er nach vier oder fünf Jahren eine Teilnahmebescheinigung erhielte und eine Ganztagsstelle annehmen könnte?

»Nachdem ich mir seine Testergebnisse angesehen und mit Adam gesprochen habe, glaube ich, er hat eine echte Chance, als Erwachsener ein weitgehend unabhängiges Leben zu führen«, sagte Ken. »Aber ich würde nicht drauf wetten, daß er jemals in Geometrie durchkommt.« Ken war die Stimme der Vernunft, und wir waren von seinem Programm überzeugt.

Die Philosophie von Hartford High war praktisch, dem Ansatz mit dem unsäglichen Rechtsausschuß genau entgegengesetzt. Außer einigen »Kopf«-Unterrichtsstunden würde Adam umfangreiche, tägliche Kurse in »Lebenstüchtigkeit« bekommen: Wie man im Lebensmittelladen einkauft, wie man mit einer Waschmaschine umgeht, einfache Mahlzeiten kocht, einen Antrag ausfüllt, Bus fährt, sich seine Kleidung zusammenstellt und sich die Nägel schneidet, ohne daß einen jemand daran erinnert. Nach rund einem Jahr würde er in Teilzeitstellen untergebracht und dabei vor Ort von Schulmitarbeitern überwacht werden. Adam würde im Turnus eine Vielzahl möglicher Beschäftigungen ausüben, für die er sich schließlich qualifizieren konnte: als Lagerarbeiter, Grundstückspfleger, Arbeiter am Montageband, oder als Küchengehilfe. Man würde nach einem gemeinsamen Nenner zwischen seinen Interessen und seinen Fähigkeiten suchen, und wenn man den gefunden hatte, würde das Training intensiv und spezialisiert werden. Das Ziel, das er dann mit 21 erreicht haben sollte, war eine regelmäßige Gehaltsüberweisung, eine Wohnung, ein Start in ein befriedigendes Leben.

Es war eine lange Fahrtstrecke zwischen Cornish und Hartford – Adam mußte das Haus um 6.15 Uhr verlassen und kam erst nach 17.00 Uhr wieder nach Hause, aber wir stellten fest, daß sich seine innere Haltung fast sofort verbesserte. Daß wir keinen Abschluß mehr anstrebten, bedeutete zuerst einmal, daß er keine Hausaufgaben mehr machen mußte, und das allein nahm eine Menge Spannungen und Frustration von der Familie. Von der Schufterei und der Verzweiflung des Vorjahres befreit, hatten Louise und ich plötzlich wieder unsere freien Abende und Wochenenden – die wir mit den anderen Kindern und miteinander verbringen konnten. Wir fühlten uns energiegeladen und enthusiastisch. An die Stelle des Stachels unentwegten Scheiterns, den wir genauso spürten wie unser ältester Sohn, trat gemäßigte Erwartung, Optimismus, ein Gefühl, daß wir zu guter Letzt doch auf der richtigen Spur waren. Als Pallas, unsere dritte Tochter, im April 1985 geboren wurde, schien unser Familienalltag vorläufig ein wenig Ausgeglichenheit erreicht und eine Richtung bekommen zu haben. Und wir genossen es.

Als ich 1982 anläßlich eines Vortrags an der Universität von Minnesota in den Zwillingsstädten war (gemeint sind Minneapolis und St. Paul, Anm. d. Übers.), absolvierte ich einen Höflichkeitsanruf bei Stan Shepard, der für das Programm der Bush-Stiftung zuständig war. Das Indianische Studien-Programm in Dartmouth hielt ständig Ausschau nach neuen Finanzierungsmöglichkeiten, und Bush stand im Ruf, ein Interesse für die gehobene Bildung bei Indianern zu haben. Unser Gespräch brachte meinem Programm zwar keine Subventionen ein – die Stiftung begrenzte ihre menschenfreundlichen Aktivitäten auf die Staaten im oberen Mittelwesten –, aber es führte zu einer Einladung, die mein Verständnis von Adams Zustand tiefgreifend und bleibend beeinflussen sollte.

Stan schlug vor, daß ich ihn auf mehreren seiner bevorstehenden Reisen in die Reservate Süd-Dakotas begleiten sollte. Es gehörte zur Politik der Bush-Stiftung, daß ihre Mitarbeiter mit jeder Organisation, deren Bewerbung um finanzielle Unterstützung anhängig war, vor Ort eine Unterredung führten. Dabei wurden sie von einem oder zwei unabhängigen Beratern begleitet. Zwar war ich keineswegs ein Experte in Stammesfragen von Süd-Dakota, aber ich hatte akademische Referenzen und einige Erfahrung in allgemeinen indianischen Angelegenheiten.

Ich freute mich über die Gelegenheit, den Westen zu besuchen, die Unterrichtsroutine unterbrechen zu können. Ich vermißte die Gesellschaft erwachsener Indianer, vermißte den Staccato-Rhythmus der Sprache, ihren liebenswürdigen Humor, hatte Freude an den langen Fahrten durch fast menschenleeres Land. Wenn man eine Weile in einer Stammesgemeinde in Nordamerika gelebt hat, kann man sich in jedem Reservat heimatlich fühlen. Louise schrieb in unserem Farmhaus und saß dabei auf einem hohen Stuhl vor einem Schreibtisch, der aus einer übriggebliebenen Tür gezimmert war. Die Kinder waren alle in der Schule. Als die Einladung der Bush-Stiftung kam, konnte ich daher zum ersten Mal seit zehn Jahren ganz ohne Sorge oder Schuldgefühle eine interessante Aufgabe annehmen, für die ich über Nacht fort bleiben mußte.

Das Holiday Inn in Rapid City könnte genauso gut 10 000 Kilometer von dem Dorf Pine Ridge in dem riesigen Sioux-Reservat gleichen Namens entfernt liegen, aber an guten Tagen braucht man mit dem Auto nur zwei Stunden, um von einem der beiden Orte zum anderen zu gelangen. Als Stan und ich an diesem Vorfrühlingsmorgen losfuhren, war die Straße der wärmste Fleck ringsum, ein nasser, schwarzer Filzstiftstrich, auf dem der Schnee schneller geschmolzen war als auf dem verlotterten Gelände, das sich nach allen Seiten ausdehnte. Die Straße nach Süden schlängelt sich durch einen Zipfel der Badlands, entlang ausgezackter Bäche, und zieht sich unter steil aufragenden Felsvorsprünge durch, die in kalten oder trockenen Jahreszeiten so kahl sind wie jede Wüste.

Und doch brodelte überall das Leben. Präriehunde richteten sich wie Wachposten auf, um unseren Leihwagen näherkommen zu sehen, dann stürzten sie sich so spät in Deckung, daß wir erst nach einem kurzen Blick in den Rückspiegel wußten, daß sie davongekommen waren. Die Silhouetten von Hirschen tauchten dann und wann auf den randwärts gelegenen Hügeln auf, wie zierliche dunkle Scherenschnitte hoben sie sich gegen den Himmel ab. Über uns zeichneten Adler und Rotschwanzbussarde Tangenten in den Kreis des sich auflösenden Horizonts, der auf den High Plains oder am Meer so perfekt die Krümmung der Erde beschreibt. Auf den verpachteten Feldern weideten Rinder, ihre Nasen auf den Boden gesenkt, ihre glänzenden Lippen zu einem Lächeln zurückgezogen, so daß die Zähne das gefrorene Gras abschaben konnten. Man hatte Stan und mir gesagt, wir sollten nach Gabelantilopen und Wapitis Ausschau halten, aber wir sahen statt dessen nur Klapperschlangen, platt wir Karton, eine erstarrte Schlangenparade. Verkatert nach dem langen Winter, eingelullt von der Sonne, hatten sie auf diesem Nord-Süd-Highway gedöst und waren unter den Rädern vorbeirasender

Kleinlastwagen, Lastzüge, tiefliegender uralter Pontiacs zerquetscht worden, die von einem gottverlassenen Fleck zum anderen rauschten.

Die einzigen Sender, die wir einwandfrei empfangen konnten, waren der Landfunk und die westlichen und nationalen Sender des öffentlichen Rundfunks, ein seltsamer Konkurrenzkampf zwischen Herz und Geist, die sich auf unserer langen Non-Stop-Fahrt irgendwie gegenseitig ergänzten. Wir hatten genug Zeit für beides. Wir überquerten die Grenze des Reservats, eine unsichtbare Trennungslinie dicht neben dem Long Branch Saloon in Scenic, dem einzigen Unternehmen auf der ganzen Strecke. Es war eine Kombination aus Bar und Warenhaus; wie eine unversöhnliche Erinnerung hatte man ein Schild beibehalten, das Indianern den Zutritt verbot, und ein anderes, das drinnen den Verkauf von Perlenarbeiten ankündigte. Hinter dem Gebäude dehnte sich ein Wirrwarr verbeulter Autos aus; ihre leuchtenden Lacke verblaßten in Wind und Wetter zu einem Einheitsfarbton.

Unser Ziel war ein Rehabilitations- und Behandlungszentrum für Teenager mit »medikamentösen Abhängigkeiten«. Dem Unterstützungsantrag bei der Bush-Stiftung zufolge war dies die einzige Einrichtung ihrer Art in den Reservaten von Nord- oder Süd-Dakota, Nebraska, Wyoming oder Montana. Das Projekt Phoenix hatte nicht einmal 20 Betten, eine Kapazität, die bei weitem nicht dem Bedarf entsprach. Ihre Bewohner wurden von Stammesgerichten eingewiesen – Jungen und Mädchen, die mit 14 oder 15 schon nicht mehr weiter wußten. Diese Kinder waren nicht nur von Alkohol oder konventionellen Drogen abhängig, sondern auch von jenen in Reservaten so populären Rauschmitteln, auf die man sich nur in Gemeinden einließ, die so arm waren, daß sie sich nichts anderes leisten konnten: »Schnüffeln«, Einatmen der Dämpfe aus Benzintanks, von Klebstoff, farblosem Nagellack, billigem Parfüm, von Brennspiritus. Das waren die harten Fälle unter den Kindern, es waren diejenigen, die nirgendwo anders hingehen konnten, und die Warteliste wurde ständig länger. Mit den Budgetkürzungen für das indianische Gesundheitswesen, die schon unter der neuen Reagan-Administration begonnen hatten und sich bald verdoppeln, verdreifachen sollten, war das Projekt Phoenix die Endstation. Entweder man ging hierher, oder man schlief in Schrottautos. Entweder man ging hierher oder in das Stammesgefängnis mit nur einer Zelle, in der Erwachsene und Jugendliche gemeinsam untergebracht waren, gleichgültig, welches Vergehen man ihnen anlastete. Entweder hierher oder nirgendwohin.

Als wir auf Kyle zufuhren, gingen Stan und ich die alptraumhaften Statistiken des Antrags noch einmal durch. Konnte die Krise wirklich so verhehrend sein? Sprach da nur ein gerissener Verwalter, der wußte, wie man bei einer Stiftung auf die richtigen Knöpfe drückt? Wir meinten, keine Illusionen über die extreme Armut in Pine Ridge, Cheyenne River, Rosebud zu haben und doch... die Zustände, wie sie in dem Text geschildert wurden, klangen, als stammten sie aus *Das Inferno*. Das war Amerika, das waren die selbstbewußten 80er Jahre unter Reagan. Pine Ridge hatte aus der Sicht des Obersten Gerichtshofes der Vereinigten Staaten den Status einer Nation, hatte zu Washington eine Beziehung wie von einer Regierung zur anderen.

Wir bogen auf eine mit Schlaglöchern übersäte Straße ab, die zum Gefängnis führte, einem kleinen, kompakten modernen Gebäude mit einer Fassade aus Backstein und Glas. Daneben, als sollten unsere eben ausgesprochenen Worte unterstrichen, unsere eben ausgedrückten Zweifel entkräftet werden, standen eine verkommene Ansammlung verbeulter Wohnwagen, ein Fertigbauhaus, ein paar geparkte Kleinlastwagen. Über dem Eingang, einer zusammengezimmerten Holzplattform mit einer Fußmatte darauf, hing ein Schild, PROJEKT PHOENIX. Der Direktor, ein lächelnder Sioux von etwa 40 Jahren, kam heraus und begrüßte uns. Er trug eine Brille und hatte eine Brusttasche voller Kugelschreiber, eingewickelt in Plastik, um das Hemd vor Tintenflecken zu schützen. Die Mitarbeiter seien in Sorge um uns gewesen, sagte er. Sie hätten uns früher erwartet. Uns zu Ehren hätten sie ein Essen vorbereitet, wir sollten am besten bald essen, sonst verdürbe es.

Stan entschuldigte sich – wir hatten die Fahrzeit unterschätzt – und wir folgten dem Mann durch die Tür in das, was er den Gemeinschaftsraum nannte. Das Zimmer wurde alternativ für Gruppenberatungen und als Fernsehzimmer genutzt, für die Anmeldung und zur Erholung. Der Raum war menschenleer. Entlang den Wänden standen billige Sofas und Plastikstühle. Kaffeetische waren mit sauberen Aschenbechern und säuberlich gestapelten Zeitschriften beladen. Der Linoleumboden blitzte sauber: Man hatte uns in der Tat erwartet. An den verschalten Wänden hingen Poster – oft mit indianisch aussehenden Gestalten darauf –, die vor jeder Art Sucht warnten.

Hinter uns hörte ich ein Geräusch und trat zur Seite, um drei Jugendliche durchzulassen – »Klienten« nannte sie der Direktor. Sie schenkten unserer Anwesenheit keine Beachtung, schalteten den Fernseher ein, ließen sich in Stühle und auf Sofas plumpsen und starrten geradeaus.

Ich starrte ebenfalls. Sie hätten Adams Zwillingsbrüder sein können. Sie ähnelten ihm in jedem Gesichtszug, in jeder Geste, im Körpertypus. Sie kamen aus Lebensumständen, die denkbar anders waren als ein Farmhaus aus dem 18. Jahrhundert im ländlichen New Hampshire. Sie hatten Familienkrisen, Gewalt, Mißhandlungen knapp überlebt – sonst wären sie nicht im Projekt Phoenix –, und Adam war nach seinen ersten drei chaotischen Jahren behütet, als »etwas Besonderes« bezeichnet, in jeder Entwicklungsphase überwacht worden. Und doch war etwas mir geradezu unheimlich Vertrautes an diesen drei Jungen – ihre Gesichtsausdrücke und Körperhaltungen, ihre Programmwahl im Fernsehen, wie sie ihr Umfeld außer einigen wenigen Elementen völlig ausblendeten. Die Übereinstimmungen schienen zu groß, als daß sie reiner Zufall hätten sein können. Die Ähnlichkeiten waren auch nicht oberflächlich, waren nicht damit zu erklären, daß diese Jungen und Adam derselben ethnischen Gruppe angehörten. Irgendein gemeinsamer Nenner war unübersehbar – genauso deutlich, als wenn in einer Menschenmenge nur ein paar Leute blaue Haut hätten, zwei Meter groß wären oder eine Sprache sprächen, die niemand sonst verstünde.

Der Direktor sah meine Verwirrung und warf mir einen fragenden Blick zu.

»Ich habe einen Sohn«, erzählte ich und holte ein Photo aus meiner Geldbörse.

Er sah sich das Bild genau an, nickte und reichte es zurück. »Auch FAS, ey?« fragte er.

Die bürokratische Welt indianischer Angelegenheiten ist voll von Dreibuchstaben-Kürzeln – BIA, HEW, JOM – aber das hier war neu für mich.

»FAS?«

»Fetales Alkohol-Syndrom«, sagte er. »Die meisten Kinder, die wir reinbekommen, sind FAS oder FAE – Fetaler Alkohol-Effekt. Sie kommen aus Alkoholikerfamilien, Mütter, die getrunken haben. Ihre Frau auch?«

»Er ist adoptiert«, antwortete ich. »stimmt, seine Mutter hat getrunken. Aber er war noch sehr klein, als er zu mir kam.«

»Tut nichts zur Sache. Es gibt nicht viele FAS, die nach einem gewissen Zeitpunkt noch bei ihren leiblichen Müttern leben, oder wenn sie's tun, dann kriegen wir sie nicht zu sehen. Was der Alkohol anrichtet, passiert vor der Geburt des Kindes.« Er nahm sich Adams Photo, das ich immer noch in der Hand hielt.

»Sehen Sie die Augen?« machte er mich aufmerksam. »Den kleinen Kopf? Sehen Sie, wie dünn er ist? Wie alt ist er, 13 oder 14? Wenn man's nicht besser wüßte, würde man ihn für viel jünger halten.«

Ich verstand, was der Mann meinte. Er hatte in jeder Hinsicht recht. Ich sah auf die Jungs zurück, die sich aufs Sofa geflegelt hatten. In ihrer fixierten Konzentration auf das Fernsehprogramm standen ihre Münder offen – auf eine Art, die mir nur zu vertraut war.

»Haben diese Jungen, die zum Projekt Phoenix kommen, Lernprobleme?« fragte ich. »Haben sie Schwierigkeiten mit so etwas wie Geld?«

Der Direktor lachte, nicht unangenehm, aber auch nicht wirklich humorvoll. »Meinen Sie das als Witz?« sagte er. »Geld. Zeit. Sie sagen es. Und das Schlimmste ist, sie lernen nicht aus Erfahrung. Wir schulen sie, wir machen Beratungsgespräche mit ihnen, arrangieren für sie eine Berufsausbildung, alles mögliche eben, und in ein paar Wochen oder schon nach drei Tagen schickt sie das Gericht zu uns zurück. Dieselbe Geschichte. Sie haben gestohlen. Geschnüffelt. Sie haben sich nicht bei ihrem Bewährungshelfer zurückgemeldet. Haben ihre Spielchen mit Mädchen gemacht, die das nicht mochten.«

»Und was funktioniert dann bei ihnen?« fragte ich, bereit, nach Hause zu fahren und auszuprobieren, was immer er vorschlug.

»Was bei ihnen funktioniert?« wiederholte er. »Was funktioniert? Nicht eine von diesen ganzen verdammten Methoden!«

Eine Frau kam aus der Küche, lächelte und rief uns zum Essen, das sie mit anderen zubereitet hatte. Man hatte drei Tische zusammengeschoben, und auf ihnen war ein komplettes traditionelles Erntedankmahl aufgetischt: gefüllter Truthahn, Kartoffelpüree, Preiselbeersauce, Wackelpeter mit Früchten, aufgeschnittenes Brot und Margarine in einem leuchtendgelben Becher. All das wurde mit der bescheidenen Großzügigkeit und Gastfreundlichkeit angeboten, die den traditionell lebenden Indianern eigen ist, eine Großzügigkeit gegenüber Gästen, die tief verwurzelt, aber auch natürlich ist, eine Verherrlichung von Werten, die für uns um so überraschender kam, als wir ihr an diesem Ort überwältigender Not begegneten. Jedes Gericht war mit Sorgfalt zubereitet und schmeckte köstlich, aber ich mußte mich zum Essen zwingen. Immer wieder warf ich durch die Tür einen Blick auf die Jungen vor dem Fernseher – wegen des beengten Platzes würden sie ihre Mahlzeit später mit den anderen Klienten bekommen. Und ich sah immer wieder Adam vor mir. Ich wußte nichts über FAS als das, was der Direktor mir von sich aus erzählt hatte, aber an diese drei Buchstaben klammerte ich mich, als seien sie der Schlüssel zum Verstehen. Wenn ich nach Dartmouth zurückfuhr, würde ich ihnen auf den Grund gehen.

Im Lauf der nächsten drei Jahre besuchte ich viele Dakota-Reservate für die Bush-Stiftung – Pine Ridge, Rosebud, Standing Rock, Turtle Mountain, Devil's Lake, Crow Creek –, und ich konnte mich immer schwerer mit dem Kontrast zwischen den trostlosen Zuständen, die ich im Westen beobachtete, und der geschönten akademischen Abgehobenheit von Dartmouth abfinden. Intellektuelle Neutralität hat etwas Luxuriöses und Arrogantes an sich. Dieselbe begehrte »Objektivität«, die ein Campus-Kommittee für ethische Fragen, dem ich angehörte, dazu brachte, formell auf »sofortige« Entscheidungen zu verzichten, stand als bequemes Bollwerk gegen alle verwirrenden Störungen, die den Fluß objektiver Gedankengänge unterbrechen könnten. Es liegt in der Natur der akademischen Bildung, daß sie danach strebt, über der Ebbe und Flut der täglichen Ereignisse zu stehen, den Überblick zu bewahren. Da ist kein Platz für die Schmerzgepeinigten, die Verzweifelten, die Hysterischen.

Die ideale Gemütsverfassung ist eine heitere. Also schützte ich mich mit oberflächlichen Entgegnungen, wenn ich aus der Armut und den wuchernden wirtschaftlichen und gesundheitlichen Krisen, die das Leben der Indianer in den Ebenen des Nordens bestimmten, ins Klassenzimmer zurückkehrte. Es hätte keinen Zweck, wenn ich auf die Studenten, die vor mir aufgereiht saßen, Schimpfkanonaden losließe. Sie waren im großen und ganzen die Söhne und Töchter der Privilegierten, erfreuten sich einer blühenden Gesundheit, trugen Kleidung nach dem letzten Schrei. Die Probleme, über die sie mich um Rat fragten, waren meistens herrlich lösbar. Jedes Gefühl für eine Realität, die über ihren Erfahrungshorizont hinausging, mußte man ihnen erst beibringen, in nicht bedrohlich wirkender Sprache formulieren, wenn man damit Gehör finden wollte. Unspezifische Schuldgefühle waren natürlich leicht zu erzeugen, aber ebenso leicht wurden sie von den Studenten auch wieder abgelegt – beim Bummel zur nächsten Vorlesung, zu ihren Aerobic-Kursen, zur Mensa. Ganz tief drinnen waren sich diese gutwilligen jungen Männer und Frauen bombensicher, daß das Elend dieser Welt nicht ihre Schuld war. Auf jeden Fall sorgten ihre Stundenpläne dafür, daß jeder Dozent, jede Dozentin ihnen sein oder ihr ganz besonders wichtiges, zentrales Anliegen eindringlich ans Herz legte. Sie hatten gelernt vorsichtig zu sein, Gefühlsstürme zu verweigern.

Selbst die indianische Studentenorganisation ging nur bedächtig an die Forderungen heran, die sich aus Krisen in entfernten Reservaten ableiteten. Das Zulassungamt hatte seine Techniken seit den frühen 70ern perfektioniert, und die Indianer, die in Dartmouth immatrikuliert waren, stammten jetzt oft aus wohlhabenderen Familien und hoben sich weniger von ihren Mitstudenten auf dem Campus ab. Der Anteil der Studenten, die ihr Studium abbrachen, war niedrig. Dafür hatten die Studentenverbindungen reichlich Mitglieder, und die täglichen Kümmernisse vieler Studenten waren weit entfernt von jener Wut, die ich jedesmal empfand, wenn ich eine Rundreise nach Rapid City oder Pierre hinter mir hatte. Ich verlor die Geduld mit ihnen und damit für ein Jahr meine Glaubwürdigkeit: Auf einem Treffen hatte ich die Gruppe allzu leidenschaftlich ermahnt, den Löwenanteil ihres Veranstaltungsbudgets für eine themenbezogene Konferenz oder direkt für ein gemeindeeigenes Projekt für vernachlässigte Kinder zu spenden, statt das alljährliche Mai-Powwow überzufinanzieren.

Es sah ganz so aus, als ob ich mich immer mehr von der internen Nabelschau der Elite-Universität löste, je mehr ich mich in den katastrophalen Notstand des Fetalen Alkohol-Syndroms unter den Indianern vertiefte. Für viele in Hanover, New Hampshire, konzentrierte sich – nach über einem Jahrzehnt voller Diskussionen – die brennende Frage zum Thema Indianer immer noch auf den Spitznamen, den man einmal den Sportmannschaften gegeben hatte. Jedes Jahr mußte man neue Generationen von Studienanfängern zu der Einsicht »erziehen«, daß es unpassend war, das Abbild eines unterdrückten Volkes in eine Karikatur zu verwandeln, in ein negatives *oder* positives Klischee, nur um sich in der Halbzeit gut zu amüsieren. Schon 1974 hatte der Vorstand offiziell dieser Auffassung beigepflichtet und jeden offiziellen Gebrauch des Emblems verboten. Doch einige Ehemalige und ein paar Studenten protestierten gegen diese angebliche Einschränkung ihres Rechts, unsensibel zu sein, wenn ihnen danach zumute war, und gingen stolz mit indianerkopfgeschmücktem Zubehör hausieren: mit Fußmatten, verzierter Kleidung und Anstecknadeln. Sie nahmen Abstimmungen vor, verteilten an Straßenecken Unterschriftenlisten und bemalten sich sogar selbst mit Zickzackstreifen aus Fettfarbe, um ihre Position geltend zu machen.

Solche vorsätzliche Ignoranz war für einige, für Indianer wie Nicht-Indianer, schwer zu ertragen. Aber wenn ich Pine Ridge damit verglich, wurde die Sache für mich zur Lappalie. Anfang Oktober kehrte ich per Flugzeug von einer Exkursion zurück und ging direkt nach meiner Ankunft zum Campus, um meinen Unterricht vorzubereiten. Ich kam von einer Einrichtung in der Nähe des Dorfes Porcupine, die sich der Behandlung kleiner Jungen verschrieben hatte, die von betrunkenen Erwachsenen sexuell mißbraucht worden waren. Seit meiner Rückkehr hatte ich noch mit niemandem gesprochen. Die Einrichtung wurde von einem römisch-katholischen Priester geleitet, der aus bürokratischen Gründen bald von seinem Orden versetzt werden sollte. Keiner der Beteiligten konnte diese Gründe nachvollziehen, und obwohl das Bedürfnis nach so einer Einrichtung groß war und weiter zunahm, würde diese Zufluchtsstätte wahrscheinlich bald aus Geldmangel geschlossen werden.

Als ich meine Vorlesungsnotizen durchwühlte und versuchte, eine zweistündige Erklärung über die politischen Hintergründe der Irokesen-Konföderation zu konstruieren, klopfte es an meine Bürotür. Ich öffnete und sah drei ältere Männer vor mir. Auf ihren Gesichtern lag ein strahlender und erwartungsvoller Ausdruck. In Gedanken immer noch auf die Sitten im Reservat eingestellt, beugte ich mich automatisch ihrem fortgeschrittenen Alter, bat sie einzutreten und streckte ihnen meine Hand entgegen. Aber sie blieben, wo sie waren.

»Sind Sie Professor Dorris?« fragte der mittlere von ihnen.

»Ja«, lächelte ich.

»Na denn«, er warf seinen beiden Begleitern einen Blick zu, und dann öffneten alle drei gleichzeitig ihre Mäntel, enthüllten T-Shirts mit Indianersymbol und riefen im Sprechchor »Wah Hoo Wah« – das ehemalige Anfeuerungsgeschrei des Indianer-Fußballclubs von Dartmouth.

Wie sahen uns an, keinen halben Meter voneinander entfernt und doch in verschiedenen Welten. Die alten Akademiker waren zufrieden mit sich: Sie waren früh aufgestanden, hatten sich angezogen mit der Absicht, jemanden zu kränken, und hatten sich in die Höhle ihres Quälgeistes gewagt. Auftrag ausgeführt. Was würde ich wohl *dazu* sagen, fragten ihre Augen.

Ich trat einen Schritt zurück und schloß die Tür. Mit der Post hatte ich Bewerbungsunterlagen von der Rockefeller-Stiftung für ein einjähriges unabhängiges Forschungsjahr bekommen. An diesem Tag füllte ich die Unterlagen aus und beantragte Unterstützung für eine Vollzeit-Forschungarbeit über das Fetale Alkohol-Syndrom und seinen Einfluß auf einige der Reservats-Gemeinden, die ich besucht hatte. Ich rief Louise an und bat sie um ihre Zustimmung, dann beantragte ich beim Dekan offiziell meine Beurlaubung.

Im folgenden Winter wurde ich zum ordentlichen Professor befördert, *Love Medicine* hatte entgegen der allgemeinen Erwartung den National Book Critics Circle Award für Prosaliteratur erhalten. Ein Entwurf von Louises zweitem Roman, *The Beet Queen*, war fertiggestellt, und mein Rockefeller-Stipendium war bewilligt. Ich verdiente noch etwas dazu, indem ich 50 Personen dreimal pro Woche in der Turnhalle in Hanover in Aerobic für Fortgeschrittene unterrichtete. Und ich hatte einen eigenen Roman begonnen: *A Yellow Raft in Blue Water* (Gelbes Floß auf blauem See).

Louise und ich vertieften uns immer mehr in die Schreiberei des anderen, von der Konzeption der Romanfiguren bis zum Endlektorat eines Manuskripts – aber mit dem leeren Blatt Papier oder dem leeren Bildschirm des Textverarbeiters vor sich mußte jeder allein fertigwerden. Bis aber dann irgendein Entwurf das Haus verließ, hatten wir – nach so mancher hitzigen literarischen Debatte – in jedem Wort Übereinstimmung erreicht. Das Ergebnis war, daß wir uns für jedes Buch beide verantwortlich fühlten und daß wir uns um jeden Artikel, jedes Gedicht, jede Rezension oder Geschichte, die veröffentlicht wurde, sorgten, egal wer als Autor daraufstand. Wir kannten jeden Absatz auswendig, so oft war er umgeschrieben und überarbeitet worden.

Eines Abends im April entfalteten Louise und ich nach dem Abendessen eine Karte des mittleren Westens und ringelten die Orte ein, die für uns als Wohnort während der 12 Monate meines Stipendiums ab August in Frage kamen. Wir wollten einen Standort, der einigermaßen in der Nähe von Louises Familie und in der Nähe der Reservate lag, die ich besuchen mußte. Es sollte ein Ort mit einer akademischen Bibliothek sein, mit Zugang zu einem Flughafen, mit einer guten Kindertagesstätte für Persia und Pallas und nicht zuletzt mit einem ausgezeichneten Schulzentrum, von dem Sava und Madeline profitieren würden und wo Adam die Art Unterricht fortsetzen konnte, die er in Hartford begonnen hatte – all das wies auf eine Collegestadt hin. Wir zogen Kreise um Missoula in Montana, Winnipeg in Manitoba, St. Paul, Bemidji und Northfield in Minnesota, Fargo und Grand Forks in Nord-Dakota und Rapid City in Süd-Dakota. Dann nahmen wir Kontakt zu Freunden und Kollegen in diesen Städten auf, um herauszufinden, ob sie uns bei der Suche nach einer großen möblierten Mietwohnung helfen konnten.

Stan Shepard gab uns dann den besten Tip: Bill Woerhlin, ein Geschichtsprofessor am Carleton College in Northfield, eine Stunde südlich der Zwillingsstädte (Minneapolis und St. Paul). Er hatte bereits mehrmals für die Bush-Stiftung gearbeitet. Als wir anriefen, war Bills Frau Molly am Telefon, und innerhalb weniger Tage hatte sie für uns die Verbindung zu einem Immobilienmakler hergestellt, der uns Photos von unserem Idealhaus schickte – ein riesiges viktorianisches Haus, nur einen Block vom Campus entfernt, mit sechs Schlafzimmern und zu einer Miete, die wir uns leisten konnten. Und das Haus war exakt zu dem Zeitpunkt zu haben, wo wir einziehen wollten. Ich sprach mit dem Direktor der Sonderpädagogik am Schulzentrum in Northfield, und er versicherte mir, daß man Adams laufendes Programm weiterführen könnte. Carleton College bot uns großzügig Privilegien bei der Bibliotheksbenutzung an. Wir waren noch nie länger im südlichen Minnesota gewesen, aber wir unterschrieben unbesehen den Mietvertrag für ein Jahr, machten eine Anzahlung für einen Dodge Caravan – in den wir alle sieben hineinpassen würden –, und sobald das Sommersemester in Dartmouth zu Ende war, packten wir unsere Sachen und machten uns auf den Weg nach Westen.

Keinen Monat später war ich auf dem Weg zurück nach Pine Ridge; inzwischen hatte ich mich in drei Jahren sporadischer Textrecherche über die Behinderung informiert, über die ich zum erstenmal im Projekt Phoenix erfahren hatte. Ich hatte erneut den Bericht über Adams medizinische und psychologische Untersuchungen geprüft und genau analysiert und hatte mich so objektiv wie möglich an seine Lebenserfahrungen zurückerinnert. Ich hatte mit einigen der angesehendsten Wissenschaftler telefoniert, die sich auf dem Gebiet der Teratogene und Genetik auf unbekanntes Terrain vorwagten, und ich hatte Dutzende von Vorlesungen über angeborene Defekte besucht. Nun wußte ich endlich, welche Fragen ich zu stellen hatte. Nun war die Zeit gekommen, dazu aus erster Hand Männer und Frauen zu hören, die direkt mit den Opfern und Tätern des Fetalen Alkohol-Syndroms zu tun hatten.

1968, in Adams Geburtsjahr, veröffentlichten vier französische Wissenschaftler einen bescheidenen Forschungsbericht (Les enfants de parents alcooliques. Anomalies observées), der anmerkte, daß gewisse, immer wieder auftretende Geburtsdefekte unter den 127 Kindern von Alkoholikereltern unverhältnismäßig oft vorkamen. Erst 1972, als Adam fünf Jahre alt war und seinen Lakota-Namen bekommen hatte, brachte ein anderes Expertenteam, diesmal an der Universität von Washington in Seattle, diese ersten Beobachtungen einen Schritt weiter. Diese Gruppe, geleitet von Dr. David W. Smith von der Abteilung für Kinderheilkunde, beobachtete bei zehn von zwölf Neugeborenen chronisch alkoholkranker Mütter verzögertes intrauterines Wachstum. Sie beschrieb schließlich ein offenbar einheitliches Muster physiologischer Mißbildungen bei diesen Kindern und nannte es das Fetale Alkohol-Syndrom (FAS). Weltweit erschienen in diesem Jahr nur drei wissenschaftliche oder klinische Veröffentlichungen zu diesem Thema – der Großteil der akademischen Gemeinschaft hatte es noch nicht in seiner Bedeutung erkannt.

Aber die Zeit für das Thema war reif. Forschungsberichten aus Westdeutschland (1975 und 1976) folgten schwedische Untersuchungen (1975 und 1977), und 1979 waren über 200 Artikel im Zusammenhang mit FAS erschienen. 1985, als Adam seine erste Teilzeitanstellung bekam – er mußte Salz- und Pfefferstreuer auffüllen –, war die jährliche Rate der Fach-Dokumentationen zum Thema FAS auf fast 2 000 Artikel angewachsen.

Die Ansicht, daß es schlecht für die Gesundheit des Babies sei, wenn die Mutter während der Schwangerschaft trinke, war natürlich nicht neu. Das Alte Testament der hebräischen Bibel enthält in Richter 13 ein sehr spezifisches Verbot:

Es war aber ein Mann zu Zora von einem Geschlecht der Daniter, mit Namen Manoah; und sein Weib war unfruchtbar und gebar nicht. Und der Engel des Herrn erschien dem Weibe und sprach zu ihr: »Siehe du bist unfruchtbar und gebierst nicht; aber du wirst schwanger werden und einen Sohn gebären. So hüte dich nun, daß du nicht Wein noch starkes Getränk trinkest und nichts Unreines essest; denn du wirst schwanger werden und einen Sohn gebären, dem kein Schermesser soll aufs Haupt kommen. Denn der Knabe wird ein Geweihter Gottes sein von Mutterleibe an; und er wird anfangen, Israel zu erlösen aus der Philister Hand.« Da kam das Weib und sagte es ihrem Mann an und sprach: »Es kam ein Mann Gottes zu mir, und seine Gestalt war anzusehen wie ein Engel Gottes, gar erschrecklich, daß ich ihn nicht fragte, woher oder wohin; und er sagte mir nicht wie er hieße. Er sprach aber zu mir: ›Siehe, du wirst schwanger werden und einen Sohn gebären. So trinke nun keinen Wein noch starkes Getränk und iß nichts Unreines; denn der Knabe soll ein Geweihter Gottes sein von Mutterleibe an bis an seinen Tod.‹ *

* Dr. Ernest L.Abel vertritt in seinem fundierten und wunderbar lesbaren Buch *Fetales Alkohol-Syndrom und Fetaler Alkohol-Effekt* (New York, 1987) den Standpunkt, daß es irreführend sein kann, aus den erwähnten Trinkverboten den Beweis abzuleiten, daß das Altertum die Gefahren des Trinkens bei Müttern erkannte. Er sieht die Gründe für solche Gesetze und Maximen im Kontext der historischen Epoche und Kultur, in der sie existieren. Sie wirkten aber eindeutig therapeutisch, obwohl die Erklärung dafür keine wissenschaftlichen Wurzeln hatte. Bevor die Hebräer die biologischen Hintergründe der Trichinose kannten, verboten sie das Essen von Schweinefleisch und unterdrückten damit Lebensmittelvergiftungen.

Schon 322 v. Chr. merkte Aristoteles in seinem *Problemata* an, daß »närrische, betrunkene oder verrückte Frauen meistens Kinder gebären, die wie sie selbst sind, schwierig und teilnahmslos«. Plato schlug vor, daß Alkohol »für jeden Mann oder jede Frau, die Kinder zu zeugen vorhaben...«, untersagt sein sollte. »Kinder sollten nicht in Körpern entstehen, die vollgesogen sind mit Trunkenheit«. Plutarch (120 v.Chr.) beobachtete, »ein Säufer zeugt den nächsten«, und der babylonische *Talmud* (200–500 v. Chr., Kehuboth 32 b) warnte schwangere Frauen: »Einer, der berauschenden Alkohol trinkt, wird unansehnliche Kinder haben.« Im alten Karthago gab es ein Verbot gegen Alkoholgenuß in der Hochzeitsnacht, aus Angst, es könnte ein geschädigtes Kind empfangen werden.

Während der sogenannten »Gin-Expidemie« in England von 1720 bis 1750, als billiger Fusel zum ersten Mal allgemein verfügbar war, warnte das königlich-britische College der Ärzte in einem Bericht an das Parlament, daß das Trinken der Eltern eine »Ursache für schwache, dümmliche und geistesgestörte Kinder« sei. Ein Jahrhundert später setzte ein anderes Komitee von Wissenschaftlern das britische Unterhaus davon in Kenntnis, daß die Kinder von Alkoholikerinnen ein »verhungertes, runzliges und unvollständiges Aussehen« hätten. Nach William Sullivan, einem Gefängnisarzt in Liverpool, war es sogar noch schlimmer. 1899 veröffentlichte er Befunde darüber, daß die Rate der Totgeburten und Säuglingssterblichkeit bei Alkoholikerfrauen 56 Prozent betrug, mehr als das Doppelte von ihren nichttrinkenden weiblichen Verwandten.

Die Forscher aus Seattle veröffentlichten 1973 ihre Befunde in der britischen Zeitschrift *Lancet*. Sie identifizierten eine Reihe von Eigenschaften an Neugeborenen, die sie mit dem Alkoholkonsum der Mütter in Zusammenhang brachten. Dazu gehören Wachstumsverzögerungen, sowohl pränatal als auch postnatal; ein spezifisches Muster von Mißbildungen im Gesicht wie kleiner Kopfumfang, abgeflachte Gesichtsmitte, eingesenkte Nasalbrücke und ein glattes und verlängertes Philtrum (die Furche zwischen Nase und Oberlippe); Funktionsstörungen im zentralen Nervensystem; Organmißbildungen verschiedenster Abstufungen. Mit anderen Worten: Einige Babies von Frauen, die während ihrer Schwangerschaft ständig große Mengen Alkohol konsumierten, waren kleiner, entwickelten sich langsamer und sahen anders aus als Babies von Müttern, die nicht tranken. Sie hatten auch mehr oder minder gewisse andere Gesundheitsprobleme gemeinsam, die sie klinisch vom »durchschnittlichen« Neugeborenen unterschieden.

Für einige Ärzte, die mit bestem Gewissen ihren schwangeren Patientinnen tatsächlich ein beruhigendes Glas Wein oder Bier oder einen gelegentlichen Drink anläßlich einer Feier verschrieben, war das eine bestürzende, radikale, sogar höchst ärgerliche Erkenntnis. Es war sogar vorgekommen, daß vorzeitige Wehen mit intravenösen Injektionen einer Lösung auf Alkoholbasis unterdrückt wurden.

Noch 1974 behauptete das Standard-Nachschlagewerk und medizinische Lehrbuch *Pharmacological Basis of Therapeutics* von Louis Goodman und Alfred Gilman, »Alkohol hat freien Zugang zum fetalen Blutkreislauf, *aber er scheint dem Fetus nicht zu schaden*«. Obwohl diese Fehlinformation in der Ausgabe von 1980 und in den darauffolgenden Ausgaben des Werkes korrigiert wurde, ist sie doch für viele Studenten, die heute praktizierende Ärzte sind, die »Stimme des Meisters« gewesen, und sie festigte die herrschenden Gewohnheiten vieler Patienten und Kollegen. Und schließlich wird geselliges Trinken als Bestandteil der amerikanischen Kultur angesehen, als Grundrecht wie Rauchen oder Waffenbesitz. Als in den 20er Jahren der Alkoholverkauf gesetzlich verboten wurde, schwappte eine berüchtigte Welle von Gesetzesübertretungen über das ganze Land. In vielen Staaten ist die Produktion von Wein oder Spirituosen ein wichtiger Industriezweig und Arbeitsgeber. »*Unsere* Mütter haben getrunken«, protestierten viele empörte Nonkonformisten gegen die frühen FAS-Warnungen, »und schaut uns an«.

So eine Reaktion fordert eine Reihe möglicher Antworten heraus. Noch die freundlichste davon ist, daß Frauen in der Generation ihrer Mütter als Gruppe wahrscheinlich nicht so viel getrunken haben, wie es viele Frauen heute tun. Die Statistik sagt, daß im heutigen Nordamerika neun von zehn Frauen im gebärfähigen Alter gelegentlich etwas trinken. Sieben von diesen zehn Frauen trinken regelmäßig, im Schnitt einen Drink pro Tag. Fünf bis zehn Prozent der Frauen in dieser Altersgruppe sind bestätigte Alkoholikerinnen. Und die Gesamtzahl der Frauen innerhalb der Bevölkerung, die Äthanol in irgendeiner Form konsumieren, ist dramatisch im Steigen begriffen. In den vergangenen Jahren haben zweimal mehr Frauen als Männer angefangen zu trinken. Die geschätzte Zahl männlicher Trinker stieg zum Beispiel unter Collegestudenten zwischen 1953 und 1974 um etwa drei Prozent an, die der trinkenden weiblichen Studenten im selben Zeitraum dagegen um zwölf Prozent. Dieser beunruhigende Trend (der übrigens gut zu einem ähnlichen Aufschwung weiblicher Raucher paßt) ist wohl auf mehrere Gründe zurückzuführen, aber er verläuft zweifellos parallel zu anderen umfassenden, positiveren sozialen Veränderungen für Frauen, die sich gleichzeitig vollziehen. Dank gemeinsamer politischer Anstrengungen haben Frauen gegenüber Männern auf solchen Gebieten wie Lohngleichheit und Ausbildung statistisch aufgeholt, und sie haben führende Positionen in Wirtschaft und Regierung erobert. Aber nicht in jedem Fall war es vorteilhaft, unterdrückende und klischeebelastete Rollen über Bord zu werfen: Von externen Sanktionen befreit, die ihnen früher die einst exklusiv »männlichen« Domänen versperrten, steht es Frauen heute »frei«, ihre Körper mit Drogen und Chemikalien genauso zu schädigen, wie es ihre männlichen Pendants tun – eine Freiheit, die Frauen zunehmend nutzen. Aber es gibt einen wichtigen, biologisch begründeten Unterschied: Wenn sich werdende Väter betrinken, verletzen sie, wenigstens soweit man bis jetzt weiß, nur sich selbst und diejenigen, die das Pech haben, ihnen über den Weg zu laufen. Wenn sich aber werdende Mütter betrinken, können ihre ungeborenen Kinder schwer und irreparabel geschädigt werden.

In den vergangenen beiden Jahrzehnten ist unbestreitbar bewiesen worden, daß Alkohol ein Teratogen ist (ein Wort, das sich aus dem Griechischen herleitet: »terrato-« und »-genés«, wörtlich »macht Monster«). Teratogen ist der wissenschaftliche Ausdruck für eine chemische Substanz, die in gewissen Dosen angeborene Defekte verursachen kann. Alarmierende Beiträge in angesehenen, sonst gesetzten Fachzeitschriften wie dem *American Journal of Obstetric Gynecology* haben bezeugt, daß Alkohol die plazentale Barriere bei bestimmten Tieren, etwa bei Rhesusaffen, ungehindert passiert. Bei Lämmern und menschlichen Feten wird von akuten Rauschzuständen der Embryos berichtet. Der menschliche Fetus hat eine reduzierte Fähigkeit, Alkohol auszuscheiden. Daraus ergibt sich die Tendenz, daß gegen Ende der Trunkenheit die Alkohol-Konzentrationen im Uterus höher sind als im übrigen mütterlichen Organismus. Das Baby im Mutterleib wird mit jedem Drink, mit jedem Glas Wein oder Bier, das die Schwangere zu sich nimmt, betrunkener als seine Mutter. Wenn sie sich schließlich beschwipst fühlt und sich deshalb sozial und psychisch veranlaßt sieht, ihr Glas nicht mehr nachzufüllen, könnte das Kind in ihr schon einen Vollrausch haben. Und wie es Dr. Cortez F. Enloe, Herausgeber von *Nutrition Today*, 1980 ausdrückte, »für den Fetus könnte der Kater ein Leben lang dauern«.

Der physiologische Prozeß, durch den die Schädigung entsteht, ist noch nicht vollständig erforscht, aber im Grunde ziemlich unkompliziert. Wenn jemand mehr Alkohol aufnimmt, als seine oder ihre Leber verarbeiten kann, wird das Zuviel in den Blutkreislauf entlassen und zirkuliert dort, bis es entgiftet werden kann. Sobald sich die Plazenta einer schwangeren Frau gebildet hat, umgibt jedes bißchen reiner Äthanol, das in ihrem Körper ist, den Fetus, wo es sich in Leber, Pankreas, Nieren, Thymus, Herz und Gehirn verteilt und sich in den grauen Zellen des werdenden Kindes anreichert. Alkohol kann den Zinkstoffwechsel stören oder den Hormonhaushalt oder die Fähigkeit der Plazenta, Sauerstoff zu transportieren und kann so besonders während des ersten und des dritten Schwangerschaftsdrittels zu Sauerstoffmangel und als Folge davon zu Hirnschädigungen führen. Alkohol ist ein dehydrierendes Agens, es absorbiert also Wasser. Deshalb auch brennt Alkohol auf Hautabschürfungen, und vielleicht erscheint auch deshalb das Gehirn eines Neugeborenen, dessen Mutter getrunken hat, ausgetrocknet, kleiner, als es sein sollte – aus den sich entwickelnden Zellen wurde Wasser abgesaugt, ein Vorgang, der sie entweder getötet oder funktionslos gemacht hat.

Da die Fähigkeit des Fetus, Alkohol auszuscheiden, nur etwa 50 Prozent der Kapazität eines Erwachsenen beträgt, verweilt eine gegebene Menge Alkohol doppelt so lange im Organismus des Kindes. Die amniotische Flüssigkeit selbst wird zu einer Art Alkoholreservoir, und Dr. Enloe beobachtet, daß sich »der geistige Computer, der ständig in Äthylalkohol badet, bald diesem Milieu anpaßt. Es bilden sich Kurzschlüsse, die kein noch so großer Erziehungsaufwand im späteren Leben wieder beheben kann.«

Trotz der klaren Logik dieser Argumente ließ die wissenschaftliche Gemeinschaft die typische Vorsicht walten, als es darum ging, eine neue Bezeichnung zu finden und einzusetzen, die diese und verwandte Zustände beschrieb. Ein »Syndrom« ist wenig mehr als der Name für eine Ansammlung von Symptomen, die offenbar regelmäßig gemeinsam auftreten, aber für die es selten ein einzelnes diagnostisches Merkmal und keinen spezifischen biochemischen, chromosomalen oder pathologischen Test gibt. Ein Zustand gilt erst dann als »Voll«-FAS, wenn bei einem Kandidaten eine Anzahl von hochspezifischen Kriterien gleichzeitig vertreten ist, unter anderem: 1. bedeutende Wachstumsverzögerung vor wie nach der Geburt; 2. meßbare geistige Mängel; 3. veränderte Gesichtsmerkmale; 4. andere physische Abnormitäten; und 5. nachgewiesener mütterlicher Alkoholismus. Viele dieser Punkte sind natürlich schwer oder fast unmöglich einzuschätzen. Was ist »normale« Größe oder »normales« Wachstum innerhalb der Art Mensch? Wie lassen sich genetisch vererbte Eigenschaften wie die Nasenform und die Form des Augenlids zwischen den Angehörigen verschiedener Rassen vergleichen? Wodurch zeichnet sich eine handhabbare Definition von »Alkoholismus« aus?

Andere Merkmale lassen sich kaum ausschließlich auf den Alkohol zurückführen. Viele Faktoren wie Nikotin, Umweltverschmutzung, Unterernährung, bestimmte Bestandteile rezeptfreier Medikamente, die während der Schwangerschaft eingenommen wurden, oder sogar vererbte Eigenschaften könnten einige der spezifischen

Nebeneffekte erklären, die man am häufigsten mit FAS in Verbindung bringt (Defekte an Herzarterien und Herzkammerwänden, abnormale Handlinien, abnorme Gelenke, Krämpfe, Wasserköpfigkeit, abnormale EEG-Aktivität, kleine Zähne mit fehlerhaftem Zahnschmelz, Rückgratverkrümmung, Hörprobleme, Hasenscharte, Wolfsrachen, Klumpfüße, erhöhtes Risiko von Todgeburten und Säuglingssterblichkeit, Epilepsie). Hinzu kommt, daß verschiedene Angewohnheiten, dic bekanntermaßen die Gesundheit des Fetus bedrohen – besonders Rauchen, Mangelernährung und Drogenkonsum –, oft mit starkem Trinken einhergehen. Eine Untersuchung zeigte, daß 65 Prozent der starken Trinker auch starke Raucher mit einer Packung Zigaretten pro Tag waren. Auf diese Weise wird zweifellos die zerstörerische Wirkung des Giftes Alkohol noch verschärft und kompliziert. Kann also Alkoholkonsum als die Hauptursache des Gesamtproblems isoliert und herausgefiltert werden?

Die Antwort ist eindeutig: Eine trächtige weiße Ratte, die weder Tabak noch Marijuana raucht, die keine Tabletten nimmt oder Kaffee trinkt, sondern eine ausgewogene Diät frißt, wird dennoch vorhersagbar entstellten Nachwuchs werfen, wenn sie in einem kontrollierten Experiment genug Äthylalkohol bekommt. Zusätzliche schlechte Angewohnheiten machen zweifellos einen Zustand schlimmer, aber Trinken verursacht ihn.

Doch zurück zum Menschen: Immer mehr Wissenschaftler argumentierten, daß es kein Zufall sein könne, daß die volle Bandbreite von FAS-Symptomen ständig bei den Babies von Alkoholikermüttern auftrat. Sie entwickelten anhand der Tatsachen diagnostische Tests, in denen Alben mit Photos von Kindern verschiedener ethnischer Gruppen – von einigen nahm man an, daß sie unter dem Fetalen Alkohol-Syndrom litten, einige hielt man für gesund – ohne Kennzeichnung an andere Wissenschaftler und Ärzte verschickt wurden. Die Adressaten sollten allein nach dem Aussehen diejenigen bestimmen, die wahrscheinlich geschädigt waren. Die Befragten konnten sich bei ihrem Urteil nur auf ihre eigene klinische Erfahrung stützen, aber sie suchten sehr treffsicher die Photos der Kinder aus, bei denen Verdacht auf FAS vorlag. Das Resultat dieser Befragungen ergab ein zusammengesetztes »FAS-Gesicht«, erkennber für alle – für Ärzte, Berater, Lehrer, Sozialarbeiter, Eltern –, die an den Umgang mit Opfern trinkender Mütter gewöhnt waren.

Dieses Gesicht war mir natürlich vertraut, als ich es 1979 zum erstenmal sah. Es hätte ein Bild von Adam sein können.

Klinisch gesehen ist Alkohol eine Verletzung des Fetus, die sich in einem weiten Spektrum von Symptomen offenbaren kann.

Aber wahrscheinlich ist unter den überlebenden Kindern Geistesschwäche in verschiedenen Graden derjenige Aspekt von FAS, der am stärksten behindert. Der durchschnittliche IQ solcher Menschen liegt verschiedenen Untersuchungen zufolge zwischen 65 und 80, von »leicht zurückgeblieben« über »Grenzfall« bis »behindert«, wie es in der Terminologie der Psychologen heißt. Allerdings sind auch Personen mit so niedrigen IQs wie 15 oder so hohen wie 105 eindeutig diagnostiziert worden. FAS-Kinder hinken in jeder Alters- und Wachstumsstufe ihren Altergenossen in allem nach, von ihrer sprachlichen Entwicklung bis zur Entfaltung ihrer intellektuellen Fähigkeiten in Arithmetik. Oft zeigten sich diese Lernprobleme erst spät nach der Geburt, und sie scheinen ziemlich unabhängig von der Umwelt aufzutreten.

Ob Kinder nun im chaotischen Haushalt ihrer uneinsichtig weiter trinkenden leiblichen Mütter aufwachsen oder in einem stabilen, alkoholfreien, liebevollen Zuhause gehegt und gepflegt werden – sei es bei ihren leiblichen Eltern oder bei Adoptiveltern: Die Behinderungen kommen unausweichlich zum Vorschein. Lassen wir einmal die Diskussion beiseite, ob genetisches Erbe oder Umwelt den größeren Einfluß auf die menschliche Persönlichkeitsentwicklung hat. Jedenfalls werden die bleibenden Behinderungen, die der Alkohol verursacht, offenbar in utero festgeschrieben und dann nur noch leicht und vielleicht vorübergehend von Ereignissen nach der Geburt modifiziert.

Probleme, die mit den Gehirnzellen und dem Aufbau im Körper zu tun haben – etwa die Bildung lebenswichtiger Organe, Gelenke

Merkmale für das
Fetale Alkohol-Syndrom

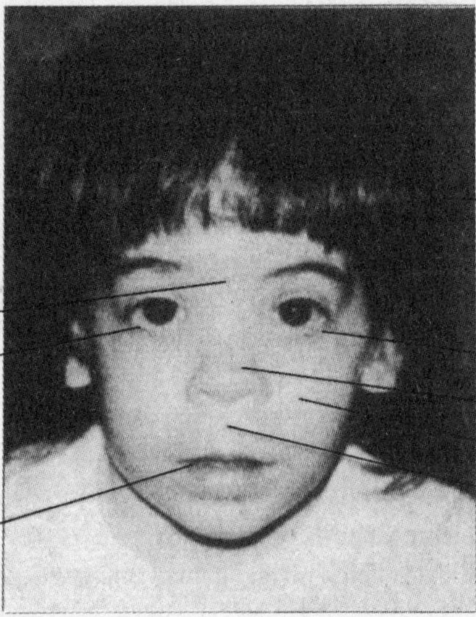

1

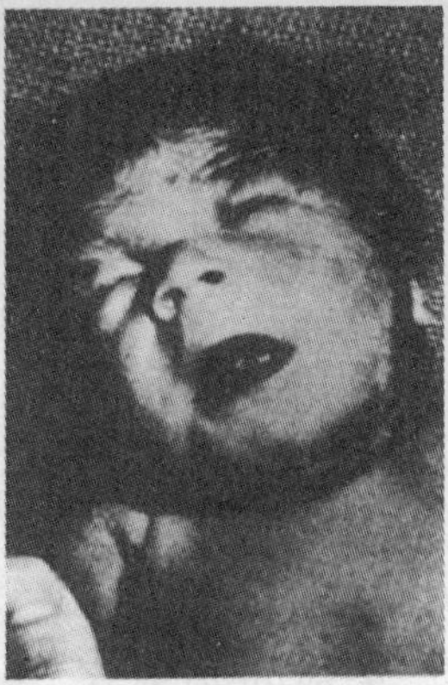
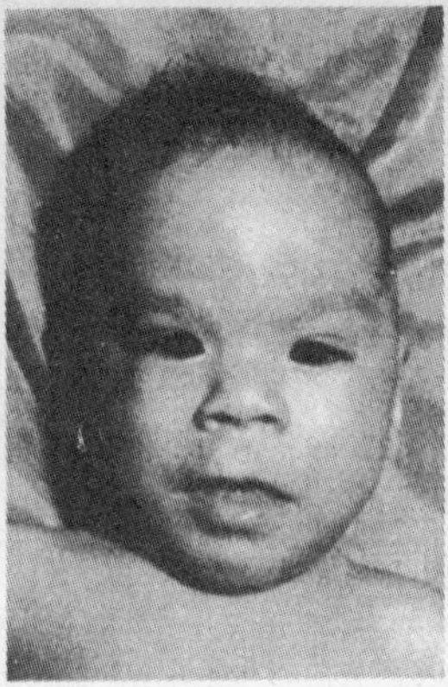
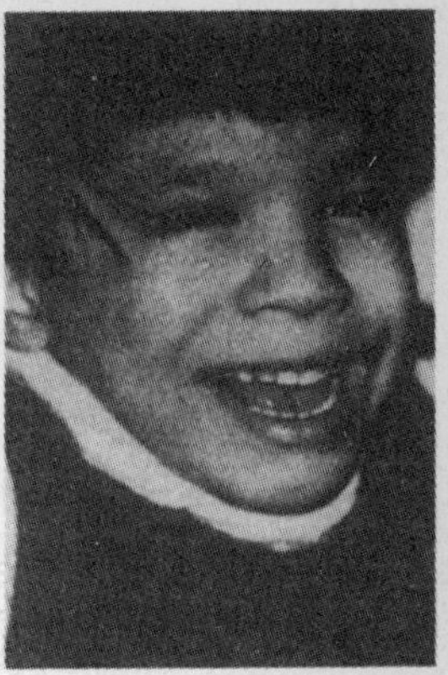

2 3 4

Ein FAS-geschädigtes Kind im Alter von einem Tag (2), acht Monaten (3) und viereinhalb Jahren (4). Die Diagnose für dieses Kind wurde bei seiner Geburt gestellt und es wuchs in einem Heim mit exzellenter Pflege auf. Trotz guter Schulung blieb sein IQ stabil zwischen 40 und 45.

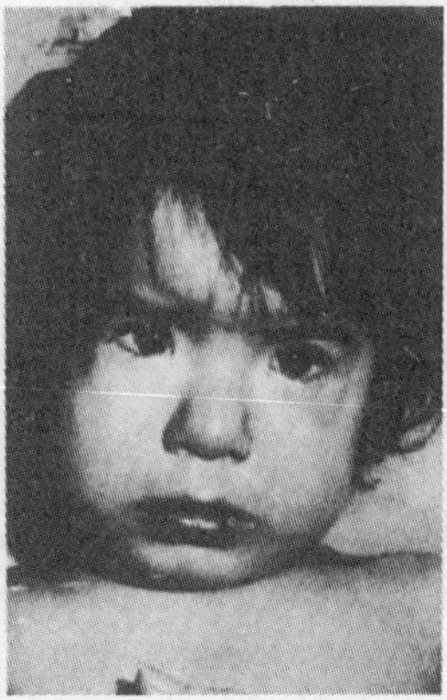
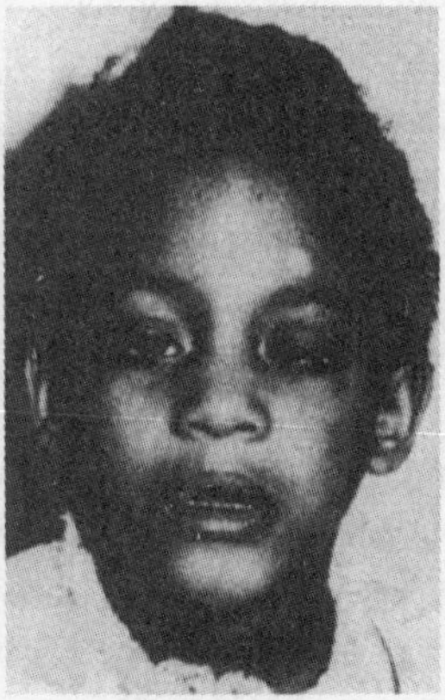
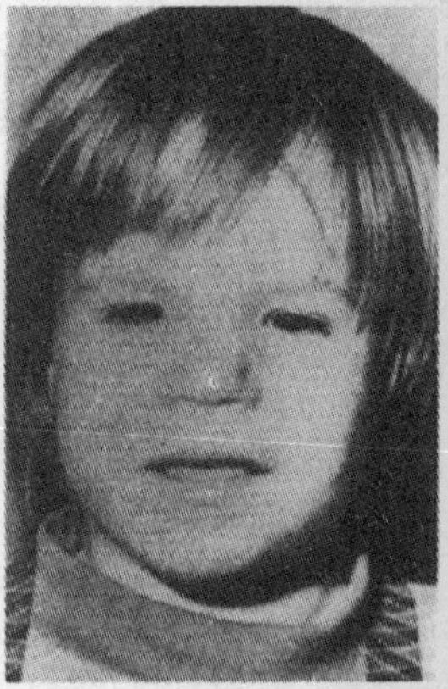

5 6 7

FAS-Patienten verschiedener ethnischer Herkunft im Alter von einem Jahr (5), knapp vier Jahren (6) und zweieinhalb Jahren (7).

und die absolute Körpergröße –, können nicht behoben werden. Ein Baby kommt mit der kompletten Grundausstattung auf die Welt. Was zum Zeitpunkt der Entbindung fehlt, zeigt sich vielleicht erst nach zehn oder 15 Jahren. Auch bei Geburtstagspäckchen, die man erst an einem bestimmten Datum öffnen darf, können sich ja die schönen Schachteln als leer oder halbvoll herausstellen.

Wenn all das nur auf Kinder mit »vollem« FAS zutreffen würde, wäre es schlimm genug, aber tatsächlich verkörpert diese Gruppe nur die kleinste sichtbare Spitze eines sehr großen Eisberges. Nur in den schlimmsten Fällen kann das Syndrom bei der Geburt festgestellt werden. Normalerweise tritt es ausschließlich beim Nachwuchs echter Alkoholikerinnen auf, also bei Frauen, die während der ganzen Schwangerschaft regelmäßig mehr als 100 Gramm Äthanol pro Tag zu sich genommen haben. Das entspricht annähernd acht Gläsern Bier oder etwas weniger als einem Glas Whiskey oder etwas mehr als einer Flasche Wein pro Tag. Aber eine neuere britische Studie hat gezeigt, daß schon 100 Gramm pro Woche im ersten Schwangerschaftsdrittel das Risiko verdoppeln, daß das Baby bei der Geburt weniger als 90 Prozent dessen wiegen wird, was die Babies nichttrinkender Mütter auf die Waage bringen.

FAS ist ein Leiden mit Chancengleichheit. Seine Opfer sind die Kinder von Müttern ab 15 Jahren, von Müttern aller Nationalitäten und aller Einkommensgruppen, von Müttern, die jede Art Alkohol konsumiert haben, darunter auch Mütter, die weder rauchten noch irgendwelche Drogen außer Alkohol während der Schwangerschaft zu sich genommen haben. Selten hat das erste Baby die Zeichen des vollem FAS – laut Statistik ist das Durchschnittsalter für die Mütter von FAS-Babies 30 Jahre. Bis dahin haben viele schon zwei bis fünf Kinder geboren. Als Gruppe kümmern sich solche Frauen selten um Vorsorgeuntersuchungen während der Schwangerschaft und haben oft selbst gesundheitliche Probleme, darunter eine hohe Quote von Funktionsstörungen des Pankreas und der Nieren, Leberzirrhose, Anämie, Geschlechtskrankheiten und allgemeine Unterernährung, um nur einige zu nennen. Bezeichnenderweise verlieren viele werdende Mütter dieser Gruppe im Verlauf ihrer Schwangerschaften an Gewicht, da sie ihre Kalorien zum Großteil aus dem Alkohol beziehen, der weder sie noch das Kind ausreichend ernährt, das sie in sich tragen. Untergewichtige Trinkerinnen haben notwendigerweise höhere Alkoholkonzentrationen im Blut als ihre schwereren Geschlechtsgenossinnen, und eine niedrigere Stoffwechsel- und Ausscheidungsrate kann leicht zu Proteinmangel führen. Der Zyklus aus mütterlicher Ursache und Wirkung ist ein Teufelskreis.

Außerdem sind bei diesen Frauen Krankheiten des Zentralnervensystems (ZNS) nicht ungewöhnlich, Delirium tremens eingeschlossen. Die Mütter dieser ersten FAS-Babies, die in der Seattle-Studie identifiziert wurden, waren zum Beispiel selbst in großer Gefahr: Nur etwa die Hälfte der ursprünglichen Gruppe überlebte länger als zwei Jahre nach der Geburt. Viele Faktoren spielen eine wichtige Rolle dabei, wie ein bestimmter Erwachsener auf eine bestimmte Dosis Alkohol reagiert: Alter, vorausgegangene Schwangerschaften, Dauer der Trinkerbiographie, Ernährungszustand, das Timing (das heißt, in welchem Stadium der Schwangerschaft bestimmte Mengen Äthanol konsumiert werden), individueller Stoffwechsel oder eine angeborene Anfälligkeit, die mit dem Trinkverhalten der Mutter oder des Vaters zusammenhängt. Jede Frau reagiert in ihrer ganz individuellen Art auf Alkohol. Von Fall zu Fall kann die gleiche Menge Alkohol eine ganze Reihe verschiedener Ergebnisse zeitigen, und verschiedene Mengen können zu fast identischen Ergebnissen führen.

Die Schädigung ist bei dem Neugeborenen oft mit dem bloßen Auge kaum feststellbar, wenn eine Frau alkoholische Getränke gemäßigter zu sich genommen hat (sagen wir ein Cocktail oder ein paar Gläser Weißwein an mehreren Abenden in der Woche), oder wenn sie sporadischer getrunken hat (wegen morgendlicher Übelkeit ist sie während des ersten Schwangerschaftsdrittels abstinent, trinkt im zweiten Drittel nur gelegentlich ein Bier; dann macht sie einmal eine Zechtour im dritten Drittel – ein kritisches Stadium in der fetalen

Gehirnentwicklung –, wo sie fünf oder sechs Drinks innerhalb von ein paar Stunden konsumiert). Aber auch wenn keine Schädigung sichtbar ist, kann der Effekt immer noch verheerend sein.

Fetaler Alkohol-Effekt (FAE), der Name, der jener alkoholinduzierten Entwicklungsschädigung gegeben wurde, die nicht die volle Ausprägung von FAS mit sich bringt, ist schwerer zu diagnostizieren, ist subtiler, aber in vieler Hinsicht genauso lähmend wie das volle Syndrom – und er ist innerhalb der Bevölkerung weit stärker verbreitet. 1983 berichtete Prof. V. Cernick auf einer Konferenz über Kinderheilkunde in Kanada, daß nur 34 Prozent der FAS-Babies, die er untersucht hatte, jene körperlichen Mißbildungen zeigten, die als typisch für das Syndrom angesehen wurden.

Nach Dr. Ann Streissguth und Robin A. LaDue können Säuglinge mit FAE bei der Geburt nervös und empfindlich sein, übermäßig auf Geräusche reagieren und Schwierigkeiten mit der Nahrungsaufnahme haben. Bezeichnenderweise gedeihen sie nicht recht und können nur schwach saugen. Die Wirkung des Alkohols mag sich nur in einer einzigen Herz- oder Gelenkdeformierung zeigen, sie kann aber auch zerebrale Lähmung verursachen. Wenn die Kinder älter werden, kann das Erbe der trinkenden Mutter in Tests als geringfügiges geistiges Zurückbleiben offenkundig werden; es kann sich aber auch in Wahrnehmungsstörungen, schlechter Merkfähigkeit, Ablenkbarkeit, unterbrochenen oder ungewöhnlichen Schlafmustern und in emotionaler Instabilität äußern. Später im Leben sind diese Kinder oft hyperaktiv, unaufmerksam, impulsiv, furchtlos, wahllos in ihren Reaktionen gegenüber Freunden und Fremden; auch schlechte Motorik und Denkstörungen können bei ihnen auftreten.

In relativ leichten Fällen kann man auf FAE schließen, wenn Kinder die Multiplikationstafeln auch nach mehrmaligem Anlauf nicht beherrschen, wenn sie die Zeitmessung nicht begreifen oder wenn sie sich nicht auf die Muster sozialer Abfläufe einstellen, die von einer inneren Wertschätzung der langfristigen Konsequenzen oder von »Moralität« abhängen. FAE kann sich in ständigem Kopf- und Körperschaukeln äußern, in Tollpatschigkeit oder Schwierigkeiten mit Gleichaltrigen. Dr. Forbes berichtet, daß FAE-Kinder schlechtes Urteilsvermögen zeigen und oft Verhaltensweisen wiederholen, die in der Vergangenheit schlecht ausgegangen sind; sie lernen nicht aus ihren Fehlern.

Sicher, es stimmt, daß für sich genommen jede einzelne oder sogar zwei dieser Verhaltensweisen zusammen nicht mehr als eine vorübergehende Phase in der Entwicklung eines normalen Kindes sein könnte. Sicher, es stimmt, daß – in Gruppen von drei oder vier zusammengelegt – diese Symptome durch beliebig viele Ursachen erklärt werden können, die *nichts* mit dem Trinken der Mutter zu tun haben oder *zusätzlich dazu* auftreten. Aber wenn sie geballt vorkommen, wenn die körperlichen und die Verhaltensanomalien sich mehr oder weniger zu einem ständig wiederkehrenden Paket verbinden, klingelt die Alarmglocke. Eine Diagnose des Fetalen Alkohol-Syndroms oder des Fetalen Alkohol-Effekts ist ein Indizienbeweis auf der Grundlage einer erdrückenden Beweislast.

Früh an einem Septembermorgen 1985 verließ ich mit einem hellbraunen Mietauto den Flughafen von Rapid City. Es war kühl, neblig, es nieselte. Die letzten Regengüsse hatten das Salbeigestrüpp entlang der Straße hochaufschießen lassen. Hier und da, wo sich in Schlaglöchern Wasser angesammelt hatte, fing sich das Licht in glitzernden Flecken. Über der Landschaft lag eine Atmosphäre der Unvollendetheit – wie eine Baustelle ohne Bau. Geerntete Sonnenblumen hatte man zu riesigen Bündeln zusammengerollt, damit sie im Wind trockneten. Zwei Schwärme wilder Truthähne, jeder ein rundes Dutzend stark, wanderten am Rande einer Rinne entlang, und eine kleine Herde Antilopen mit aufgestellten weißen Schwänzen spähte von einer Anhöhe herab. Ich folgte der Prozession von Telefonmasten, die das Pine Ridge Reservat mit der Außenwelt verband, stellte KILI-FM ein, den großen Indianersender, und hörte traditionelle Ehrengesänge, vermischt mit Elvis Presley-Melodien für einen 20jährigen Jungen, der sich am Tag zuvor umgebracht hatte.

Keine Markierung zeigte die Reservatsgrenze an, aber die Straße veränderte sich, sie hatte nicht mehr die glatte Oberfläche, wie man sie in den Badland National Monuments instandhielt. Der Boden auf beiden Seiten hatte eine neutrale Farbe, wie Schnee, wie Sand. Um elf Uhr hatte ich einen Termin mit Jeaneen Grey Eagle, Leiterin des Projekts Recovery, das sich um die Rehabilitation von Drogen- und Alkoholabhängigen bemühte. Das Projekt war offiziell vom Stammesrat abgesegnet worden. Das Büro lag im Dorf Pine Ridge.

Jeaneen war jung, attraktiv, betroffen, zornig. Die Augen hinter ihren Brillengläsern waren intelligent, abschätzend, sie schien zu überlegen, ob sie Geduld mit meinen Fragen haben sollte oder nicht. Ihr langes schwarzes Haar war mit einer perlenbesetzten Spange von der Stirn zurückgenommen. Sie hatte eine Navajo-Halskette mit Türkisen um und trug Sandalen und einen knallblauen Karateanzug. Jeaneen war im Reservat aufgewachsen, und nachdem sie eine Zeitlang wegen ihres Studiums fortgewesen war, kehrte sie zurück und heiratete den Rechtsanwalt Robert Grey Eagle. Robert hatte an der Universität von Neu-Mexiko studiert und war jetzt oberster Richter des Stammesgerichts. In ihrer Ehe praktizierten die beiden ein seltsames Gemisch aus Tradition und Moderne: Sie nahmen Schwitzbäder für die spirituelle Erneuerung, und Robert hatte am Sonnentanz teilgenommen. Ein andermal, als sie an einer Tagung des Staates Süd-Dakota teilnahmen, war Jeaneen mehrere Tage lang im Rapid City Holiday Inn mit der Rockgruppe Quiet Riot eingeschneit – ein Erlebnis, das sie durch und durch genossen hatte.

Von allen, mit denen ich über das Fetale Alkohol-Syndrom gesprochen hatte, wurde Jeaneen gerühmt. »Sie ist diejenige, die die Realitäten kennt«, hatte ich oft von Soziologen, Psychologen, den Ärzten der öffentlichen Gesundheitsfürsorge gehört. »Sie steht an vorderster Front, sie steckt mitten drin im Problem. Sie ist gewitzt, beißt sich durch, und sie redet Klartext.« Jetzt konnte ich selbst sehen, was meine Kontaktpersonen damit meinten. Jeaneen war eine Frau im Zentrum der Krise. Ich schaltete meinen Kassettenrekorder ein, warf eine einleitende Frage hin, und sie übernahm für die nächsten drei Stunden das Gespräch.

In Jeaneens Beschreibung verlor das Fetale Alkohol-Syndrom jede Spur Akademikerjargon, alle kühle Distanz. FAS war tödlich, im Anwachsen begriffen, war um so gefährlicher, als es sowohl alltäglich als auch vermeidbar war. Analysen, die sich aus feinen Unterscheidungen, aus vorsichtigen Abgleichungen zusammensetzten, waren nicht Jeaneens Sache. Ihr Stil war eher die Art Diagnose, die man am Schauplatz eines Unfalls macht, wenn nur beherztes Zupacken noch Leben retten kann. Sie war eine andere Sorte Expertin, als ich zuvor auf FAS-Lesungen und -Vorträgen kennengelernt hatte; was das Thema trinkende Mütter anging, war sie eine Fanatikerin, war kampfmüde, hatte keine Geduld mehr mit Unklarheiten. Sie war nicht ohne Mitleid für alkoholabhängige Frauen, aber sie hob sich ihr Mitgefühl für deren Opfer auf.

Ich lauschte ihr mit der Erleichterung, die einen ergreift, wenn man von seiner Isolation befreit wird. Ich lauschte mit der Haltung, die Cassandra gehabt haben könnte, wenn ihr nur ein einziger Seher beigepflichtet hätte, als sie die Zerstörung Trojas prophezeite. Der Blickwinkel Jeaneens in puncto FAS war kein bißchen liebenswürdiger, nicht weniger furchtbar als mein eigener – im Gegenteil: Da sie besser informiert war, sah sie die Situation viel klarer und ihre Sicht bestätigte und reflektierte meine schlimmsten Befürchtungen. Ich fühlte in ihr schnell eine starke Verbündete. Jeaneen muß etwas Ähnliches empfunden haben. Das Interview entwickelte sich allmählich zu einer Unterhaltung und die Unterhaltung zum Grundstein einer Kameradschaft.

»Die Leute halten mich immer für das kleine Hühnchen, das Angst hat, daß ihm der Himmel auf den Kopf fällt«, sagte sie. »Sie verstehen scheinbar gar nicht, was für weitreichende Konsequenzen das hat. Sie haben sich angewöhnt, von einem Tag auf den andern zu leben. Ich weiß nicht, ob das davon kommt, daß sie es finanziell schwer haben, oder was sonst die Gründe sind. Ich wollte, es gäbe einen Weg, auf dem ich versuchen könnte, mit den Leuten über die langfristigen Auswirkungen zu sprechen, die das hat. Wie können wir eine Gesellschaft von Menschen züchten, die nicht einmal fähig sind, in *dieser* Welt zu leben, geschweige denn, in der anderen Welt, wenn sie das Reservat verlassen.«

»Ich halte dich nicht für ein ängstliches Hühnchen«, sagte ich, »seit den europäischen Krankheiten vor 500 Jahren hat nichts die Indianer so vernichtend getroffen hat wie FAS.«

Jeaneen stimmte zu und bedauerte, daß ihr die Mittel fehlten, ein konstruktiveres Programm durchzuführen.

»Ich würde ein Frauenzentrum eröffnen«, sagte sie voller Elan. »Ich würde ein paar schwangere Frauen aufnehmen und dafür sorgen, daß sie behandelt werden. Und ich würde auch eine spezielle Kindertagesstäte für FAS-Kinder einrichten. Ich glaube, wir brauchen eine Klinik nur allein für diese Kinder, wo Experten mit ihnen auf einer medizinischen Ebene und auf einer emotionalen Ebene und auch auf einer pädagogischen Ebene arbeiten würden. FAS-Kinder können in dieser Gesellschaft einfach nicht leben. Die Kinder, die ich gesehen habe, sind so hyperaktiv – hier unten sind sie gegen die Wände gesprungen und haben sie zerlegt. Schrecklich viele von diesen Kinder werden schließlich mißhandelt. Mein Mann muß als Richter viele Kinder in vorläufigen Gewahrsam einweisen. Letzte Woche wurde ihm ein zehn Monate altes Baby vorgeführt, und ich wollte das Baby unbedingt haben, ich wollte es so sehr. Ich mußte mich dazu zwingen, es nicht zu nehmen.«

Während wir sprachen, schlief Jeaneens acht Monate alter Sohn Jesse in einem kleinen Bettchen hinter ihrem Schreibtisch. Sie sah ihn oft an, strich ihm übers Haar, als wollte sie sich daran erinnern, worum es wirklich ging.

»Das Problem spielt sich in epidemischen Dimensionen ab. Geh' den Häuserblock runter, und von zehn Kindern siehst du fünf, sechs mit FAS oder FAE. Ich faß' mir an den Kopf und denke, ›Wie können sie so was nur tun? Wie können sie nur?‹ Da gibt's die Einstellung von ›Ach, mir passiert so was schon nicht.‹ Du siehst diese Frauen jeden einzelnen Tag betrunken rumhängen – es sind Babies geboren worden, da hat die Haut, das ganze Baby wie Wein gerochen. Es ist, als hätte man sie mariniert, und die amniotische Flüssigkeit ist alkoholgesättigt. Aber wenn ein Baby auf die Welt kommt, ist FAE nach den Gesichtzügen des Kindes oft nicht diagnostizierbar, und Probleme wie Epilepsie zeigen sich erst viel später. Du weißt ja, wie das abläuft.«

Ich wußte es genau.

»...Natürlich sind die Babies, die geboren werden, normalerweise kleiner...«

Den Gesundheitsberichten zufolge, die ich unlängst nach jahrelangen Anträgen von der Abteilung für Jugendfürsorge in Süd-Dakota bekommen und die ich seitdem so oft gelesen hatte, daß ich sie auswendig konnte, wog Adam bei seiner zu frühen Geburt 1700 Gramm. »Er entwickelt sich nicht mit normaler Geschwindigkeit«, lautete 1969 eine Aussage. »Medizinische Versorgung erforderlich, Füße nicht normal. Entwicklung ist insofern unter Durchschnitt geblieben, als er im Alter von 17 Monaten nicht laufen konnte. Er pflegte sich an den Möbeln hochzuziehen und konnte mit Hilfe eines Stuhles stehen. Er kroch und machte gurrende Geräusche, aber er sprach nicht, auch hatte er keine Worte in seinem Vokabular. Er litt unter Krämpfen – einer der Anfälle trat im Genesungsverlauf nach einer schweren Dehydratation mit ›enteritis‹ (Entzündung des Darms) im Alter von etwa sechs Monaten auf, der andere etwa zwei Monate zuvor. Lungenentzündung während des ersten Lebensjahres. Häufige Ohrinfektionen.« In den dunklen Zeiten, als noch niemand in Amerika vom Fetalen Alkohol-Syndrom auch nur gehört hatte, als die medizinischen Lehrbücher noch zuversichtlich behaupteten, Äthanol hätte keine intrauterine Wirkung, schrieb dieser anonyme Arzt der öffentlichen Gesundheitsfürsorge: »Die Ursache seiner verzögerten körperlichen und geistigen Entwicklung ist unbestimmbar«.

Ich wandte meine Aufmerksamkeit wieder Jeaneen zu, die weitergesprochen hatte, ohne zu merken, welche Wirkung ihre Worte auf mich, den Vater, hatten, im Gegensatz zu mir, dem pflichtbewußten Wissenschaftler.

»...das Wachstum verlangsamt sich, und der körperliche Kram fängt an, aber sogar dann merken's diese Frauen nicht. Warum sehen die bloß nicht, was los ist? Warum ist ihnen das egal? Die Leute fragen, ›Wie viele FAS-Babies werden da oben geboren?‹ und ich sage, ›Ich weiß es nicht, weil die Indianische Gesundheitsbehörde sie nicht diagnostizieren kann, es sei denn, es ist wirklich offensichtlich.‹ Wir hatten eine Klientin, die 1977 mit einem Baby kam, und das Baby hatte Krämpfe, es hatte DTs (*Delirium tremens*) nach der Geburt. Ich konnte nicht glauben, daß ein Baby DTs hat – es war wirklich schwer für mich, das zu begreifen. Wir haben alle eine magische Barriere, die böse Dinge nicht reinläßt. Aber das Baby hat immer noch Krämpfe und ist total hyperaktiv. Es kann nicht sprechen.

Die *New York Times* nennt uns eine Kolonie – unser Durchschnittseinkommen ist so um 3 000 Dollar, unsere Säuglingssterblichkeit fast dreimal so hoch wie die im Staat Süd-Dakota – für Weiße, klar. So sieht's aus, und die Leute kriegen Kinder, damit sie höhere Schecks von der Fürsorge bekommen. Das ist hier die Grundlage der Volkswirtschaft. Ich glaub' nicht, daß Präsident Reagan je was von diesem Wirtschaftszweig gehört hat, aber ich kenn' Leute, die schwanger geworden sind, damit sie einen dickeren Scheck kriegen, ohne mal einen Augenblick nachzudenken: ›Okay, das Kind hier wird die Summe X kosten, Hunderte von Dollar für Essen, Kleidung und Unterkunft, und was von der Fürsorge kommt, reicht dafür wohl nicht.‹ Okay? Aber in Dollars und Cents bedeutet es 'ne Erhöhung. Wir kriegen vier Prozent mehr für den Lebensunterhalt. Na, das geht dann neun Monate, dann haben sie das nächste Kind und machen's genauso. Und dann verbraten sie das ganze Geld in der ersten Woche im Monat. Wir haben hier eine furchtbar hohe Geburtenrate, und wir haben eine hohe Säuglingssterblichkeit, und wir haben viele Kinder, die mit körperlichen Schäden geboren werden. Und wahrscheinlich steckt das dahinter: Die Leute vermehren sich, damit sie mehr Essensmarken und mehr Unterstützung von der Fürsorge bekommen.«

Einen Augenblick lang war ich überrascht von Jeaneens Offenheit. Sie sprach ohne innere Zensur, so als sei sie des Problems zu überdrüssig, um noch nach einem Euphemismus zu suchen. Ich warf einen Blick auf den Kassettenrekorder, dessen Spulen unsere Gedanken aufwickelten wie die Füllung einer Biskuitrolle, und ihre Augen folgten den meinen. Ich bewegte meinen Finger auf die Stoptaste zu, hob meine Augenbrauen fragend. War das eher nicht für die Öffentlichkeit bestimmt? Sie schüttelte den Kopf. Irgendwie war Vertrauen zwischen uns gewachsen, und jetzt war ich an der Reihe, eine unpopuläre Meinung zu riskieren.

Ich fragte mich laut, ob einige der Mütter, über die Jeaneen gesprochen hatte, vielleicht nicht nur Produkte wirtschaftlicher Not und historischer Ausbeutung, sondern selbst Opfer des Fetalen Alkohol-Effekts waren. Dann allerdings wäre es schwer, wenn nicht gar unmöglich für sie, mit Geld zurechtzukommen und vorauszuplanen. Adam hatte von seiner Großmutter zum 17. Geburtstag zehn Dollar bekommen, und ich hatte ihn das Geld mit in die Schule nehmen lassen.

»Wo ist das Geld?« fragte ich ihn, als er heimkam. Er hatte sich einen Krapfen gekauft: Er gab jemandem zehn Dollar, nahm einen Krapfen und fragte nicht nach Wechselgeld. Ende der Transaktion. Mir kam ein Gedanke: Vielleicht saßen viele Erwachsene und junge Leute mit nicht diagnostizierter FAS oder FAE wegen kleiner Vergehen wie Ladendiebstahl im Gefängnis – Vergehen, die ihnen einmal wie eine gute Idee vorgekommen waren, weil sie die Konsequenzen nicht voraussehen konnten. Und sie würden todsicher immer und immer wieder geschnappt werden. Sie waren keine gerissenen Diebe.

Jeaneen verstand sofort, worauf ich hinauswollte. »Wir hatten einen Rekord an Verhaftungen: innerhalb eines Jahres das Äquivalent zu rund 65 Prozent der Bevölkerung dieses Reservats«, sagte sie. »Und diese Statistik bedeutet nicht etwa, daß 65 Prozent der Leute hier straffällig geworden sind, sondern daß es eine Menge Wiederholungstäter gibt.«

Jeaneen sah aus dem Fenster, nahm einen Telefonanruf entgegen, wobei sie mir bedeutete, daß ich das Büro nicht verlassen müßte. Ich beschäftigte mich mit den Unterlagen in dem Ordner, den ich mitgebracht hatte – Zeitungsausschnitte, demographische Studien des Trinkverhaltens von Indianern aus dem Reservat im Vergleich zu Indianern aus der Stadt.

Theoretisch strebt die Anthropologie die Perspektive eines Außenseiters an, kombiniert mit dem Einblick eines Gruppenmitglieds – das ist ein Balanceakt, der nur selten gelingt. Der Teilnehmer/Beobachter, so hatte ich in akademischen Seminaren über Freilandarbeit erfahren, macht eine Gratwanderung zwischen der Befangenheit des Fremden und der Selbstvergessenheit des Insiders, und in jede Richtung ist ein falscher Schritt gefährlich. Meine Schulung verbot mir, mich auf die Vertrautheit gemeinsamer Erfahrungen einzulassen, die Jeaneen durch ihre Ehrlichkeit anbot. Als sie fertiggesprochen hatte, räusperte ich mich und ging weiter zur nächsten Frage auf meiner vorbereiteten Liste.

Gab es ein besonderes Alter, in dem eine Mutter ein höheres Risiko hatte, ein FAS-Kind zu bekommen?

»Kommt auf ihr *Trinkalter* an«, antwortete Jeaneen. »Ich habe echt junge Frauen gesehen, die FAS-/FAE-Kinder geboren haben. Aber das waren Mädchen, die früh mit dem Trinken angefangen haben. Ich nehme an, ein anderer Faktor ist die Ernährung. Wenn eine Frau in der Schwangerschaft nicht das ißt, was sie braucht, verschärft sie die Wirkung des Alkohols.«

Ich fragte Jeaneen, ob sie, die ihr ganzes Leben in diesem Reservat gelebt hatte, glaube, daß die Frauen hier jetzt mehr oder weniger als früher trinken.

»Damals in den 70ern habe ich Daten koordiniert. Das Durchschnittsalter war für die Frauen im Alkoholprogramm um die 49, und wir hatten rund 65 bis 85 Prozent Männer. Jetzt haben wir mehr weibliche Klienten – wahrscheinlich 60 bis 65 Prozent. Ihr Durchschnittsalter ist etwa 25 Jahre, voll drin in dem Alter, wo man Kinder kriegt, und sie saufen wie die Löcher.«

»Was für Zeug?« fragte ich. In Alaska hatte ich Leute gekannt, die aus Kartoffeln, Hefe und Zucker etwas zusammenbrauten, und es dann in einer Plastikmülltonne eine Woche lang gären ließen. Der Bodensatz knallte am stärksten rein.

»Jede Menge Bier, jede Menge Wein. Nicht soviel harte Sachen, weil sie keinen direkten Zugang dazu haben. Wir sind ein ›trockenes‹ Reservat, aber wir haben unsere Schwarzhändler, und dann haben wir zwei Meilen hinter der Grenze fünf oder sechs kleine Bierkneipen, die ein Rekordgeschäft machen; die stehen im Alkoholverkauf für den Staat Nebraska an zweiter Stelle nach Omaha. Millionen von Dollars gehen über diese Grenze. Und so viele sterben jedes Jahr auf der Straße zu diesem Platz, daß sie inzwischen ›Killer Highway‹ genannt wird. Einmal kamen sieben Menschen um, ein andermal drei. Erst vor kurzem hatten sie einen Posterwettbewerb für ein Schild, und da hat dieser Typ einen Totenkopf gezeichnet, richtig plastisch – hat mir eine Gänsehaut den Rücken runtergejagt. Drunter steht LANGSAM FAHREN, TOD IN SICHT (SLOW DOWN, DEATH AHEAD). Und der Schädel hat einen Soldatenhelm auf.«

»Welches Bier ist am beliebtesten?«

»Ich glaube, Budweiser. Ich meine, Anheuser-Busch müßte sehr daran gelegen sein, sich an einem Fonds für ein FAS-Projekt zu beteiligen.«

Das klang plausibel für meine Ohren, und ich fragte, ob sie sich schon an die Firmenleitung in St. Louis gewandt habe.

»In den 70ern hat das jemand gemacht«, erinnerte sich Jeaneen. »Sie haben versucht, Unterstützung für irgendwelches vorbeugendes Infomaterial zu bekommen, aber es ist nie etwas gekommen. Der Wein hier nennt sich Muskateller. Das ist eine grüne Flasche, deshalb siehst du auch all das grüne Glas auf dem Boden rumliegen. Ist echt billig. Eine Flasche kostet sowas um 75 Cents, und die Schwarzhändler verkaufen ihn für zweieinviertel Dollar. Das unheimliche ist, daß die Leute jetzt anfangen, Lysol zu trinken. Sie nennen es Montana-Gin. Ich hab' einen Arzt vor ein paar Monaten gefragt, ob es irgendwelche Forschungsergebnisse darüber gibt, was Lysol anrichtet, weil wir schwangere Frauen haben, Leute von der Straße, die Lysol trinken. Ich muß unbedingt wissen, was für Folgen es für die Babies hat.«

Ich erwähnte die neueste Masche, von der mir einer meiner ehemaligen Studenten erzählt hatte, der in Rosebud lebte: Kinder stachen ein Loch in eine Spraydose mit Lysol, verteilten die Flüssigkeit auf Brot und nannte es ein Lysol-Sandwich. Wenige Bissen reichten für ein Knock-out.

Jeaneen schüttelte den Kopf. »Ich kenne einen Mann, der völlig gesund war, hatte Augen wie ein Luchs. Der konnte sehen, wenn ein Käfer über die Straße auf sein Haus zukrabbelte, und jetzt ist er fast blind, er hat praktisch den Verstand verloren. Es ist fast, als wenn er Alzheimer hätte, es ist wirklich zum Heulen. Er trinkt Lysol.«

»Aber warum?« fragte ich, »warum Gift, wenn der Wein so billig ist?«

»Um high zu werden. Außerdem kann man's aus dem Geschäft klauen, und es reicht viel länger als Muskateller.«

Ich hatte keine Ahnung, wie sich ein Lysolrausch anfühlt.

»Sie sagen, es ist zwischen einem Benzinrausch und einem Alkoholrausch«, berichtete Jeaneen. »Es klingelt in deinen Ohren, und du fühlst dich besoffen, du fühlst dich, als wenn du Gas geschnüffelt hättest.«

Vor Jahren, als ich in einem Reservat im östlichen Montana lebte, hatte ich Leute gekannt, die Parfüm schlürften, das sie in kleinen schräggeschliffenen Flaschen bei Woolworths kauften. War das immer noch ein beliebtes Getränk?

»Ja, immer mal wieder.«

Aber die Moderne hatte auch im Indianerland Einzug gehalten. »Wir haben viele junge Leute hier, die Kokain, Marihuana, LSD nehmen«, hakte Jeaneen die Liste an ihre Fingern ab. »Sie wollten, daß ich einer High School-Klasse etwas über Teenager-Schwangerschaften erzähle. Ich hatte mein erstes Baby mit 17, das ist also schon ein Thema, über das ich qualifiziert reden kann. Ich hab' also mit einem Spiel gearbeitet. Jeder Schülerin hab' ich ein hartgekochtes Ei gegeben, und sie mußten sich darum kümmern, als wenn's ein Baby wäre, genau eine Woche lang. Sie mußten aufschreiben, wann sie das Ei bei sich hatten und wann sie es vernachlässigten.«

Ich hatte von dieser Technik zuvor schon gehört, aber Jeaneen hatte ihr einen neuen Dreh gegeben, sie hatte sie an die besonderen Bedingungen in Pine Ridge angepaßt. Jedes Mädchen hatte einen Zettel gezogen, der ihr eine vorübergehende, ausgedachte Identität gab. Sie konnte 31 Jahre alt und Hausfrau sein, oder sie war ein Mensch, der den Tag mit einer Flasche Bier begann, oder eine Alkoholikerin. Dann zogen die Schülerinnen wieder, und einige von ihnen waren dem Zettel nach mit einem zweiten Kind schwanger. Einige tranken weiter oder schluckten Aspirin oder nahmen LSD. Einige von ihnen hatten FAS- oder FAE-Babies und Jeaneen ließ sie aufschreiben, wie sie mit ihren Schuldgefühlen zurechtkamen.

»Ich glaube, ich hab' eine ganze Generation ruiniert«, lachte sie. »Diese Mädchen wollten nicht mehr schwanger werden!«

Was passierte in diesem Reservat mit einem FAS- oder FAE-Kind, wollte ich wissen. Was wäre mit Adam passiert?

»Droben in der Oglala Gemeindeschule gibt es eine Kooperative für Kinder mit Lernbehinderungen. Aber wenn die Kinder in die High School kommen, haben sie nicht mehr dieses Sicherheitsnetz unter sich, und sehr viele fallen dann raus. Geh zu irgendeinem Programm mit geistig Behinderten und schau's dir an – die meisten der Kinder sind FAS-Kinder.«

Jeaneen hatte ein Thema angeschnitten, das mir sehr nahe ging. Wie Adam schließlich nach der High School leben würde, war etwas, was ich mir kaum vorstellen konnte. Würde er anderswo als zu Hause leben? Würde er eine Freundin haben, eine Frau? Seine Zukunft war eine Insel, die ich gerade eben ausmachen konnte, aber sie war von der Gegenwart durch tiefes Wasser getrennt. Wie würde sich der Übergang vollziehen?

»Was passiert mit ihnen, wenn sie rausfallen?« fragte ich.

»Normalerweise heiraten sie oder haben Kinder. Dann lassen sie sich scheiden, und die Frau bekommt ADC (Unterstützung für unmündige Kinder) und bleibt da und kriegt weiter Kinder, und damit schließt sich der Kreis. Dann bekommst du eine zweite Generation. Wie oft brauchen FAS-Leute Brillen, Zahnklammern, Rollstühle, Krücken? Aber hier sind sie ein ganzes Segment der Gesellschaft, das vergessen oder unter den Teppich gekehrt wird. Wir haben nicht die Möglichkeit zu belegen, wie viele es wirklich gibt – das ist das größte Problem.«

Es widerstrebte Jeaneen, selbst eine Grobschätzung abzugeben. Sie war sich bewußt, daß in einigen veröffentlichten Studien nur über relativ wenige Fälle von FAS berichtet worden war – fünf oder sechs geschädigte Kinder auf 1 000 Geburten in bestimmten Gemeinden –, aber ich war mir sicher, daß sie diesen Zahlen nicht viel Glauben schenkte. Ich auch nicht – obwohl ich verstand, woher sie kamen. Feste Diagnosen wurden nur in knallharten Fällen gemacht, wo sich jedes bekannte Symptom manifestierte. Wissenschaftler berichteten nur über die Mindestzahl von Fällen, eine Gepflogenheit, die genausowenig zu einer exakten Zählung führt, wie es die Zuordnung eines FAS-Etiketts für jedes Baby wäre, bei dem sich nur ein oder zwei Symptome zeigen. Die Wahrheit läge zwangsläufig irgendwo dazwischen.

Jeaneen protestierte, sie habe keinen Beweis, keine absolute Dokumentation, um ihren subjektiven Eindruck von dem Prozentsatz Fetaler Alkohol-Opfer in diesem Reservat zu untermauern, aber ich drängte sie zu einer intuitiven Antwort. Sie hatte schon so lange in dieser Stelle gearbeitet, daß sie in einer besseren Lage als fast jeder andere war, eine Schätzung zu riskieren. Sie konnte sich vielleicht auf keine statistische Stichprobe stützen, aber sie hatte den Vorteil, daß man sie in ihrer Gemeinde kannte und ihr vertraute. Würde ein Soziologe nur ein paar Tage lang durch das Reservat reisen und versuchen, sich einen Überblick über die Bevölkerung zu verschaffen, könnte es gut sein, daß er mit einigen sehr anfechtbaren Daten wieder herauskäme. Denn zum einen behalten die Menschen hier ihre Geheimnisse lieber für sich, und zum anderen haben sie aus Erfahrung gelernt, feindselig gegenüber neugierigen Nichtindianern zu sein. Im übrigen beeindruckte Jeaneen mich mit ihrem guten Instinkt und ihrer Abneigung gegen unnötige Übertreibung. Aufgeblasene oder untertriebene Zahlen würden ihr nichts bringen. Wieder stellte ich die Frage: Wie viele der Sioux-Kinder, die in Pine Ridge geboren werden, könnten *ihrer Meinung nach* durch Trinken während der Schwangerschaft geschädigt sein?

»Ich würde sagen, genau jetzt sind es wahrscheinlich um die 25 Prozent unserer Kinder hier im Reservat; das ist eine vorsichtige Schätzung. Wahrscheinlich ist's höher, aber 25 Prozent wäre eine solide Basis.«

Ein Viertel der Bevölkerung! Ich dachte laut, brachte diese unglaubliche Zahl mit dem FAS-beeinflußten Verhalten Erwachsener in Verbindung, das meine schriftlichen Quellen bezeugten. Wenn das stimmte, was die Logik nahelegte, daß nämlich FAS-Kinder als Erwachsene mehr und früher Kinder haben würden und daß sie während der Schwangerschaft trinken würden, weil sie schwerer zu beraten wären, dann bedeutete das, immer mehr geschädigte Babies in der Gemeinde.

Welcher Prozentsatz der Schwangeren trank nach Jeaneens Schätzung zur Zeit in einem Ausmaß, das gefährlich werden könnte?

Sie starrte mich fast trotzig an, als wollte sie sehen, ob ich glauben würde, was sie gleich zu sagen hätte, oder ob ich mich in die Reihen derer einreihen würde, die sie das ängstliche kleine Hühnchen nannten. Sie biß sich entschlossen auf die Unterlippe.

»Um die 50 Prozent«, sagte sie mit matter Stimme. »50 Prozent trinken in einem wöchentlichen Rhythmus, an Wochenenden. Das ist wahrscheinlich wieder vorsichtig geschätzt. Als ich in die Klinik zur Vorsorgeuntersuchung gegangen bin, habe ich mir immer die anderen Frauen angesehen, und damals hatte ich den Eindruck, daß um die 80 Prozent der Frauen noch tranken, während sie schwanger waren, obwohl sie alle von der FAS-Kiste gehört hatten.«

Wir wechselten einen Blick. Selbst wenn sie sich gewaltig geirrt haben sollte, selbst wenn sie die Sache um die Hälfte überschätzte – und ich glaube nicht, daß das der Fall war –, selbst dann waren die Zahlen entsetzlich.

»Was kann man da tun?« fragte ich schließlich.

»Unser wirkliches Problem ist, wir müssen einen Weg finden, wie wir die ganze Gemeinde erreichen können, diese Leute, die leichter zun Alkoholmißbrauch neigen. Wir müssen die Gesetze *hier* verordnen. Es ist egal, was irgend jemand draußen sagt, wir müssen einfach ein paar von diesen Frauen in den Knast stecken. Das ist es, was angesagt ist – wirklich strenge und ruppige Methoden, aber das Leben eines kleinen Kindes zu ruinieren, das ist...«

Adam war einmal dieses kleine Kind. Wenn seine Mutter eingesperrt worden wäre, sogar wenn sie nur von einer einzigen Saufnacht abgehalten worden wäre, wieviel mehr Bewußtsein, wieviel mehr Möglichkeiten könnte er jetzt haben? Wenn sie nach seiner Geburt mit einem Baseballschläger hinter ihm hergerannt, ihm den Schädel zertrümmert und eine Gehirnverletzung verursacht hätte, hätte man sie dann nicht gewaltsam daran gehindert, es immer wieder zu tun? War es ihr moralisches oder legales Vorrecht, ihn der Möglichkeit zu berauben, ein volles Leben zu leben? Ich zweifelte nicht daran, daß es zwingende Gründe für ihre Schwäche, für ihre Fehler gab, aber Gründe waren nicht gleichbedeutend mit Recht.

Wie groß waren die Chancen, daß solche Gesetze verabschiedet würden? Welches Recht auf persönliche Freiheit setzte sich über Qualen eines Kindes hinweg?

»Wir haben darüber gesprochen, wie man am besten an die Sache herangehen könnte«, sagte Jeaneen. »Es müßte von Leuten an der Basis kommen, und dazu wäre zuerst mal Information nötig.«

»Und das Gesetz«, hakte ich nach. »Was würde das Gesetz mit sich bringen?« Ich dachte an das Urteil des Salomon: Um zwei rivalisierende Mütter zu beschwichtigen, schlug der König vor, das umkämpfte Baby zu opfern. Sollten im Fall von FAS durch den Staat die Rechte der Eltern eingeschränkt werden, um das Kind zu retten?

»Wenn eine Frau schwanger ist und wenn sie Alkohol trinken wird, dann – sehr einfach ausgedrückt – sollte sie eingelocht werden. Wir können nicht...«

Jeaneen wählte ihre Worte sorgfältig, mit Bedauern, schilderte beide Seiten der Auseinandersetzung. »Es gibt hier kein Behandlungszentrum, das eine schwangere Frau nehmen würde. Es gibt keinen Ort, wo man sie hinschicken kann. Wie überwachst du sie neben der täglichen Kontrolle? Die Frauen sagen, es sei ihre Sache, ob sie trinken oder nicht. Aber wenn sie Kinder wollen, müssen sie sich um sie kümmern, und das tun sie letztendlich nicht. Die meisten Kinder enden in Pflegefamilien, sehr oft werden sie mißhandelt, als wäre es nicht schon genug, daß sie FAS oder FAE sind.«

Unbewußt ballte sie die Hand zur Faust, dann sagte sie frei heraus: »Sie müssen nur diese Frauen, die während der Schwangerschaft trinken, in den Knast stecken. Wahrscheinlich muß das einfach sein, denn wenn eine Frau ein harter Brocken ist, dann wird sie trinken.«

Adams Mutter war ein harter Brocken gewesen. In dem Bericht, den ich bekam, war als Todesursache einfach »Aufnahme denaturierten Alkohols« aufgeführt – FROSTSCHUTZMITTEL. Verhaftung hätte vielleicht zu einer Behandlung geführt, hätte vielleicht ihr Leben gerettet.

War überhaupt Platz genug in den Gefängnissen?

»Jede Lösung, die vorgebracht wird, ist in sich selbst wieder ein

Problem«, seufzte Jeaneen. »Das Gefängnis ist kein Platz für die Frauen, aber es ist die beste Alternative für jemanden, der sonst in der Schwangerschaft trinken würde. Ich weiß da vor allem von einem Fall, wo sie eine schwangere Frau eingesperrt haben; Sie haben sie ungefähr eine Woche dabehalten, und dann kam ihre Familie und wurde allmählich wütend darüber. Man sagte ihr, daß... man sagte DER FAMILIE, daß sie sie nüchtern halten müßten, und man sagte ihr, was dem Kind passieren könnte, wenn sie weiter trank. Man erzählte ihr, daß man die Frau wieder einsperren würde, wenn sie nicht nüchtern bliebe. Und es funktionierte. Die Familie sorgte dann dafür, daß sie im Haus blieb, und sie behielten sie im Auge, so daß sie nicht trank. Sobald man ihnen gesagt hatte, daß die Frau nicht ihretwegen, sondern dem Kind zuliebe gefangengehalten wurde, hatten sie verstanden.«

»Kommt es vor, daß du selbst richtig wütend wirst, wenn du eine schangere Frau siehst, die trinkt?« Das war eine instinktive, spontane Frage, aufdringlich und persönlich, die mich eigentlich nichts anging. Ich war bereit, sie zurückzunehmen, aber Jeaneen nickte.

»Ich weiß vor allem von einem Fall, von einer Frau, die fünf FAS-Mädchen hat«, sagte sie. »Eine nach der anderen, jede davon in Pflege, und jedes Mal, wenn ich sie schwanger sehe, frage ich mich, wie sie weiter Kinder bekommen kann. Ich habe sogar gefragt – wahrscheinlich ist das moralisch falsch, wenn ich als Mensch an Gottes Willen zweifle –, warum sie weiter Kinder bekommt, wenn sie sie nicht will und sie FAS sind? Es muß doch eine Möglichkeit geben, sie zu stoppen. Sie kümmert sich nicht um die Kinder. Ich habe mit meinem Mann darüber gesprochen. Ich glaube, ich tue ihm leid, weil ich innerlich schon so weit bin, daß ich an Zwangssterilisation für ein paar von diesen Leute gedacht habe. Ich finde das gar nicht so abwegig – ich glaube, in Zukunft wird das zur Realität gehören. Aber ich werde nicht diejenige sein, die dasitzt und sagt, ›Sie dürfen keine mehr haben.‹ Man bräuchte ein beratende Versammlung, in der Leute aus verschiedenen Behörden sitzen, die entscheiden, wer darf und wer nicht – das klingt fast wie *1984*.«

Ihre Worte waren schockierend, sie liefen jeder selbstverständlichen liberalen Überzeugung zuwider, die mir lieb und wert war. Doch durch meine automatische schweigende Ablehnung hindurch fühlte ich so etwas wie unerwartete Zustimmung. Es war, weil wir über *Babies*sprachen – Babies, die ausgetragen würden. Jeaneen und fast alle, mit denen ich gesprochen hatte, hatten kategorisch erklärt, daß sich Reservatsbewohner fast nie für Abtreibung entschieden, entweder aus einer religiösen Überzeugung heraus oder weil die medizinischen Einrichtungen zu teuer oder unerreichbar waren.

Ich dachte an meinen Sohn und an all die Dinge, die er nie erleben würde oder von denen er nicht einmal merken würde, daß er sie verpaßte. Was würde aus ihm, wenn Louise und ich starben? Allen Anzeichen nach besaß er nicht das Wunder der übersinnlichen Vorstellungskraft – eine differenzierte Gnade, der Inbegriff des Menschseins.

Kummer kann dich an Orte bringen, an die du nie erwartet hast zu kommen.

Nach einer Pause fuhr Jeaneen fort, gab meine verwirrenden Gedanken wieder.

»Zurück zu der moralischen Frage, ob eine Person das Recht hat, das Leben eines anderen von Anbeginn zu ruinieren. Ein Kind ist unschuldig und hat nicht darum gebeten, geboren zu werden oder mißbraucht zu werden – und ich sehe die Sache wirklich als Kindesmißbrauch. Wenn eine Frau willens ist, ihr Kind zu mißbrauchen, noch bevor sein Leben auf dieser Erde überhaupt begonnen hat, dann verdient sie wohl kein weiteres Kind, aber wer soll darüber entscheiden?«

»Ich weiß«, sagte ich. »Selbst wenn man über das Alkoholverbot redet, stellt sich die ethische Frage, wer die Wahl treffen kann, was für einen anderen gut oder schlecht ist?«

»Wenn diese Frau hierherkommt... – ich kann mich nicht mal mehr zwingen, sie noch anzusehen. Und auf meinem Tagesplan steht nicht, daß ich hassen soll. Ich versuche sie lieber zu beurteilen, statt sie zu hassen, denn Haß verbraucht wohl viel mehr Energie. *Aber ich hasse sie*. Ich hasse sie für das, was sie ihren Kindern angetan hat. Und ich fühle mit diesen Kindern. Sie werden nie..., sie werden nie *Menschen* sein, glaube ich; nicht so, wie wir Menschen kennen, weil man ihnen nie die Chance dazu gegeben hat. Sie werden nie lieben können, weil sie sich davon keine Vorstellung machen können. Ein kleines Mädchen ist so schwer geschädigt, daß es von der Gesellschaft nie akzeptiert werden wird. Man wird sie vielmehr anstarren, wird sie anglotzen. Was würden wir mit jemandem tun, der unseren Kindern so etwas antäte? Wir würden ihn wahrscheinlich an der nächsten Straßenecke aufhängen. Aber weil Alkohol allseits akzeptiert ist, sind wir so passiv, wenn es um das Thema FAS-Kinder geht.«

In ihrer Wut wurde Jeaneen laut und weckte Jesse, der zu weinen anfing. Jeaneen hob ihn aus seinem Bettchen, ließ ihn seine Hand in ihre Tasse tunken und den kalten Kaffee am Boden mit seinen Fingern umrühren. Es spritzte auf ihren Karateanzug, aber sie achtete nicht darauf. »Er ist acht Monate alt und merkt irgendwie... – wahrscheinlich hat er jetzt erst rausgekriegt, daß du ein Fremder bist«, erklärte sie. »Außerdem kriegt er gerade Zähne. Er ist an Jesse James' Geburtstag geboren. Jemand hat's mal durcheinander gebracht und hat ihn Billy Jack genannt.«

Ich frage mich, was wohl Billy Jack wegen FAS unternehmen würde? FAS ist kein Dilemma, das der düster dreinblickende Filmabklatsch des Macho-Indianers einfach mit einem Schlag gegen den Hals eines Gegners oder allenfalls noch mit einer Hokuspokus-Schlangen-Zeremonie lösen könnte. Wen würde Billy als Feind betrachten? Die Antwort war sonnenklar: die Schwarzhändler natürlich. Sie wären schäbig, weiß, würden von einem heruntergekommenen, verräucherten Schuppen aus agieren, und Billy würde mit ein paar gutplazierten Tritten die Tür zertrümmern. Er würde toben, rachedurstig sein, wäre bereit, gegen Gewehre, Messer und kettenumwickelte Fäuste zu kämpfen.

Aber was wäre, wenn er, nachdem sich der Qualm der Schlacht verzogen hätte, drinnen nur eine Gruppe schwangerer Teenager mit sanften Stimmen vorfände, einige hübsch und lächelnd, die um den Muskateller herumsitzen? Was wäre, wenn er einer 30jährigen stillenden Mutter gegenüberstünde, die in der freien Hand eine halbgeleerte Dose Budweiser hält?

Wir machten eine Mittagspause – Jeaneen zog los, um die Grillhähnchen mit Pommes frites zu holen, die sie beim Kramladen des Dorfes bestellt hatte. Ich stand auf und streckte mich. Durch das offene Fenster drangen die Geräusche herein, die eine kleine Stadt mittags von sich gibt: die Stimmen von Kindern während der Schulpause, machmal das dumpfe Brummen hoch oben fliegender Flugzeuge auf ihrem Weg von Küste zu Küste, das Knallen von Autotüren, wenn Leute vor den Regierungsgebäuden parkten. Weit hinten dehnte sich zu beiden Seiten der Straße flach und leer das Land. Der Himmel hing so tief, schien noch unter den Horizont einzutauchen, sich unter die ferne Grenze zu krümmen, daß ich den Eindruck hatte, ich hielte von einem Tafelberg, vom höchsten Punkt der Welt aus Ausschau. Der Wind wehte, und in das Karamel der Felder mischte sich das Grün vom Regen der vergangenen Nacht. Der Tag war nicht so hell, daß die violett abgesetzten Wolken deutliche Schatten auf dem Land werfen konnten, die Schatten waren eher zart. Die weißen Hügel im Norden waren so glatt und kurzrasig, daß sie aussahen wie mit Filz überzogen, leuchtende Inseln über den bewegten Gezeiten des Grases. Es war eine offene Landschaft, Gegenteil der verengten, unscharfen Perspektive, die Adams Erbteil war. Er stammte aus einer Landschaft, die zu weitesten Blicken anregte, aber er stand für immer in einem Schacht – einem Schacht in Form einer Flasche.

Zwei Menschen näherten sich, sie gingen auf der Böschung des Highway entlang. Sogar aus dieser Entfernung sah man deutlich, daß sie torkelten, daß sie sich haltsuchend aneinanderlehnten. Es waren Frauen, sie trugen dunkle Kleidung, Tücher um ihre Köpfe. Die jüngere der beiden hatte lavendelfarbene Schneestiefel in Quilttechnik an, die ältere Frau Männerschuhe mit lose hängenden Schnürsenkeln und dünne weiße Söckchen, wie sie kleine Mädchen tragen. An ihren nackten Schienbeinen und am Saum ihres Kleides klebte getrockneter Schlamm, und ich beobachtete, wie sie durch eine große Pfütze lief, ohne es zu merken. Sie kamen näher, und ich konnte hören, daß sie sich in einer Sprache stritten, die ich nicht verstand.

Die Frau in Schuhen schalt die Frau in Stiefeln, dann bettelte und girrte sie abwechselnd in einer Singsangstimme, wie man sie von Schlafliedern kennt. Die Gestiefelte schüttelte den Kopf. Sie lehnte strikt ab, worum auch immer sie gebeten wurde. Die alte Lady begann zu weinen, mit hoher Stimme wutzerfetzte Worte zu kreischen. Sie schlug den Arm der anderen beiseite, blieb stehen, wo sie war und sank jammernd auf die Knie, bis ihr ihre jüngere Kameradin aufhalf, sie beruhigte und etwas so Lustiges sagte, daß beide Frauen lachten und sich aneinander festhalten mußten, um nicht das Gleichgewicht zu verlieren. Autos sausten an ihnen vorbei, ohne das Tempo zu drosseln. Ihre Gesichtszüge ähnelten sich. Sie sahen aus wie Mutter und Tochter.

Als wir zu Ende gegessen hatten, sah ich auf die Uhr. Es war beinahe drei Uhr, und ich hatte eine lange Fahrt nach Rapid City vor mir. Ich schlug vor, daß wir uns heute noch eine halbe Stunde unterhalten sollten und ich dann in etwa einem Monat wiederkommen würde, um das Interview fortzusetzen.

»Okay«, Jeaneen schaukelte Jesse in ihren Armen, um ihn in den Schlaf zu wiegen, dabei rollte ihr Schreibtischstuhl rhythmisch vor und zurück.

Ich schaltete meine Maschine an, regulierte die Lautstärke, und Jeaneen fuhr fort, wo sie abgebrochen hatte.

»Ich hab' mit meinem Mann gesprochen, während ich auf meine Bestellung im Laden gewartet habe«, sagte sie. »Ich hab' ihm eine Menge Informationen über FAS gegeben – darüber, wie er Leute identifizieren kann, weil ich darüber Untersuchungen durchgeführt habe, und er sagt, daß er es auf dem Gericht mit einer Menge FAS-Erwachsener zu tun hat. Du kannst es an körperlichen Merkmalen erkennen, daß sie FAS sind – an den Händen, den Handlinien, verschiedene Dinge verraten sie. Und er sagt, das sind die Leute, die mit Zusammenhängen nicht zurechtkommen. Genau das, worüber wir gesprochen haben. Er sagte, sie handeln fast von einem Moment auf den anderen. Sie denken nicht eben mal einen Augenblick darüber nach, daß sie ihr Gehalt nicht jetzt ausgeben können, weil sie dann nächste Woche nichts zu essen haben. Also gehen sie in fremde Häuser und klauen. Er wird immer frustrierter. Er meinte immer, jeder könnte so denken, wie er denkt. Er meinte, sie könnten eine Woche, ein Jahr im voraus planen. Aber er sagt, er hält sich jetzt zurück. Wenn er Leute mit den deutlichen Merkmalen von FAS sieht, versucht er, die Dinge mit ihnen etwas langsamer anzugehen, weil sie nicht verstehen, wie er versteht. Ihr Verständnis ist ganz anders. Ich frage, ›Siehst du eine Menge Leute von dieser Sorte?‹ und er sagt, ›Ja, mehr, als ich je erwartet hätte. Leute in den 40ern und 50ern.‹«

Es wurde schon dämmrig, als ich die Unterlagen zusammenlegte, die Jeaneen mir gegeben hatte, meinen Rekorder wegpackte und mich verabschiedete. Auf dem Weg nach Norden durch die Badlands brach ich das Tempolimit, ich raste vorbei an Scenic, vorbei an den verlassenen Forts. Zuerst ließ ich die Kassette zurücklaufen, hörte auf Jeaneens weiche Stimme. Sie sprach gedämpft, um den Schlaf des Babies nicht zu stören. Im Geiste notierte ich mir die Punkte, denen ich nachgehen, die Statistiken, die ich vergleichen, die Theorien, die ich an anderen Experten testen mußte. Ich konzentrierte mich auf Details, um nicht an weitreichendere Konsequenzen denken zu müssen, und versuchte, die heutige Unterhaltung als produktive Materialsammlung zu betrachten, nichts weiter. Aber es klappte nicht. Ich fuhr durch die westlichen Ausläufer der Großen Sioux-Nation, durch Adams Geburtsrecht, und bevor die Sonne völlig verschwunden war, ließ ich es zu, daß die Stille hilfloser Gedanken über mich hereinbrach. Überall, wo ich hinging, folgte ich diesen beiden Frauen. Die Straße nach Pine Ridge, mein ältester Sohn – wir alle – waren mit dem Taumelkurs der beiden Frauen verbunden.

Bis Oktober hatten wir in Northfield wieder in unsere tägliche Routine gefunden. Persia und Pallas waren in einer Kindertagesstätte angemeldet, die im Altenheim Oddfellows untergebracht war. Sava und Madeline entdeckten die Vorzüge des Stadtlebens – die Annehmlichkeit, zu einem Geschäft oder einer Video-Passage laufen und Leute zu Fuß besuchen zu können. Louise und ich hatten mit unseren Nachbarn nebenan Freundschaft geschlossen, entdeckten Lieblingswege durch das Arboretum des Carleton College und unternahmen nächtliche Spaziergänge über die Stadtgrenzen hinaus durch die unberührte Prairie. Northfield lag in der südlichen Einflugschneise des Flughafens von Minneapolis, St. Paul und wir maßen die Zeit unserer Spaziergänge an der Zahl der Jets, die rot und weiß zwischen den herbstlichen Sternbildern blinkten.

Unter Obhut der Mittelschule trat Adam einen Teilzeitjob beim örtlichen Pizza Hut an. Seine Pflichten waren, den Parkplatz nach Abfall abzusuchen, wenn nötig die Salz- und Pfefferstreuer an jedem der buntgemusterten Tische aufzufüllen und dafür zu sorgen, daß immer genügend Papierservietten vorrätig waren. Es war in vielerlei Hinsicht die ideale Beschäftigung für ihn: Er bekam eine Windjacke aus silberfarbenem Baumwollsatin, auf der sein Name stand, und jeden Mittag stand ihm eine freie Pizza zu. Natürlich gab es Komplikationen. Einige Teenager aus der Belegschaft hatten bald spitzgekriegt, daß man Adam leicht an der Nase herumführen konnte, daß er mit allem einverstanden war, was sie ihm vorschlugen. So wiederholte er ohne weiteres dem Chef gegenüber obszöne Worte, die er nicht verstand. Außerdem mußte er häufig, um nicht zu sagen: pausenlos bei der Arbeit überwacht werden, sonst ließ er sich regelmäßig ablenken und kam von seinen Pflichten ab. Wie schon im Klassenzimmer, so leistete er auch hier am meisten, wenn er Einzelbetreuung hatte – in einem Fast-Food-Restaurant nicht unbedingt die Norm.

Als wir in unser Haus eingezogen waren, hatte Adam sich ein

Schlafzimmer im dritten Stock hoch unter dem Dach ausgesucht; an den meisten Tagen zog er sich nach der Schule dorthin zurück, blieb bis zum Abendessen dort und ging dann früh schlafen. Diesem Schlupfwinkel verlieh er seine eigene Note: Geöffnete Fenster blieben so lange sperrangelweit offen – gleichgültig, welche Temperatur draußen herrschte –, bis wir sie schlossen. Sein Radio dudelte bis spät in die Nacht. Wenn Musikfetzen schwach zu unserem Zimmer im zweiten Stock hinunterwehten, wachten Louise oder ich auf und kletterten die Stufen hinauf, um es abzuschalten. Adam legte eine Sammlung von Garfield-Cartoons an, die er säuberlich aus der Sonntagszeitung von Minneapolis ausschnitt, und jeden Abend, wenn wir ihn wachschüttelten, ihm sagten, er solle ins Badezimmer gehen und seinen Pyjama anziehen, fanden wir die ausgeschnittenen Blätter unter der brennenden Deckenleuchte ausgebreitet. Wie gut wir Adam auch zuredeten, wir konnten ihn nicht dazu bewegen, sich in die Gesellschaft einer wirklich ungewöhnlich gastfreundlichen Gemeinschaft zu begeben. Unser Sohn blieb ein Einzelgänger, es sei denn, wir organisierten eine Veranstaltung speziell für ihn.

Ende Oktober wurde ich zusammen mit Bea und anderen dazu auserkoren, die Vereinigten Staaten auf dem Inter-Amerikanischen Indianischen Kongress in Santa Fe zu vertreten. Das drei Tage dauernde Treffen brachte Delegierte aus der ganzen Hemisphäre mit dem erklärten Ziel zusammen, daß die eingeborenen Völker Nord- und Südamerikas einige gemeinsame Anliegen, Programme und Strategien miteinander teilen sollten. Die Atmosphäre indessen war eindeutig politisch. Gewisse Nationen, die ihrer eingeborenen Bevölkerung gegenüber eine bekanntermaßen repressive Politik pflegten, schickten Vertreter, die gelinde gesagt ihrer Regierung gegenüber durchaus nicht kritisch eingestellt waren, und sogar innerhalb der US-Gruppe kriselte es unentwegt zwischen Anhängern und Kritikern der aktuellen Regierung. Falls meine kurze Ansprache über das Konzept der Stammessouveränität vielleicht doch ein wenig Eindruck hinterlassen hatte, wurde er jedenfalls völlig von den knisternden Machenschaften und Intrigen überschattet, die unentwegt hinter den Kulissen in den Korridoren und Konferenzräumen des ganzen modernen Tagungszentrums tobten. Einer meiner Kollegen in der Delegation, ein ansonsten vernünftiger Mann, den ich seit vielen Jahren kannte, war von der Überzeugung besessen, daß unser Hotelzimmer »verwanzt« sei, und verbrachte eine Stunde damit, hinter den Gemälden mit Südwester-Motiven und unter den sonnenradgeschmückten Tagesdecken nach Mikrophonen zu fahnden. Es war zwecklos, ihn darauf hinzuweisen, daß keiner von uns dem anderen irgend etwas auch nur im entferntesten Geheimes zu sagen hatte.

Auf dem Rückweg vom Kongreß unterbrach ich meine Fahrt in Albuquerque, um ein Interview mit Dr. Philip May zu führen, einem Soziologen von der Universität von New Mexico. Er hatte vier Jahre lang das einzige von der Regierung finanzierte Projekt zur Verhinderung von FAS geleitet, das sich mit Indianern befaßte. Ich hatte Phil Mays Veröffentlichungen, seine detaillierten Berichte gelesen, die den Alkoholkonsum verschiedener Indianerstämme und Gemeinden verglichen. Zudem war er mir von Jeaneen Grey Eagle, die an einer seiner Schulungsstunden teilgenommen hatte, wärmstens empfohlen worden.

Phil holte mich am Busbahnhof ab und fuhr mich zu seinem Haus, einem eckigen Gebäude im Neo-Pueblo-Stil in einer ruhigen Wohngegend. Phil war groß, trug einen blonden Bart, war ernst und entschlossen; innerhalb weniger Tage würden die Geldmittel für sein zweites Zweijahresprojekt aufgebraucht sein – eine Tatsache, die ihn sowohl maßlos ärgerte als auch frustrierte.

Seine Frau und seine Teenagertochter waren losgezogen, um ein Kleid für einen Schulball zu kaufen. Der Tag war so mild, daß wir mit einem Krug Limonade im Freien blieben.

Sein Engagement für die FAS-Forschung, so faßte Phil zusammen, ging auf die späten 70er Jahre zurück. Damals vergab die Indianische Gesundheitsbehörde (IHS) im Rahmen des Internationalen Jahres des Kindes 120 000 Dollar, um den Einfluß von Alkohol auf Kinder in Stammesgemeinden abzuschätzen.

Phil erinnerte sich: »Drei oder vier Leute, die man hergebeten hatte, um dieses Projekt zu planen, meinten zufällig, daß FAS ein sehr wichtiges Thema sei. Sie hatten da einen gewaltigen Anstieg beobachtet. Die einflußreichste Person war eine Ärztin, die 1956 direkt nach dem Medizinstudium nach Tuba City (im Navajo Reservat) ging und dort blieb. 1979 setzte sie sich zur Ruhe. In dieser Zeitspanne wurde FAS entdeckt, und im Lauf der Jahre, besonders in den letzten fünf Jahren, erlebte sie immer mehr betrunkene Frauen bei der Entbindung. Sie hat selbst ein paar FAS-Kinder ›geholt‹. Ich habe angeboten, halbtags mitzuarbeiten, und so bin ich Projektleiter geworden.«

Das erste Ziel der Untersuchung war nach Phils Beschreibung, exakte Daten über das Ausmaß des Problems zu bekommen. Der Erfolg der Studie hing davon ab, ob die Leute in den verschiedenen IHS-Gebieten bereit waren, mögliche Fälle vorzubringen, und ob ein Diagnostiker von der Universität imstande war, fetale Probleme im Zusammenhang mit Alkohol korrekt zu identifizieren und FAS- oder FAE-Symptome von solchen zu unterscheiden, die auf eine Unmenge anderer Ursachen zurückgingen.

»Das Rückmeldesystem brachte uns eine Menge seltsam aussehender Kinder mit verzögerter Entwicklung«, sagte Phil. Für jedes Kind wurde ein Behandlungs- und Rehabilitationsplan erstellt, und als 1982 das Budget zur Neige ging, waren die meisten der potentiellen FAS-Opfer in sieben der 22 Gebiete bewertet.

»Den Gemeinden vor Ort war wirklich an dem Thema FAS gelegen«, sagte Phil und betonte, wie ungewöhnlich kooperativ man dem Projekt begegnet war. »Sie waren so frustriert von der Art, wie viele Erwachsene mit Alkohol umgingen, und sie waren realistisch und fatalistisch genug, daß sie sich die Lösung dieser Probleme nicht selbst zutrauten. Und da war dieses FAS, ein total vermeidbares Problem, das unschuldigen Menschen schadet. Außerdem hat es stark zugenommen. Wenn wir FAS jetzt kleinkriegen, könnten wir wieder dahin kommen, wo wir vor 15 Jahren waren, als das Problem noch nicht so groß schien.«

Wir gingen nach drinnen in die Kühle von Phils Arbeitszimmer und machten es uns in Sesseln bequem. Auf seinem Schreibtisch türmten sich überladene Aktenordner voller Abdrucke wissenschaftlicher Artikel, Kopien von Vorschriften der Regierung, ein Wirrwarr gelber Blätter voller handgeschriebener Notizen. Die verworrene Bürokratie für Indianische Angelegenheiten ist aus Prinzip langsam und entmutigend, und ihre Schubladenverordnungen sind so ausgefeilt wie die irgendeiner klaustrophoben Gewerkschaft. Ihre Sprache besteht fast ausschließlich aus Großbuchstaben, Gedankenstrichen und Zahlen und ist unverständlich für jeden, der außerhalb des Systems steht, aber so wichtig für die Kommunikation innerhalb, daß ein Laie, der sich in eine interne Sitzung wagen würde, sie für die Kürzel einer Computersprache halten könnte. Die Maschinisten und Drahtzieher dieses dienstbeflissenen Monsters waren üblicherweise Karrieristen, Beamte, die nach jahrelangem Aktenwälzen verächtlich auf die Einfalt jener herabsahen, die ihnen im Rang nicht ebenbürtig waren. Das überladene, überverwaltete System widersetzte sich dem Ärgernis neuer Ideen, weigerte sich, unlösbare Dilemmas zu benennen.

Ich hörte mir an, wie Phil das Spießrutenlaufen beschrieb, das er und seine Kollegen durchzustehen hatten, als sie sich um eine Verlängerung ihres Projekts bemühten. In jeder Phase der Antragstellung hackte man auf ihrem Verlängerungsantrag herum, machte ihn mit Verleumdungen, Eifersucht, Klüngel, Zynismus und Apathie nieder. Das überraschte mich nicht: Phil drohte Zustände aufzudecken, die höchst komplex waren, deren Behandlung teuer und deren Eingeständnis unerfreulich war. Zudem hatten die Zustände mit jener Grauzone zu tun, die alle Ausführenden gedruckter Anweisungen in höchstem Maße irritiert: mit ethischen Unklarheiten. Und schließlich war Phil May – promoviert, Engländer, freimütig, gründlich, aber nur befristet angestellt und ohne Beamtenrang – ein natürlicher Gegner. Trotz des Erfolgs der Pilotstudie, trotz der einflußreichen Bemühungen der Nationalen Indianischen Gesundheitsbehörde, der Nationalen Vereinigung der Stammesvorsitzenden und des Nationalen Kongresses der Amerikanischen Indianer dauerte es Monate, bis die Fortsetzung der Unterstützung wahr wurde.

Aber Washington war weit weg. Ich hatte in Pine Ridge das Gerücht gehört, daß die Indianische Gesundheitsbehörde wohl eine Million Dollar ihres Budgets an die AIDS-Forschung verlieren würde, und mußte an Jeaneen Grey Eagle denken, die darum kämpfte, mit einem jährlichen Zuschuß von 1500 Dollar in einem Gebiet so groß wie ein kleiner Staat ein Vorsorgeprogramm zu koordinieren.

Ich erwähnte Phil gegenüber, daß alles, was ich aus Veröffentlichungen und Gesprächen erfahren hatte, den Eindruck der Ärztin von Tuba City zu bestätigen schien, daß sich die Fälle von FAS mehrten.

»Alkohol ist während des vergangenen Jahrzehnts immer leichter zugänglich geworden«, betonte er. »Aber es hängt nicht allein davon ab. Da spielt noch eine Menge anderer Dinge mit rein, besonders die Art, wie sich Kulturen angepaßt und welche Normen sich dabei etabliert haben... Ein Faktor ist die traditionelle Frauenrolle. Das Trinken der Frauen der Prairieindianer wird eher geduldet als das der Navajo-Frauen.Am wenigsten akzeptiert wird es bei den Pueblo.«

Aber darin lagen weitere Komplikationen.

»Die Normen, die bei den Pueblos für das Trinken bei Frauen gelten, sind so unbeugsam streng«, erklärte Phil, »daß eine Frau nach einer Experimentierphase in der Jugend vor einer Entscheidung steht: aufhören – und die überwältigende Mehrheit hört auf. Aber diejenigen, die weitertrinken, isolieren sich im Grunde vollkommen und enden in einer hochalkoholisierten Gruppe Gleichgesinnter, losgelöst von der traditionellen Kultur. Sie bringen oft mehrere FAS-Kinder zur Welt. Wir hatten zwei Pueblo-Mütter, die fünf FAS- oder FAE-Kinder geboren haben, bevor sie selbst starben. Die Ächtung bei den Pueblos ist also gewissermaßen ein Schuß nach hinten.«

Phil bombardierte mich mit Statistik: Nach seiner zugegeben vorsichtigen Zählung war von 55 Neugeborenen in manchen Präriestämmen eines entweder FAS- oder FAE-geschädigt, eine Zahl, die deutlich über seinen Schätzungen für die ebenfalls untersuchten Pueblo- oder die Navajo-Gruppen lag. Aber dabei mußte berücksichtigt werden, daß mehrere FAS-Kinder von einer einzigen Mutter stammten. Die Schädigung war daher zum Teil eine Frage der Konzentration, nicht der Verteilung.

»Man muß nur eine begrenzte Zahl von Leuten beeinflussen, um das Problem zu lösen«, stellte Phil überzeugt fest. »Wir haben vor über 11 000 Leuten aus indianischen Gemeinden Vorträge gehalten. Mittwoch ist der letzte Tag der Aktion. Und wir haben 800 Ausbilder in den Vereinigten Staaten geschult, die meisten davon sind Indianer, die in ihren Gemeinden die Vorsorgeveranstaltungen weiterführen sollen. Welcher Prozentsatz das dann wirklich tut, weiß ich nicht. Sie haben das Wissen, und jetzt können sie entscheiden, was sie damit tun wollen.«

Die Frage der Strategie erinnerte mich an einige radikalere Maßnahmen, die Jeaneen als Möglichkeiten für Pine Ridge erwähnt hatte. Ich fragte Phil, ob in seinen Untersuchungsgebieten schon darüber diskutiert worden war, als Notlösung trinkende Schwangere, die schon ein FAS-Baby geboren hatten, zu inhaftieren.

»In einem Reservat ist das passiert«, räumte er ein, nannte aber den Namen nicht. »Andere Stämme haben es erwogen. Die Navajo haben versucht, starkes Trinken bei Müttern wirklich als vorgeburtliche Kindesmißhandlung einzustufen, indem sie es dem Gesetz über Kindesmißhandlung unterstellen. Die meisten Stammesgesetze über Kindesmißhandlung haben den Vorteil, den Justizvorteil, sich über bestimmte Bürgerrechte hinwegzusetzen. Indianische Regierungen können tun, was immer sie wollen.«

In diesem Punkt hatte er recht. Eine Reihe von Entscheidungen des Obersten Gerichtshofs der Vereinigten Staaten, die aufschlußreichste davon *Santa Clara Pueblo V. Martinez* (1978), hatte festgesetzt, daß die Zusatzklauseln zu den Grundrechten nicht notwendigerweise innerhalb der souveränen Gebiete von Reservaten galten, die von der Regierung anerkannt waren. Indianische Nationen hatten kraft Vertrag generell das Recht, Verhaltenskodices nur für ihre Bewohner zu erarbeiten. Diese Gesetze hatten Vorrang gegenüber den Grundsätzen der amerikanischen Justiz, sogar wenn sie denen, die das Wertesystem des Stammes nicht guthießen, diskriminierend und verfassungswidrig vorkamen.

Bald sollte ich mehr über den Begriff »Recht des Fetus« hören und lesen. In Kalifornien und New York gab es mehrere wichtige Verhandlungen bei Gericht zu diesem Thema – man hatte erkannt, welchen Schaden eine Frau ihrem ungeborenen Kind zufügen kann, wenn sie Kokain nimmt oder eine bestimmte Diät verweigert. Es gab keinen eindeutigen Beweis, daß solche gesetzlichen Maßnahmen anschlugen. Manche Leute argumentierten, sie seien sogar konterproduktiv, weil sich dann betroffene Frauen aus Angst vor Strafverfolgung nicht mehr um Vorsorgeuntersuchungen bemühten. Aber all diese gesetzlichen Schritte entsprangen demselben Impuls: Statt abzuwarten, bis mit hoher Wahrscheinlichkeit Schäden verursacht würden, die irreversibel waren, wollte man lieber tatkräftig verhindern, daß sie passierten. Diese Strategie bedeutete in den Augen der Befürworter auch, daß man sich für das geringere von zwei Übeln entschied. Die in ihrer Freiheit eingeschränkte Frau litt – wenn das denn der korrekte Ausdruck dafür war – weniger als ein Jahr, damit das menschliche Wesen, das sie *beschlossen* hatte auszutragen (das war der entscheidende Punkt), nicht körperliche Behinderungen davontragen und eine lebenslange Last für die Gemeinschaft sein sollte.

An Phils Untersuchung beunruhigte mich die Diskrepanz zwischen der FAS/FAE-Häufigkeit, die seine Daten ergaben, und den höheren Schätzungen, die ich von anderen gehört hatte. Jeaneen war überzeugt gewesen, daß 25 Prozent der in Pine Ridge geborenen Kinder zu einem gewissen Grad durch das Trinken der Mütter geschädigt waren. Zugegeben, sie war keine Medizinerin, aber ihre Zahlen wichen nicht so stark von Eva Smiths Werten ab. Eva war jetzt eine angesehene Ärztin am Krankenhaus des White River Apache-Reservats in Arizona und betrieb Grundlagenforschung für das FAS-Vorbeugungsprogramm der Gemeinde. Sie war 1972 als Studentin nach Dartmouth gekommen und Louise und mir eine gute Freundin geworden. Ihr Medizinstudium schloß sie dann in Georgetown ab, und zwei Jahre später wurde sie von der Amerikanischen

Medizinischen Vereinigung als die bemerkenswerteste Hausärztin bezeichnet, die in den Vereinigten Staaten praktizierte.

Ich hatte Eva das letze Mal bei einer Tagung der Forschungsgesellschaft über Alkoholismus in San Francisco getroffen und ihr meine Standardfrage vorgelegt: Wie ernst war das fetale Alkoholproblem? Welchen Prozentsatz der Kinder, die in White River geboren wurden, konnte man als FAS oder FAE klassifizieren?

»Für FAS würde ich sagen, mindestens zehn Prozent und wahrscheinlich höher«, hatte sie geantwortet. »Für die Verhaltensstörungen von FAE, die sich erst Jahre später manifestieren, wenn ich die Gemeinde längst verlassen habe – für die würde ich bis auf 20 bis 30 Prozent hochgehen.« Eva übertrieb nie. Man respektierte sie allgemein als umsichtig, sie galt als die Ruhe selbst, als kompetent. Kurz nach unserem Interview zog sie nach Washington, D.C., um Alkoholprogramme für Indianer auf nationaler Ebene zu koordinieren. Warum waren dann ihre Prozentzahlen über zehnmal so hoch wie die von Phil?

»Wir haben mit Kindern von der Geburt an bis zum Alter von 15, manchmal 20 Jahren gearbeitet«, erklärte Phil. »Und wir haben zwei Erwachsene in ihren 20ern und 30ern gefunden und sie in unsere Untersuchung einbezogen. Aber bei vielen dieser Kinder…., wenn wir den geringsten Zweifel haben, diagnostizieren wir sie im Grunde als normal. Wir sind da sehr vorsichtig. Wir hätten die Statistik ganz schön anheben können, wenn wir auch Grenzfälle reingenommen hätten.«

Mißtraute er deshalb den höheren Zahlen von Jeaneen und Eva?

»Das käme drauf an, was sie als Zähler einsetzen«, sagte Phil. »Viele dieser Schätzungen sagen, daß die Hälfte der Kinder alkoholgeschädigt sind. Wir haben FAE so diagnostiziert: Wir hatten ein Checkliste mit 30, 35 Punkten und bestimmten Merkmalen, von denen eine Anzahl richtig gemessen wurde – jedes Kind hatte dann eine bestimmte Punktesumme zusätzlich zu der klinischen Beurteilung. Wenn wir ein Kind als FAE diagnostiziert haben, dann machten die meßbaren Merkmale wie die Lidformation beim Auge, die

Kopfgröße, der IQ oder Größe und Gewicht relativ zum Alter weniger als die Hälfte der Punktezahl aus. Wir reden also nicht über Kinder, die vom Alkohol nur *beeinflußt* worden sind. Eine Menge Kinder sind als normal diagnostiziert worden, obwohl wir wußten, daß die Mutter trank, und zwar ganz schön viel. Ich glaube nicht, daß wir *irgendein* Kind als FAE diagnostiziert haben, das einen IQ über 85 hatte. Wir haben ihnen eine ganze Standardabweichung von der Norm zugestanden – so vorsichtig sind wir vorgegangen.«

Vorsichtig war gar kein Ausdruck. Sogar in der führenden Untersuchung der Universität von Washington, dem Maßstab für alle FAS-Forschung auf der ganzen Welt, waren Testpersonen mit einem IQ über 100 dabei. Anspruchsvolle Standards wie die von Phil hatten den Vorteil, daß man jede Möglichkeit ausschloß, eine Person, die keine Fetale Alkohol-Schädigung hatte, in die Stichprobe einzuschließen. Aber solche Standards sorgten auch dafür, daß viele Menschen, die wahrscheinlich geschädigt waren, nicht erfaßt wurden.

Während Phil weitersprach, kam mir außerdem der Verdacht, daß es noch einen anderen Grund geben könnte, warum er für seine identifizierte Gruppe einen so relativ eng gesetzten Rahmen gewählt hatte: Es fiel ihm persönlich schwer zu glauben und sich vorzustellen, daß das worst-case Szenario wahr sein könnte.

»Eine Schätzung ist aus Montana gekommen«, sagte er ungläubig. »Ein berühmter Morphologe (ein Experte, der ungewöhnliche Körperstrukturen oder -formen untersucht) sagt, daß eines von vier Kindern in den Reservaten da oben alkoholgeschädigt ist.«

»Genau das, was Jeaneen für Pine Ridge schätzt«, warf ich ein.

Phil erkannte das an, aber er fuhr fort. »Ich habe damit erhebliche Schwierigkeiten, weil ich nicht glaube, daß diese Stämme schlimmere Alkoholprobleme haben als ein paar von den Reservaten in den Plains, die wir untersucht haben. Und ich will verdammt sein, wenn jedes vierte Kind, jedes zehnte Kind betroffen ist.« Er schüttelte heftig den Kopf und verwarf die Möglichkeit als undenkbar. »Ich kann mir einfach nicht vorstellen, wie eine Kultur oder eine Gruppe so etwas überleben kann.«

Es war wirklich nicht zu fassen. Aber das machte es noch nicht zwangsläufig falsch. Das Urteil in puncto Überleben war noch nicht gesprochen. Ich hielt mich eher an die Erkenntnisse von Prof. Ann Streissguth, einer überaus produktiven Forscherin an der Universität von Washington, die »schlechtes Urteilsvermögen« als eines der subtilsten, schwierigsten, aber eindrucksvollsten Symptome von FAS und FAE identifizierte. Streissguth zufolge hatte diese Verfassung weniger mit Intelligenz zu tun als damit, daß eine Person unfähig war, die Konsequenzen seiner oder ihrer Handlungen einzuschätzen.

Sie beobachtete dieses Phänomen unter ihren Patienten immer wieder, und für mich klang es sehr wahr. Adam hatte ständig Schwierigkeiten mit bestimmten Abstraktionen: größer als – kleiner als; vorausplanen; Geld sparen. Und wenn man in dieser Richtung weiterdachte, konnte logischerweise jemand wie er, jemandd der zufällig weiblich war, mit einer Warnung nichts anfangen, die sagte: »Wenn du heute trinkst, wird deinem Kind in neun Monaten etwas Schlimmes passieren, unter dem es sein ganzes Leben lang leiden wird.« Ein Berater oder Geburtshelfer konnte so eine Vorstellung unmöglich vermitteln. Also zählten auch Fetale Alkohol-Opfer vom Verhalten her zu den Menschen, die am ehesten in Gefahr waren, wieder Fetale Alkohol-Opfer in die Welt zu setzen. Mit logischer Argumentation waren sie kaum zu beeinflussen.

Phil folgte meinem Gedankengang und legte mir ein eigenes Beispiel vor. »Diese Kinder sind sich der Konsequenzen nicht wirklich bewußt. Wenn du zum Navajo-Reservat rausfährst und so aussiehst wie ich und wenn du dann in einen Raum mit einem Haufen kleiner Navajo-Kinder gehst, bringen sie dich mit Zucht und Ordnung oder mit der Impfspritze in Verbindung, und das ist beides nicht gerade angenehm. Die meisten Navajo-Kinder werden sich zurückziehen, sie verkriechen sich richtig vor dir. Aber FAS-Kinder tun das nicht. Ein kleines Navajo-Kind mit FAS wird herkommen und sich an dein Bein klammern und sagen, ›Hallo, wie geht's?‹ Die lieben dich echt.«

Seine Worte rüttelten Erinnerungen in mir wach. »Er ist so ein nettes Kind«, sagten die Leute über Adam, als er klein war. Er pflegte an öffentlichen Plätzen – auf Flughäfen, in Lebensmittelläden, in Vorräumen von Kinos – auf völlig Fremde zuzugehen und sie wortlos zu umarmen. Er zögerte genausowenig wie bei unserer ersten Begegnung mir gegenüber, als er von seinen Lastern hochgesehen und »Hallo, Papi«, gesagt hatte. Jeder hatte für ihn die gleiche Nähe. Persia, die jetzt so alt war wie Adam damals, klammerte sich in einer unbekannten Umgebung unweigerlich gut fünf Minuten lang an meine Beine und nutzte die Sicherheit meiner Gegenwart, um sich zu orientieren, um die Lage zu peilen. Aber bevor sich Adam im ersten Teenageralter in sich selbst zurückgezogen hatte, war er auf die Welt zugegangen wie ein Blinder, der über eine grenzenlose Sommerwiese läuft, so als gäbe es keine lauernden Stolpersteine, keine möglichen Hindernisse, keine versteckten Fallstricke.

Das furchtlose Vertrauen war eine der Eigenschaften, die ich an ihm am meisten geliebt hatte, am meisten bewundert, mit der ich am meisten angegeben hatte. Ich erinnere mich gut, wie ich erklärte, »er ist noch nie jemandem begegnet, der nicht freundlich zu ihm war«. Aber das war falsch. Noch vor seinem zweiten Geburtstag hatte man ihn mißhandelt, hatte ihn hungern lassen und ihn vernachlässigt. Er hätte allen Grund gehabt, schüchtern zu sein. Aber es mußten erst Jahre vergehen, in denen Adam von seinen Schulkameraden ständig zurückgewiesen und rüde verspottet wurde, bevor er lernte, ein Zeichen der Zustimmung abzuwarten, und erst dann einen anderen Menschen unwillkürlich berührte.

Ich sah mich in Phils Arbeitszimmer um, sah die vor Büchern überquellenden Regale und die Bücherstapel auf dem Boden, die Sonderdrucke und Fachzeitschriften, die Agenda, prallvoll mit Telefonnummern und Adressen. In diesem Zimmer überkreuzten sich die Forschungsrichtungen: Soziologie als Ergänzung zur Biochemie, persönliche Zeugenaussagen, die Erfahrungswerte mit Theorie verknüpften. Das hier war der Ort, von dem Antworten oder wenigstens Richtungshinweise kommen sollten, also brachte ich meinen erschreckendsten Mikrochip deduktiver Logik zur Sprache: *Wenn* man bei den Bemühungen um Vorbeugung in erster Linie auf Erziehung und Beratung vertraute; und *wenn* FAS- und FAE-Opfer im Vergleich zur Gesamtheit der Frauen im gebärfähigen Alter durch Logik nicht zu erreichen waren; und *wenn* Frauen, die selbst FAS- und FAE-Opfer waren, mehr Kinder hatten, früher mit dem Kinderkriegen anfingen und später aufhörten; und *wenn* Frauen, die die Werbekampagne begreifen konnten, daraufhin in der Schwangerschaft weniger tranken, während Frauen, die die Argumente nicht begreifen konnten, es nicht taten, würde *dann* nicht der Prozentsatz der FAS-Opfer innerhalb einer gegebenen Bevölkerung zwangsweise anwachsen? Würde der Anstieg nicht exponential sein? Würden diese Zahlen sich nicht in immer kürzer werdenden Zeitabschnitten verdoppeln?

Es bereitete Phil Probleme, weitreichende Schlußfolgerungen darüber zu ziehen, wer nun genau FAS- oder FAE-Kinder zur Welt bringen würde.

»Wir haben nicht sehr viele Mütter zu sehen bekommen, weil so viele bei der Maßnahme fehlten oder schon tot sind«, sagte er.

Ich kehrte zu einem Thema zurück, das ich in Pine Ridge zur Sprache gebracht hatte – die Frage, in welchem Alter Frauen statistisch das größte Risiko hatten, durch ihr Trinken ihren Nachwuchs zu schädigen.

Phil bestätigte Jeaneens Beobachtung. »Volle FAS ist bei Frauen über 25 viel verbreiteter. Ein junger Körper kann Alkohol soviel besser ausscheiden. Und zudem ist die Trinkerkarriere der Norm-Indianerin eine Summenrechnung. Sie wird immer mehr in die wirklich exzessiven Saufgruppen reingezogen – wo fast die einzige Beschäftigung Entspannung und Alkohol ist. Das ergreift von ihrem ganzen Leben Besitz; und wenn sie eine Zeitlang in dieser Art Peergroup gewesen sind, sind die Spurenminerale ausgeschwemmt, und die Leber nimmt allmählich Schaden. Du weißt«, fügte er beiläufig hinzu, »daß Frauen viel empfänglicher für Zirrhose sind als Männer, das liegt am Fettgehalt ihrer Körper und am Hormongleichgewicht.«

»Wenn also Indianerinnen in dieser Art Alles-oder-Nichts-Umgebung weitertrinken«, fuhr er fort, »zeigen sich ab Mitte zwanzig allmählich die unmittelbaren Schäden an ihrem Körper. Wir haben 130 FAS-Kinder diagnostiziert. Davon sind wir 85 Fällen aus sieben Reservaten genau nachgegangen. Nur sieben dieser Kinder hatten Mütter unter 25 Jahren.« Er machte eine Pause, dachte über die Bedeutung seiner Daten nach. »Eine Frau muß ihren Körper eine ganze Weile schinden. Wir haben Frauen gesehen, die praktisch während ihrer ganzen Schwangerschaft blau waren, aber wenn sie jung genug sind, sehen die Kinder nicht so aus oder benehmen sich nicht so, als wären sie geschädigt, wenigstens nicht, solange sie klein sind. Vielleicht zeigt sich später das schlechte Beurteilungsvermögen.«

Ich hatte gelesen, welche Verbindung zwischen dem Zeitpunkt des Trinkens während der Schwangerschaft und dem Einfluß des Alkohols auf die Entwicklung des Fetus bestand, und ich fragte Phil, wieviel über diese Beziehung bekannt war.

»Das ist nur noch eine Frage der Zeit. In zehn oder 15 Jahren kann man wahrscheinlich sagen, ›eine Dosis in der x-ten Woche richtet das und das an.‹ Wenn die Mutter im ersten Drittel stark trinkt, dann passieren all die strukturellen Dinge. Zweites Drittel, das Hauptrisiko liegt bei der Größe und der Intelligenz, aber besonders bei Fehlgeburt. Im letzten Drittel ist es vor allem die Intelligenz.«

Wie immer, wenn ich über dieses Thema nachdachte oder sprach, vermischten sich die persönliche und die berufliche Ebene. Ich hörte mir Phils Katalog an und dachte dabei an Adam und seine verstorbene Mutter. Den Symptomen nach, die sich an Adam zeigten, mußte sie die ganzen neun Monate hindurch getrunken und sich zum Geburtszeitpunkt hin gesteigert haben. Wie immer, wenn ich Ereignisse bedauerte, die sich anders hätten entwickeln können, weckte dieser Überblick den Wunsch in mir, einen Zeitsprung in die Vergangenheit zu machen, an der Seite dieser Frau zu sein – ich kannte sie nicht, aber sie berührte durch Adam jeden Teil meiner Existenz. Ich wollte sie während ihrer Schwangerschaft oder davor kennenlernen, damit ich notfalls die entscheidenden Drinks vom Tisch fegen konnte, sie überreden konnte, nicht das Leben unseres gemeinsamen Sohnes zu ruinieren. Wie viele Gläser Wein oder selbsgebrannten Schnaps oder Bier hätte sie ablehnen müssen? Wie viele waren zuviel?

»Wenn eine Frau nur eine Woche lang trinken würde«, sagte Phil, »könnte ein Kind auf keinen Fall als VOLL-FAS diagnostiziert werden, es sei denn, es war eine wirklich kritische Woche, zum Beispiel irgendwo in der dritten Woche, der zehnten Woche. Die meisten Frauen, die wir zu sehen bekommen, trinken entweder massiv, oder sie sind Alkoholikerinnen. Es ist nicht nur die Höhe der Dosis – es kommt auf die Dosis an, auf den Zeitpunkt, zu dem sie trinkt, auf das Alter der Frau.«

Phil und alle, die sich auf diesem Gebiet abplagten, trafen ständig Frauen wie Adams Mutter. Ich fragte, wie man seiner Meinung nach an sie herangehen mußte. Wie überredete er eine Alkoholikerin mit Lernbehinderung, auf den Gelegenheitsdrink zu verzichten oder dem Impuls zu einer einzigen, durchfeierten Nacht während ihrer Schwangerschaft nicht nachzugeben?

»Wir versuchen, knallhart an die ganze Sache ranzugehen«, sagte er. »Wahrscheinlich das wirksamste Dia, das wir überhaupt zeigen – und wir benutzen fast 100 Dias –, ist ein Bild vom Gehirn eines stark geschädigten FAS-Kindes, das neben dem Gehirn eines normalen Kindes liegt. Wir reden über Timing und Dosis. Wir weisen immer darauf hin, daß es ein paar Kinder gibt – und es gab auch einige in Seattle –, die ziemlich normal aussahen und sich auch so benahmen. Sie waren eben nur ein bißchen langsamer, und in der Schule hinkten sie ein bißchen hinterher, oder sie waren ein bißchen kleiner. Aber als diese Kinder starben und man Autopsien vornahm, waren bei einigen Anzeichen von Heterotopia erkennbar, ein Durcheinander in den Zellschichten des Gehirns. Und als man die Sache zurückverfolgte und die Mutter nach ihren damaligen Trinkgewohnheiten fragte, stellte sich heraus, daß sie mäßig bis einigermaßen stark getrunken hatte.«

Ich hatte diese Photografie gesehen, hatte ähnliche gesehen, auf denen die Gehirne von abstinenten Labormäusen mit solchen von Mäusen verglichen wurden, die man mit einer Äthanol-Diät zwangsgefüttert hatte. Und sogar für jemanden wie mich, der nicht so recht weiß, wie ein Gehirn funktioniert, wie es aussehen *sollte*, war der Kontrast alarmierend. Alkohol ließ das Gehirn innerhalb seines Schädelgehäuses schrumpfen. Ein normales Großhirn sieht aus, als hätte man es in einen zu kleinen Behälter gequetscht, als hätte man es so eng gepackt, daß es in sich geknittert und gefaltet ist. Aber ein durch Alkohol verkümmertes Gehirn hat Teile, die glatt wie ein Bachkiesel sind. Es ruht in einer reichlich großen, gewölbten Kammer, ist ein Organ, das nicht dazu taugt, einen komplexen Körper anzutreiben. Und doch hatte, wie Phil sagte, ein FAE-Opfer manchmal gar keine verräterischen, äußerlich sichtbaren, körperlichen Abnormitäten, die gezeigt hätten, daß das Gehirn an seiner vollen Entwicklung gehindert worden war.

Wieder fragte ich: Wieviel mußte eine Frau trinken, um Schaden zuzufügen? Gab es irgendeine garantiert »sichere« Alkoholmenge, die eine Frau noch zu sich nehmen konnte, ohne ihr Baby zu gefährden?

»Wir drängen auf *absolute Abstinenz*«, antwortete Phil mit Nachdruck und schlug mit der flachen Hand auf einen Stapel Unterlagen neben sich. »*Das ist das einzig sichere.* Wir überlegen gerade, ob wir IQ-Punkte abziehen sollen. Wenn du nicht trinkst, trägst du vielleicht ein Genie mit dir herum. Aber mit mehrfachen Alkoholdosen, *auch mit kleinen* , nimmst du deinem Kind vielleicht einen, zwei, zehn, 15, 20, 30 Punkte von der Intelligenz weg. Wenn wir viele trinkende Mütter haben, dann haben wir eines Tages ganze Gesellschaften mit niedriger Durchschnittsintelligenz. Ich glaube wirklich dran, aber für einige Leute ist diese Schlußfolgerung nicht nachvollziehbar.«

Wir ließen die Worte nachklingen. Darauf lief es im Endeffekt hinaus: überleben. Ich dachte an Aldous Huxley's *Schöne Neue Welt*, dort wurden durch Manipulation der fetalen Intelligenz soziale Klassen vor der Geburt festgelegt. Ich dachte an die Leute, die Jeaneen ein »Kleines Hühnchen« nannten, und ich dachte, daß sie wohl zu denen gehören mußten, für die diese »Schlußfolgerung nicht nachvollziehbar« war. Ich dachte an die Generationen von Indianern, der Vorfahren, die es geschafft hatten, bis ins 20. Jahrhundert zu überleben – trotz Invasoren und Seuchen und der Politik einer Regierung, die es auf kulturellen Völkermord abgesehen hatte: Würde unsere Geschichte im Alkohol enden, einer Flüssigkeit, die so täuschend flüchtig ist, daß sie in normaler Luft verdampfen könnte?

Totale Abstinenz für die Dauer einer Schwangerschaft kam mir anfangs allzu extrem vor, aber nachdem ich erfahren hatte, daß identische Warnungen vom Gesundheitsministerium der Vereinigten Staaten, dem Königlichen Ärtzeverband in England, der Amerikanischen Medizinischen Vereinigung, von anderen mit der öffentlichen Fürsorge befaßten Organisationen und sogar in der populären Gesundheitskolumne der *New York Times* ausgesprochen wurden, klang es weniger radikal.

Es klang wie gesunder Menschenverstand.

Ein Auto bog in die Zufahrt ein. Türen schlugen zu, wir hörten Frauenstimmen. Die Familie kam zurück, und Phils Frau Doreen, eine attraktive, lächelnde Pueblo-Frau, kam mit einer großen weißen Einkaufstasche herein, ihre Teenagertocher im Schlepptau.

»Geschafft!« rief Doreen, dann hielt sie inne, während wir einander vorgestellt wurden.

»Laß sehen«, sagte Phil mit resignierter Miene.

»Ist wohl doch besser, wenn du diesen Job noch annimmst«, witzelte Doreen, während sie den Deckel von einer rechteckigen Schachtel hob. Seidenpapier raschelte, und dann kam ein festliches Kleid aus steifem dunkelblauem Taft zum Vorschein – geschmackvoll, elegant, ein Kleid für eine Erwachsene. Phil versuchte ein Lächeln zu unterdrücken, aber er freute sich, er war stolz über die Freude, die in den Augen seiner Tochter leuchtete.

Das Interview war beinahe zu Ende, aber bevor ich mich auf den Weg zum Flughafen machte, wollte ich ein letztes Mal auf das Symptom zurückkommen, das bei der Diagnose für eine Behandlung am leichtesten übergangen wurde: schlechtes Urteilsvermögen. Dieser Begriff konnte so vieldeutig sein. Handlungen, die vielleicht in der einen Gesellschaft Mißfallen erregten, konnten in einer anderen der Beweis ausgeprägter und bewährter Werte sein. Aber wenn man die

Kategorie Urteilsvermögen als möglichen gemeinsamen Nenner von FAE in Bausch und Bogen ignorierte, konnte man leicht die Gesamtzahl derer weit unterschätzen, die von ihren trinkenden Müttern geschädigt worden waren. Gab es nicht irgendwelche Angewohnheiten, die in jedem Fall suspekt waren, egal in welcher Kultur sie auftraten?

»Sicher gibt's da Allgemeingültiges.« Phil kippte seinen Stuhl zurück und balancierte auf den hinteren Stuhlbeinen, während er über Beispiele nachdachte. »Selbstzerstörung, Verhalten, das der Gesundheit schadet, das die Zukunft zerstört.«

Ich erwähnte das Beispiel der »Lysol Sandwiches«, von dem ich in Pine Ridge und Rosebud gehört hatte.

»Ich dachte, sie gießen das ins Wasser. Haarspray…«, sagte Phil, die Gewohnheit war ihm wohlbekannt. »Soviel ich weiß, haben sie sogar perlenverzierte Instrumente zum Löcherstechen. Sie nehmen ein Holzstück, Weide oder etwas ähnliches, treiben einen Nagel rein, sägen ihn ab und schärfen ihn, dann verzieren sie das Ganze und tragen es an einem Gürtel: ›Lysol-Junkies.‹ «

Ich berichtete ihm, was Eva mir über medizinische Probleme in einem Reservat erzählt hatte, das sie kannte; es hatte mit Kindern zu tun, die sich an Tippex vergingen, das sie vom Schreibtisch ihre Lehrers gestohlen hatten. Sie pinselten sich das Zeug auf die Fingerspitzen, inhalierten während des Unterrichts und wurden high. Aber wenn sie sich zu schnell danach körperlich anstrengten – zum Beispiel, wenn sie mit dem Fahrrad heimfuhren –, verhärteten sich ihre Lungen, und sie konnten ersticken.

»Ein Risiko einzugehen ist in einigen Kulturen sehr hoch angesehen, besonders in den Plains«, stimmte Phil zu. »Ein paar Leute in Pine Ridge liebe ich einfach. Ich mag sie furchtbar gern. Aber wenn ich 15 Jahre zurückdenke, als meine Frau und ich dort lebten…, so viele finden offenbar immer neue Wege, sich um die Ecke zu bringen. Und ich weiß nicht warum. Es könnten die Begleiterscheinungen von Alkohol sein.«

Es gibt optische Täuschungen, die das Auge verwirren. Du schaust dir aus einem bestimmten Blickwinkel eine Illustration an, und du siehst einen Kelch; dann wählst du eine andere Perspektive, und das Bild verwandelt sich in die Profile zweier Leute, die sich gegenüberstehen. So ging es mir, als ich mich in das Fetale Alkohol-Syndrom vertiefte: Da schimmerte die soziale Theorie auf – der hochgeschätzte Wert des »Riskierens« oder andere derartige Standard-Euphemismen –, und dann wieder trat die Wirklichkeit von Adams Leben an ihre Stelle, seine Zukunft mit den verschlossenen Türen. Relativistischer Gleichmut war keine Entschuldigung. Es gab überhaupt keine Entschuldigung. Als empörter Vater wollte ich am liebsten die Bürgerrechte rücksichtslos überrennen. Ich wollte das Alkoholverbot wieder einführen, wollte Übeltäter einkerkern, wollte schützende Standards einführen. Aber dann änderte sich das Bild wieder. Einmal mehr übernahm ich meine professorale Rolle des nicht wertenden Liberalen, der dafür eintrat, jeden auf seine Art selig werden zu lassen. Hypothetisch war dieser Liberale darauf eingestellt, den Exzeß des Individuums zu billigen, um das kollektive Recht der Gruppe auf ihrem eigenen Kurs zu wahren.

Wie konnte ich mich mit dieser großartigen Haltung aussöhnen, wenn der Preis offenbar in Hunderten oder Tausenden von Adams gezahlt wurde? War ich in dieser Frage ein Insider oder ein Outsider? Hatte ich ein Stimmrecht? Leuchtete meine Subjektivität in dunkle Winkel, in die andere nicht hineinsehen wollten, oder war sie eine eklatante Verletzung eines soliden ethnographischen Prozesses, der meine Ermittlungen in einem Maß verzerrte, daß sie nur noch Selbstzweck waren?

Ich stellte die Frage, die überall im ganzen Indianerland heiß diskutiert wurde: Sollte der Alkoholverkauf in den Reservaten legalisiert werden? Würde das überhaupt helfen?

»Kommt ganz drauf an«, sagte Phil nachdenklich. »Da gibt's einen Ort in einem Reservat – eine Spirituosenhandlung, die ›Die Flamme‹ heißt. Drinnen spielt sich nichts ab, aber die Leute torkeln um ›Die Flamme‹ herum und trinken unter den Bäumen. Es ist verrückt. Aber eine positive Trinkumgebung kann ein paar echte Probleme beseitigen – Mortalität und Verhaftungen. Es gibt so viele

Variable. Der Ort, den wir in der veröffentlichten Untersuchung nach seinem Pseudonym ›Reservats-Gemeinschaft der Plains‹ nennen, hatte bis '77 oder '78 ein gewaltiges Problem mit FAS. Wir haben einen ganzen *Haufen* FAS-Kinder überprüft. Dann stellte die Regierung die Pro-Kopf-Zahlungen ein. Zwischen '78 und '82 haben wir genau ein Kind gesehen, das Voll-FAS war. Ein einziges. Vielleicht waren da noch ein paar FAE-Kinder oder einige, die nur leicht geschädigt waren, aber die klassischen Fälle sind dort nicht mehr geboren worden. Letztes Jahr sollten die Zahlungen wieder aufgenommen werden, deshalb weiß ich nicht, was jetzt passiert. Aber das ist jedenfalls eine Variable, und die scheint die Rate zu beeinflußen.«

Die offenkundige Schlußfolgerung, die man aus Phils Beispiel ziehen mußte, erschreckte mich genauso, wie mich Jeaneens Idee der erzwungenen Inhaftierung von schwangeren Trinkerinnen anfangs erschreckt hatte. Und doch konnte ich nicht umhin, an Beas Ergebnisse in Standing Rock zurückzudenken: daß einige Zecher und Alkoholiker weitersoffen, bis das Geld alle war. War also die Antwort auf FAS, die Leute arm zu halten?

»In diesem besonderen Fall: Ja«, antwortete Phil, dann schüttelte er den Kopf und dementierte die Worte, die er gerade gesagt hatte. »Oder sorg wenigstens dafür, daß sie ihr Geld auf irgendeine andere Weise bekommen.«

Zwangssterilisation, patriarchalische Regierungsprogramme, Männer, die über die Körper von Frauen entschieden – diese Dinge hatten während der vergangenen 100 Jahre die Regierungspolitik gegenüber den Indianern geprägt. Das waren keine Lösungen, sondern die verdammten Ingredienzien, die solche Probleme verursachten. Jetzt war es an mir, vor dem logisch folgenden Schritt zurückzuschrecken.

»Im Grunde können sie das Pro-Kopf-Geld nehmen und einfach eine Menge Arbeitsbeschaffungsmaßnahmen damit machen«, fuhr Phil fort und kehrte damit zu der Erwartung zurück, mit der unsere Unterhaltung begonnen hatte: zu der optimistischen Hoffnung, daß jetzt, wo die finanzielle Unterstützung ausgelaufen war, seine jahrelange harte Arbeit positive Ergenisse zeitigen möge. »Das ist ein interessantes Reservat. Wir haben alles drangesetzt, vor Ort eine Wissensgrundlage zu schaffen, die hoffentlich in zehn oder 15 Jahren die Botschaft von FAS verbreitet haben wird, so, daß wenigstens jeder darüber Bescheid weiß. Ob dieses Wissen dann auch zu einem positiven Verhalten führt, wissen wir nicht.«

Aber Phil konnte sich selbst nicht überzeugen, konnte sich mit dieser Vision selbst nicht trösten. »Ich glaube, wir können nur annehmen, daß es schlimmer werden wird«, meinte er unglücklich. »Man kann als sicher annehmen, daß es schlimmer wird, es sei denn, wir sind jetzt aktiv.«

Aber warum ließ dann die Indianische Gesundheitsbehörde Phils Informationsprogramm zur Vorbeugung auslaufen, gerade als es mit voller Kraft im Gange war? Dachte jemand in Washington, FAS würde von selbst vergehen, oder es sei kein großes Problem, nur ein vorübergehendes Steckenpferd für das Internationale Jahr des Kindes?

Phil sah deprimiert aus, er erklärte mir ihre Wortklaubereien. »Sie sagen, das Projekt sei nicht ›aus der Finanzierung genommen‹, sondern der Vertrag sei beendet. In vier oder fünf Monaten werden sie ein paar Leute zu Verfechtern der FAS-Sache ernennen und unser Material nehmen und es benutzen.« Seine Verbitterung war nicht zu überhören. »Wenn sie FAS übernehmen, bekommen sie *das* Juwel, das es bisher in der Vorbeugung gibt. Das Thema hat's nämlich in sich, das haben wir ihnen, glaube ich, deutlich klargemacht. Sie nehmen es sich und sie übernehmen es.«

Phil öffnete eine Schublade in seinem Schreibtisch, als wolle er noch ein Dokument suchen, ein weiteres Beweisstück für seinen Fall, dann schloß er sie, ohne auch nur hineinzuschauen. »Es war so prima, über ein Thema wie FAS zu stolpern«, sagte er fast wehmütig, »wo die Reaktion rundum positiv und rundum produktiv war, wenigstens in der Diskussionsphase. Dieser positive Empfang hat uns jede Menge Presse-Echos eingebracht, und die Kerle in Washington sind einfach immer eifersüchtiger geworden.«

Rundum positiv? Was war mit diesen Hunderten von Zuhörern,

zu denen er gesprochen hatte, wollte ich wissen. Wie nahmen sie die schlechte Neuigkeit von FAS auf?

»Eine Menge Leute, wenn sie zum ersten Mal die Dias sehen – ich meine alte Leute, die sich in der Gesundheitsliteratur nicht auskennen –, die sitzen dann kopfschüttelnd da und fangen an, über jemanden zu reden, den sie gekannt haben. ›Das ist die Nichte von Soundso,‹ oder ›das ist meine Enkelin,‹ oder ›ach *deswegen* tut Juanita das und das‹. Und es funkt wirklich bei ihnen.«

Ich konnte das nachempfinden. Alles, was ich über das Fetale Alkohol-Syndrom erfuhr, klang persönlich vertraut. Entweder bestätigten die Fakten etwas über Adam, das mir schon aufgefallen war, oder sie machten mich auf Merkwürdigkeiten im Verhalten aufmerksam, die ich zuvor für selbstverständlich gehalten hatte. Es war eine perverse Hochstimmung um dieses wachsende Bewußtsein – ein Nebeneinander aus Erleicherung und Trauer und Wut, das Louise und ich miteinander teilten, wenn immer ich nach Minnesota zurückkehrte und über ein neues Element unserer Ermittlungen berichtete. Ich glaube, das Wort dafür war »Wissen.« Und wenn Wissen in diesem Fall nicht Macht war, so war es doch wenigstens besser als Unwissenheit. Es war für uns ermutigend zu entdecken, daß Adam nicht allein war, daß das Bündel aus Behinderungen einen Namen hatte, eine Erklärung, einen Kreis von interessierten, kompetenten Wissenschaftlern. Mit jedem neugierig geformten Teilchen, das wir in das Puzzle einfügten, wurde das Bild schärfer. Wir hatten eine klarere Vorstellung von dem, was wir sahen. Aber die einfache Anhäufung von Fakten, Klassifikationen, Parallelfällen führte letztendlich zu falscher Ermutigung. Sie führte nicht zur Heilung oder zu einer Lösung, sondern nur dazu, eine Schlußfolgerung zu vertiefen und zu verfestigen. Wir lernten andere kennen – Eltern, Erzieher, Wissenschaftler –, die emotional und praktisch mit den Opfern trinkender Mütter zu tun hatten. Wir winkten ihnen zu, tauschten Anekdoten und Details aus, legten unsere zusammengekratzten Fakten und Zahlen zusammen, aber letztendlich war unser Unterhaltung eher Kondolenz als Erleuchtung.

Der nächste lange Besuch in Süd-Dakota, diesmal Mitte Dezember über Pierre, begann nicht gerade verheißungsvoll: 15 Minuten nach dem Abflug in Sioux Falls mitten in einem Blizzard in 3 000 Meter Höhe schüttelte sich das kleine Flugzeug, in dem ich saß, einmal heftig, dann verlor es an Höhe. Die kesse blonde Flugbegleiterin bahnte sich ihren Weg nach vorne, hielt sich dabei an den Rücklehnen der Sitze fest, um auf den Beinen zu bleiben, und verschwand im Cockpit. Durchs Fenster sah man den Boden mit alarmierender Geschwindigkeit näher kommen, und eine Frau zwei Sitzreihen vor mir begann laut, den 23. Psalm zu zitieren. Die gefrorene Landschaft unten hätte nicht weiter von den »grünen Auen« entfernt sein können, aber ich verstand, worum es ihr ging, – besonders den Teil mit »ich werde bleiben im Hause des Herrn«.

Einen Augenblick später kam die Flugbegleiterin wieder aus dem vorderen Abteil. Sie war nicht mehr ganz so gelassen, und ich spähte angestrengt vor, um den Namen lesen zu können, der zwischen den unerschrockenen Silberflügeln auf ihrer Brust heftete. Ich wollte die Identität der Person wissen, die dabei war, mir meinen Untergang anzukündigen. Es war Cindy.

»Es gibt kein *größeres* Problem«, zwitscherte Cindy ins Mikrophon; sie hatte ihre antrainierte gute Laune wieder im Griff. »Nur die Windschutzscheibe ist irgendwie eingedrückt worden, auf Jim drauf – den Piloten? Aber Bob fliegt uns gerade zurück zu Sioux Falls, ganz niedrig, also schnallen Sie sich an, und machen Sie die Zigaretten aus.«

In dem Fach unter meinem Tischchen steckte ein Freiexemplar des *Redbook*-Magazins. Ich schlug eine Kurzgeschichte auf und las sie mit einer Intensität, daß ich mich bis heute an ganze Sätze erinnern kann. Mit jedem Ruck löste sich eine Erinnerung der jüngsten Zeit aus meinem Gehirn und plumpste in mein Bewußtsein. In diesem Jahr waren eine Menge Dinge in unserem Leben geschehen. Louise und ich redigierten gerade die Fahnenabzüge von *The Beet Queen*, arbeiteten uns durch das Manuskript des *Yellow Raft* und kämpften mit einem Berg von Fachartikeln über das Fetale Alkohol-Syndrom.

An einem Wochenende waren wir wegen eines Banketts anläßlich der Preisverleihung für Außerordentliche Indianische Leistungen in Chicago. Am Wochenende darauf ließen wir uns häuslich in einem japanischen Luxushotel in Klein-Tokio nieder, weil Louise den von der *Los Angeles Times* ausgeschriebenen Literaturpreis entgegennehmen würde. Und keinen Monat später saß die ganze Familie rund um einen Tisch des einzigen an Feiertagen geöffneten Restaurants in Northfield, da eine Halsentzündung uns daran hinderte, meine Schwiegerfamilie in Nord-Dakota zu besuchen.

Das Mahl setzte sich aus traditionellen Elementen in unorthodoxer Aufmachung zusammen: in kleine Stückchen zerschnipselter Truthahn, Dosen-Fruchtcocktail, der in einer Zitronenkuchen-Füllung erhitzt worden war, kalte Erbsen und Preiselbeersoße in Form ihrer Dose. Der Speisesaal, in den man uns zusammen mit anderen Gästen mit kleinen Kindern verwiesen hatte, war Teil einer hermetisch versiegelten Wellblechbaracke. An die Wände hatte man Fensterrahmen genagelt, aber statt aus Glas bestand jede Scheibe aus einem Spiegelviereck. Der Effekt war surrealistisch – draußen war drinnen war draußen –, noch verstärkt durch die laute Musikuntermalung von Liza Minelli, die einen Song schmetterte, der über den »Kleinstadt-Blues« klagte. Diese Szene in meiner Erinnerung deckte sich weitgehend mit dem Bild, das ich im Geiste von Copilot Bob hatte: Schneeregen peitschte sein Gesicht mit dem markigen Unterkiefer, während er unseren steilen Abstieg steuerte.

Wir landeten sicher, bekamen unser Photo in der Zeitung und freie Unterkunft bei Howard Johnson's. Am nächsten Morgen hoben wir wieder ab und kamen ohne Zwischenfall an unserem Zielort an. Der Flughafen von Pierre hat sich kaum verändert, seit ich hierhergereist war, um unsere älteren Kinder eins nach dem anderen abzuholen, aber die Straßen der Landeshauptstadt waren eisig. Ich machte mir keine Sorgen. Ich hatte das unfreundliche Wetter vorausgeahnt und hatte eigens ein Monster mit Vierradantrieb reserviert. Der Autovermieter bestand darauf, es »das Vehikel« zu nennen. Das Vehikel war groß, rot und unhandlich, aber es strahlte die Unbesiegbarkeit eines Panzers – oder eines Bunkers – aus, und es hatte ein Radio, das ich einschaltete, sobald ich aus der Parklücke war.

»Die sagenhafte Narjini bringt den Zauber der Sultans ins mittlere Süd-Dakota«, kündigte eine enthusiastische Stimme an. »Drei Bauchtanzaufführungen von jeweils 20 Minuten Dauer im Silver Dollar in Fort Pierre.«

Der feine Schnee wehte tief in parallelen Strähnen über den Highway 83S, sichtbarer Wind im Kampf mit dem Dreck, der gelegentlich von der Heckklappe eines Lasters spritzte. Wenn man den Schneeverwehungen beliebig viel Zeit gab, würden sie die Straße vollständig verdecken, würden sie so matschgrau wie den Himmel machen. Der einzige Kontrast zur Eintönigkeit rundum waren die Linien der riesigen Überlandleitungen, nackt und herrisch wie Riesenspielzeug aus dem All. Im Radio kam ein Nachruf auf einen Soldaten aus dieser Gegend, der bei einem Flugzeugunglück in Neufundland ums Leben gekommen war – ein Nachruf für einen Jungen, der einst den Weitsprungrekord hier an der Hoover High School gehalten hatte.

Diesmal fuhr ich auf das größte Sioux-Reservat zu, fast so groß wie Pine Ridge und genauso mittellos. Rosebud (Rosenknospe) ist ein ironischer Name, der Wohlgerüche des Frühlings suggeriert – und das für diesen Platz, der nachweislich in einem der beiden ärmsten Verwaltungsbezirke der Vereinigten Staaten liegt. Der andere ist Pine Ridge. In dieser Region herrscht mörderische Armut, die Arbeitslosenzahlen erreichen regelmäßig 80 Prozent, und die durchschnittliche Lebensdauer für einen Mann liegt unter 60 Jahren. Ich hatte einen Termin mit Brenda Demery, Krankenschwester im öffentlichen Gesundheitsdienst und ebenfalls eine von Phil Mays Schülerinnen. Ihre Position und ihre Pflichten entsprachen in etwa denen von Jeaneen, waren allerdings in ihrer Art etwas allgemeiner gehalten.

Das Dorf Rosebud ist in einer Andeutung von Tal eingebettet – soviel Tal, wie die nördlichen Plains eben aufbringen können –, eine leichte Einbuchtung, in der die Gebäude auf leicht unterschiedlicher Höhe stehen. Die Stadt ist für Süd-Dakota-Verhältnisse alt, und mitten im Winter wirkten ihre verschlossenen Türen und rauchenden Kamine so rätselhaft wie die des anderen »Rosebud«, des kryptischen Kennworts von *Citizen Cane*. Brendas Büro lag hinter dem Krankenhaus in einem kompakten Backsteingebäude. Die Deckenbeleuchtung drinnen war hell, die Zimmer waren mit den mittlerweile bekannten gerahmten Postern geschmückt, die vor gefährlichen Subtanzen warnte.

Brenda war eine sachliche, kompakte Lakota-Frau. Ihr Händedruck war vorsichtig, pro forma, gab nichts preis. Sie erwähnte, sie stamme aus Fort Yates im Standing Rock-Reservat – dem Ort, wo Adam und ich unsere Sioux-Namen bekommen hatten –, und sie habe im Turtle Mountain Reservat in Nord-Dakota gearbeitet, wo Louises Großvater – er war einmal Stammesvorsitzender – und ihre Großmutter leben. In den letzten paar Jahren hatte Brenda in Rosebud verbracht und kürzlich zwei Kinder adoptiert, jedes aus einer Alkoholikerfamilie. Beide hatten einige körperlichen Schwierigkeiten und Entwicklungsprobleme, »aber nicht FAS. So stark sind sie nicht geschädigt«.

Sobald wir Platz genommen hatten und der Kasettenrekorder lief, begann sie zu erzählen: »Vor ein paar Jahren merkte die Indianische Gesundheitsbehörde, daß FAS zu einem bedeutenden Problem wurde. Wir sehen immer mehr davon. Der Gouverneur von Süd-Dakota hat eine Sondereinheit ernannt, das geht jetzt tatsächlich seit etwas über einem Jahr, aber eines der Probleme ist, daß wir keine sichere Methode haben, FAS-Kinder zu identifizieren. Innerhalb des Staates haben wir bis jetzt 33 Kinder identifiziert, und 31 davon sind Indianer. Wir spüren alle, daß es mit Sicherheit mehr gibt. Die meisten unserer Ärzte sind ältere Leute. Sie sind in den Gemeinden aufgewachsen, in denen sie praktizieren, und es ist sehr schwer für sie, am eigenen Wohnort die Feststellung zu treffen, daß ein Kind FAS ist. Wenn du Personal von außen reinbringst, dann können sie die *Schuld* auf sich nehmen, das Kind identifiziert zu haben. Auch im Gebiet der Indianischen Gesundheitsbehörde Aberdeen haben wir keine ständige medizinische Belegschaft. Allein in einem Jahr hatten wir über 220 Ärzte im Krankenhaus. Sie sind vielleicht zwei, drei, vier Wochen hintereinander da, und wenn ein Kind mit FAS geboren wird, wollen sie natürlich nicht die Diagnose stellen.«

Ich muß bei dieser Feststellung verblüfft ausgesehen haben, denn sie beantwortete meine Frage, bevor ich sie gestellt hatte.

»Sie sind dann nicht da, um die Sache zu Ende zu bringen, oder sie fürchten, die Eltern könnten sich aufregen – beides. Sie sind nicht dafür ausgebildet, FAS festzustellen, es sei denn, ein Kind ist sehr schwer geschädigt. Viele Ärzte, die aus der Universität schon eine Zeitlang raus sind, haben den Ausdruck schon mal gehört, aber sie wissen nicht viel darüber. Du brauchst einen Kinderarzt mit morphologischer Ausbildung, einen Arzt, der sich auf genetische Probleme bei Kindern spezialisiert hat, um die Diagnose stellen zu können, und wir haben keinen einzigen in diesem Staat – obwohl ich gehört habe, daß einer gerade nach Sioux Falls gezogen ist. Wir werden versuchen, uns an ihn ranzuhängen. Wenn die Kinder erstmal identifiziert sind, gibt's auch Mittel.«

Immer auf der Suche nach etwas Neuem, das ich mit Adam versuchen könnte, fragte ich, worin die bestehen könnten.

»Ein FAS-Kind kann die Bedingungen für SSI erfüllen, das heißt ergänzendes Einkommen. Bei vielen der körperlichen Probleme dieser Kinder können wir sie als körperbehindert einordnen; alle sechs Monate kommt ein Kardiologe, einmal in drei Monaten kommt ein Neurologe.«

Ich dachte daran, was Adam alles zur Verfügung gestanden hatte – Spezialisten mit Harvard-Ausbildung, ein medizinisches Zentrum der Universität – und wie wenig all das nach Jahren vereinter Anstrengungen sein Leben beeinflußt hatte. In vielerlei Hinsicht unterschied er sich so wenig von diesen Jungen von Projekt Phoenix. Wäre eigentlich seine Langzeit-Prognose wesentlich anders ausgefallen, wenn er in Rosebud geboren und aufgewachsen wäre? Wenn Louise und ich nie auf der Bildfläche erschienen wären?

»In den meisten Fällen mit FAS, ich würde sagen ungefähr in 80 bis 90 Prozent der Fälle, werden die Kinder wegen der Trinkerei von zu Hause fortgenommen.«

Genau wie bei Adam, aber da war es schon zu spät. Nach seiner Geburt war der Schaden schon angerichtet... Ich stützte mich auf eine meiner Standardfragen. Jedes Faktum mußte wenigstens zweimal bestätigt werden, bevor ich es glaubte.

»Haben diese Kinder meistens ältere Mütter?«

»Man findet selten welche unter 24. Es hängt viel davon ab, wie lange sie schon trinken und was sie die ganze Zeit über trinken«, sagte Brenda und wiederholte damit die Schlußfolgerungen von Jeaneen und Phil. Jetzt konnte ich diese Antwort unter »richtig« einordnen.

Ich ging weiter zu der heiklen Frage, wie man den Fetalen Alkohol-Effekt identifizieren könne. Brenda holte tief Luft, trommelte einen Augenblick mit den Fingern auf den Schreibtisch und sah sich dann im Raum um, als wollte sie nach einer besseren Antwort suchen als die, die ihr in den Sinn kam. Ich hatte den Eindruck, daß auch sie sich von der emotionalen Last zurückzog, die dieses Thema unweigerlich mit sich brachte.

»FAS ist schwer zu definieren, weil es andere Arten von Geburtsfehlern gibt, die daran schuld sein können, daß ein Kind geistig zurückbleibt oder Lernprobleme hat, es muß nicht immer am Alkoholkonsum liegen. Im Grunde muß man sich mit der Biographie der Mutter oder der Familie beschäftigen. Das Bewußtsein verbessert sich allmählich sehr. FAS ist etwas, für das sich die Leute interessieren, weil es mit Kindern zu tun hat. Eines der schwierigsten Dinge hier ist, Frauen verständlich zu machen, daß der Alkohol in die Plazenta geht, wenn sie trinken, und daß das Baby dann tatsächlich mittrinkt. Man bekommt dann Kommentare zu hören wie, ›Ich trinke, aber mein Baby doch nicht. Das gibt's doch gar nicht, daß mein Baby trinkt, nur weil ich's tue‹.«

Brenda schien unzufrieden zu sein, als gehöre mehr zu der Geschichte, als wir beide uns klarmachten. Sie runzelte die Stirn.

»Du mußt bedenken, daß die Kinder hier nur einen Lebensstil kennen oder sehen«, sagte sie. »Und das ist der Lebensstil, in dem sie aufgewachsen sind. Sie haben ihre Eltern gern. So schwer das vielleicht für manche Leute zu verstehen ist: Das ist ihre Mami, das ist ihr Papi, und die lieben sie. Und so schwer das für manche Leute vielleicht zu verstehen ist: Mütter und Väter lieben auch ihre Kinder. Man kann nicht behaupten, sie seien ihnen egal. Ja, es ist schwierig, mit diesen Kindern zu arbeiten. Du machst ihnen klar, daß ihre Eltern von einer *Krankheit* heimgesucht worden sind. Das ist der dicke Brocken in diesem Reservat: Alkohol wird nicht als Droge angesehen, von der die Leute abhängig werden – nicht nur körperlich abhängig, sondern geistig und emotional abhängig. Selbst medizinisch ausgebildeten Leuten, die die ganze Zeit hier arbeiten, ist das schwer zu vermitteln. 80 Prozent der Leute, die hier reinkommen, sind betrunken«, sagte Brenda und deutete mit einer Handbewegung auf das benachbarte Krankenhaus. »Sie kommen als Unfallopfer, sie sind betrunken oder irgendwas. Das macht einen fertig. Es ist nicht leicht, sich da reinzuversetzen, aber man muß seine Objektivität behalten.«

Brendas Worte spiegelten diese weiter gefaßte Realität wider, wo in einer endlosen Verkettung, geschmiedet von der Geschichte, von Rassismus, von der Wirtschaft, von Pech, Leute die Opfer von Opfern von Opfern waren. Es gibt so viele Menschen, denen man nicht selbst die Schuld geben kann. Aber letzten Endes stand ich auf Seiten dieses Menschen, der Adam nicht sein durfte, auf Seiten jenes Babies, das eine Frau in sich trug, die neun entscheidende Monate lang nicht alkoholfrei bleiben wollte – oder es nicht konnte.

Aber diese Gedanken behielt ich für mich. Ich war hier, um zuzuhören, nicht um mich in eine Debatte zu verstricken, die keine richtige Position kannte, in der es keine richtige Einstellung, keine richtige Antwort gab. Ich glaube nicht einmal, daß Brenda und ich in wesentlichen Punkten verschiedener Meinung waren. Also ging ich weiter zu der nächsten Frage, die ich schon zuvor in mein Notizbuch geschrieben hatte: Was unternahm man in Rosebud, um dieses Problem in Angriff zu nehmen?

»Du mußt mit den Kleinen anfangen, je jünger desto besser«, sagte Brenda. »Im Kindergarten, wenn sie drei oder vier Jahre alt sind. In der High School, wenn sie älter sind, ist es schon schwerer, weil sie schon Erfahrungen hinter sich haben, schon ihre Art zu denken entwickelt haben.

Um es gradeheraus zu sagen…« sie hielt inne, wog ihre Worte sorgfältig ab, dann fing sie noch einmal an. »Die Indianische Gesundheitsbehörde hat die Erklärung abgegeben, daß FAS definitiv ein Problem ist, aber wenn es darum geht, wirklich *etwas zu tun* – irgendeinen Unterricht oder andere Arten Information –, kannst du's ziemlich vergessen. Phil May kam vor etwas über einem Jahr hierher und hat im Reservat Schulungen für jeweils zehn bis 30 Leute abgehalten. Er hat uns Material geschickt und hat uns Flugblätter, Dias, alles gegeben, damit wir raus in unsere Gemeinden gehen konnten. Und jedesmal, wenn wir eine Aufklärungsveranstaltung leiten würden, sollten wir nach Albuquerque melden, wie die Leute unsere Präsentation bewerteten. Soviel ich weiß, sind Jeaneen und ich die einzigen, die das je getan haben. Die Leute sind sich bewußt, daß es ein Problem ist, die Leute *sagen*, daß es ein Problem ist, aber wenn es darum geht, Geld in ein Programm zu stecken oder sich wirklich zu bemühen, etwas zu tun, stehst du auf einmal allein da. Wir versuchen unser Bestes, aber wenn du allein für die nächsten 250 Kilometer zuständig bist…«, sie hielt inne, strich den Kalender auf ihrem Schreibtisch glatt, sah mitgenommen aus. »Und außerdem sind wir noch für anderes zuständig. Allein in Rosebud gibt es 24 Gemeinden.«

Noch einmal schien Brenda ihren eigenen Worten nachzulauschen, dann distanzierte sie sich von allem, was zu vorwurfsvoll klang. Hier ging es nicht einfach um Organisationsfehler oder Mangel an gutem Willen.

»In allen Reservaten werden die Leute sagen, daß Gesundheit sehr wichtig ist, ihre Nummer eins auf der Prioritätenliste. Aber wenn du schaust, was der Stamm tut: Alle Geldmittel und Energie gehen in wirtschaftliche Entwicklung, Wasserrechte, Landrechte, weil das die Dinge sind, die sie unmittelbar und in absehbarer Zeit brauchen. Wir brauchen Essen, wir brauchen Geld, wir brauchen ein Einkommen. Es ist schwer für diese Leute, die sich Sorgen machen, wo sie ihre nächste Mahlzeit herbekommen oder ob sie genug Heizmaterial haben, um durch den Winter zu kommen... es ist für die Leute schwer vorauszudenken, zu überlegen, was in 20 Jahren mit ihrem Kind passieren wird. Die langfristigen Wirkungen kannst du nicht sehen. Das Jetzt zählt. Das Überlebenmüssen.«

Ihre Worte standen in ihrem Büro, in der Stille des Nachmittags, im Auge des Tornados.

»Da gibt es ein paar Leute, die voraussehen *können*. Da gibt es Lehrer, die beunruhigt sind, da gibt es Fachleute auf dem Gesundheitssektor. Aber fast immer sind diese Leute von außen gekommen. Sie haben nicht ihr ganzes Leben hier gelebt, oft sind sie nie zuvor in einem Reservat gewesen. Sie sehen die Dinge anders als die unseren, die immer hier gewesen sind und hier gelebt haben. Es gibt wirklich einen Unterschied zwischen indianischer und nicht-indianischer Kultur. Sie können das Verständnis nicht erlangen. Die Familie ist wichtig, sogar wenn du aus einer Trinkerfamilie kommst. Die Familie ist die Nummer eins. Und die Leute meinen, du hilfst ihnen, wenn du den Bullen nicht erzählst, daß sie trinken. Du willst sie nicht in Schwierigkeiten bringen. Du vertuschst und bemäntelst für sie. Weil sie ja zur Familie gehören. Familien tun sowas. Und es ist schwer, den Leuten begreiflich zu machen, daß sie in Wirklichkeit weh tun. Du mußt für diese trinkende Person Hilfe holen, sogar dann, wenn es gegen seinen oder ihren Willen ist. Es ist schwer, die Gemeinschaft zu ändern. Deshalb haben wir soviel Alkoholmißbrauch. Vor allem unter Frauen, aber auch Männer tun's. Es wird hingenommen. Es ist ein anerkannter Bestandteil der Gemeinschaft, und es ist ein akzeptierter Lebensstil. Die Gewohnheiten der Leute sind so schwer zu ändern. Du mußt Schritt für Schritt vorgehen.«

Brenda – gleichzeitig Adoptivmutter eines Kindes, das durch Alkohol geschädigt worden war, und ausgebildete Fachfrau, die täglich mit den Einzelheiten der Beratung, Vorbeugung und Erziehung zu tun hatte –, Brenda machte sich nichts vor. Aber sie steckte wie so viele Leute, die direkt oder indirekt gegen dieses Problem kämpften – in Grenzen ging es mir eigentlich genauso –, im Strudel widerstreitender Loyalitäten: liebevoll gehegte Prinzipien und Überzeugungen versus unwillkommene Einblicke.

»Alle Indianer sind zu irgendeinem Grad vom Alkohol geschädigt«, fügte sie hinzu. »Wir haben alle einen Verwandten gehabt, der als Alkoholiker galt. Und in einigen Familien neigst du entweder dazu, denselben Weg zu gehen, oder du willst nichts damit zu tun haben. Es ist schwer, einen Mittelweg zu finden.«

Im Winter und Frühjahr 1986 sprach ich mit Ärzten, Rechtsanwälten, Eltern, Stammesführern, Lehrern, Sozialarbeitern, Psychologen, Drogenberatern und Polizisten. Von Projekt Cork, einer Sammelstelle für Information zu Themen, die mit Alkoholismus zusammenhängen, bekam ich viel wissenschaftliches Material, biochemische Untersuchungen und statistische Umfragen und versuchte, mich mit meinen begrenzten Kenntnissen in den exakten Wissenschaften und einem gelben Markierungsstift hindurchzuarbeiten. Ich besuchte die jährlichen Fachtagungen zum Thema Sucht und stoffgebundene Abhängigkeiten, korrespondierte mit Ann Streissguth, der Psychologin an der Universität von Washington, die allgemein als *der* Profi mit dem besten und längsten Überblick über FAS-Verhalten galt.

Manchmal kam es mir vor, als würfe ich mit Darts auf eine leere Wand: jeder Wurf ein Volltreffer! Es gab keine irrelevante Information – aber keine einzige Quelle lieferte mir ein umfassendes Gesamtbild. Wochenlang, monatelang war ich mir nicht sicher, ob die Antworten, denen ich gerade nachging, nun zu Fragen über Adam, über Alkohol, Indianer oder Frauen, über kulturellen Zerfall, Ethik oder Wirtschaft paßten. Das Buch, das zu schreiben ich mir vorgenommen hatte – eine mit Fußnoten gespickte Studie über die nationale Bedeutung des Fetalen Alkohol-Syndroms –, entwickelte sich immer mehr zur Chronik einer persönlichen Suche nach Verständnis.

Während ich die quälend ehrlichen, ungeschönten Zeugnisse anderer sammelte, machte ich mir Sorgen, es könnte heuchlerisch wirken, unsere eigene Familiensituation, meine eigenen Beweggründe und Neigungen im Buch zu tarnen. Aber diese Art Entblößung hatte ich noch nie zuvor betrieben, und ich hatte auch kein Verlangen danach. Ich war nie erpicht darauf gewesen, autobiographische Memoiren zu schreiben, hatte nie vorgehabt, hinter dem Schutzschild anonymer Autorenschaft hervorzutreten. Manche Romanschriftsteller gründen ihre Charaktere auf real existierende Menschen. Ihre Geschichten sind dünn verhüllte Realität – aber Louise und ich gehören nicht dazu. Unsere Geschichten, unsere Charaktere sind ganz bewußt erfundene Schöpfungen, keine Doubles unserer selbst. Dieses Buch würde notwendigerweise anders sein.

Ich erörterte diese Frage mit Louise und Adam. Würden sie bereit sein, in diesem Buch Dreh- und Angelpunkt unserer Erfahrungen mit FAS zu sein? Ich verbrachte viel Zeit damit, Adam die Sache zu erklären, und ich las ihm meine ersten Aufzeichnungen laut vor, um ihm einen Eindruck zu geben, inwieweit unsere persönliche Geschichte mit einbezogen sein könnte. Adam war kaum je neugierig, etwas über seine Adoption oder seine leibliche Herkunft zu erfahren, aber ich hatte ihm nie etwas vorenthalten. Wir hatten oft über seine körperlichen Probleme und seine Lernschwierigkeiten gesprochen – ausführliche Unterhaltungen während der Fahrten zu Arztpraxen oder auf Besprechungen mit Schulpersonal, die meistens nur ich bestritt. In puncto professionelle Beratung war er ein alter Hase; zwar hatte ich keine Ahnung, was er letztlich aus der Information machte, die ihm zur Verfügung stand, aber die Terminologie war ihm vertraut.

Als Anthropologe war mir sehr daran gelegen, daß eine Einwilligung im vollen Bewußtsein ihrer Konsequenzen gegeben wurde: Adam sollte sich auf keinen Fall damit einverstanden erklären, daß dieses Buch Material offenlegte, was er lieber geheimgehalten hätte, nur weil er vielleicht die Bedeutung von »Veröffentlichen« nicht wirklich verstanden hatte. Aber wie sollte ich ihm, der selten las, erklären, daß völlig Fremde sich durch eine Darstellung unseres Lebens blättern würden – durch unsere Schwächen genauso wie durch unsere Stärken – und daß sie Schlüsse ziehen würden, die wir vielleicht nicht hören wollten?

Mein Beruf war für Adam nicht gerade ein aufreizendes Geheimnis; es war etwas, das mehr mit »wo« als mit »was« zu tun hatte. Daher war seine grundlegende Frage zu meinem Vorhaben eine sachliche: Er verstand nicht, was mich dazu trieb, ein Buch zu schreiben. Für ihn war es unverständlich, soviel Zeit mit etwas zu verbringen, was ich – wie ich ihm erzählt hatte – zunächst einmal nicht tun wollte.

»Wenn ich das Buch so schreibe«, erzählte ich ihm, »wird vielleicht das, was dir passiert ist, anderen nicht passieren«.

»Okay, klar«, sagte er. Für ihn war das keine große Sache. Privatsphäre hatte keinen hohen Stellenwert.

»Schau«, schlug ich vor, »wenn ich über mein Leben und dein Leben erzähle, wäre es nur fair, wenn du dasselbe tust. Schreib alles auf, an das du dich erinnern kannst, das Gute und das Schlechte, und das tun wir dann auch ins Buch. Dann kannst du die Geschichte so erzählen, wie du sie siehst.«

Auf Adams Gesicht zeigte sich ein interessierter Ausdruck. Die Idee gefiel ihm.

»Wie macht man sowas?« fragte er.

»Fang einfach an«, sagte ich. »*Die Adam Dorris Geschichte, erzählt von Adam Dorris*. Laß dir Zeit und tu alles rein, was du willst.«

Und er hat es getan. Er holte sich Anregungen aus unseren Photoalben, sichtete seine zusammengetragenen Schätze, und hin und wieder brachte er ein paar Seiten zu Papier, besonders nachdem seine Großmutter und seine Tante ihm eine gebrauchte mechanische Schreibmaschine gegeben hatten, damit er darauf seinen Text verfassen konnte. Louise las den geschriebenen Text, ich nicht. Sein und mein Blickwinkel mußten voneinander unabhängig bleiben, durften keine Reaktionen aufeinander sein. Aber ich glaube, Adam zog eine gewisse Genugtuung aus der Tatsache, daß wir uns mit derselben Aufgabe beschäftigten. Sein Schlafzimmer lag in unserem Haus unmittelbar über meinem Büro, und manchmal, wenn ich vor meinem Computer saß, hörte ich über mir das dumpfe Hämmern der Tasten. Für kein Projekt hatte er je soviel Ausdauer aufgebracht wie für *Die Adam Dorris-Geschichte, erzählt von Adam Dorris* – es war eine Arbeit, auf die er stolz war, eine Arbeit, die die Leute unbedingt lesen sollten.

Und als sich dieses Buch seiner Vollendung näherte und Adam und ich schließlich ganze Manuskripte austauschten, stellte ich fest, daß unsere Erinnerungen sich ergänzten. Was Adam geleistet hatte, war so, als hätte er die Decke der Sixtinischen Kapelle ausgemalt. Es war das Beste, was er je getan hatte, es ging bei weitem über das hinaus, was viele ihm zugetraut hätten.

Als sich Adam erst einmal in die Sache hineingekniet hatte, gab es für mich keine Entschuldigung, kein Zurück mehr. Er hatte den Nagel auf den Kopf getroffen: Ich wollte es nicht tun, wollte nicht auf dem Papier noch einmal schmerzliche Erinnerungen durchleben, wollte kein Buch produzieren, das so recht in keine Kategorie hineinpaßte und das – wegen seiner Subjektivität, wenn nicht noch aus anderen Gründen – wohl kaum viele Experten zufriedenstellen würde. Das Thema Fetales Alkohol-Syndrom streifte ethische Fragen, auf die ich keine klaren Antworten geben konnte. Es berührte theoretische und moralische Standpunkte, die bestenfalls unklar waren und schlimmstenfalls meinen eigenen politischen Vorlieben direkt widersprachen. Ich hatte mich in Unterlagen verrannt, die einander widersprachen, und war innerlich haargenau so zerrissen und gereizt wie Jeaneen, genauso verzweifelt wie Brenda, genauso frustriert wie Phil. Den Mythos von der Allwissenheit warf ich schon früh über Bord. Es gab keine Wegweiser, denen man folgen konnte. Wenn man sich für ein Kind entscheidet, wird man zur Geisel einer ungewissen Zukunft. Das Kleingedruckte im Vertrag ist so unlesbar, als wäre es mit Geheimtinte geschrieben – und erst im grellen Licht sich entfaltender Erfahrung kommt es zum Vorschein. Kontrolle ist eine Illusion, und was Gültigkeit behält, erkennt man immer erst hinterher.

Als wir erst einmal akzeptiert hatten, daß unsere Familie Bestandteil des Berichts in diesem Buch sein würde, stießen wir überall auf Hinweise und Analogien: Da kam mir auf der Straße vielleicht ein Kind mit den unverwechselbaren Gesichtsmerkmalen von FAS entgegen. Auf einer Party in Northfield versetzte Louise der festlichen Stimmung einen Dämpfer, als sie eine schwangere Carleton-Dozentin überredete, auf den Wein beim Essen zu verzichten, und auf dem ganzen Heimweg diskutierten wir darüber, ob sie richtig gehandelt hatte. Ja, entschieden wir schließlich. Aber mit dieser Art Einmischung machten wir uns vorläufig keine Freunde. Ich hatte eine ähnliche Begegnung im Flughafenrestaurant von Minneapolis. Eine Frau, sicher gut im zweiten Schwangerschaftsdrittel, saß am Nachbartisch und bestellte einen Martini.

»Entschuldigen Sie«, sagte ich. »Aber es ist wirklich gefährlich, während der Schwangerschaft zu trinken. Ich arbeite an einem Buch und…«

»Kümmern Sie sich um Ihren eigenen Kram«, schnauzte sie mich an, dann drehte sie sich zu ihrer Freundin um und beklagte sich laut darüber, wie typisch es doch für Männer sei zu meinen, sie wüßten mehr über den Körper einer Frau, als die Frau selbst. Als ihr Drink kam, sah sie mir in die Augen und hob das Glas in meine Richtung. »Zum Wohle«, sagte sie und nahm den ersten Schluck.

Etwas in mir wollte meine Brieftasche zücken, ihr Adams Bild unter die Nase halten, ihr die Geschichte erzählen. Etwas in mir wollte sie festnehmen oder als Verteidiger der Gehirnzellen ihres Babies auftreten. Etwas in mir wollte sie fragen, ob sie vorhabe, die Babynahrung mit Gin und Wein anzurühren und das ihrem Kind zu geben, wenn es geboren war – denn in diesem Entwicklungsstadium würde wahrscheinlich weniger Schaden entstehen als jetzt. Aber ich blieb still, wandte mich verlegen ab, hoffte, daß sie so jung sei, so unverbraucht, so gut ernährt, daß sie mit jedem selbstzufriedenen Schluck nur eine minimale Giftdosis zu ihrem wachsenden Fetus schickte. Es machte keinen Spaß, recht zu haben.

Wir fuhren mit Adam nach St. Paul, um seine Wirbelsäulenverkrümmung begutachten zu lassen. An seinem Rückgrat hatte sich schnell und irreversibel eine scharfe Linkskrümmung entwickelt – den wissenschaftlichen Veröffentlichungen zufolge ein absolut voraussagbares Symptom der Fetalen Alkoholschädigung. Sein Job beim *Pizza Hut* war wegen seiner mäßigen Leistung und seiner offenkundigen Unfähigkeit, ohne ständige Überwachung zu arbeiten, ständig in Gefahr. Er schien ein Ausbildungsniveau erreicht zu haben, über das hinaus jede Weiterentwicklung nur noch langsam und unregelmäßig vonstatten gehen, nur kurze Zeit Bestand haben und schließlich ausbleiben würde. Je älter Adam wurde, desto deutlicher kamen die Unterschiede zwischen ihm und anderen gleichaltrigen oder sogar jüngeren Jugendlichen heraus und desto mehr sonderte er sich ab, ging Risiken aus dem Weg.

Und doch lernte er nicht aus seinen Fehlern, die oft so lästig waren und einen schier verrückt machen konnten. Er klammerte sich hartnäckig an eine einmal aufgestellte Ordnung und weigerte sich, auf Veränderungen in seiner Umgebung einzugehen. Wenn er im Sommer ganz richtig mit T-Shirt und ohne Mantel herumgelaufen war, mußte er sich im Januar natürlich in derselben Kleidung aus dem Haus stehlen, selbst wenn die Temperatur deutlich unter Null war. Wenn er etwas Neues lernte, pflegte er sich meistens auf irgendwelche irrelevanten Details zu konzentrieren und daran klebenzubleiben. Die ganze Konstellation von Tätigkeiten setzte sich in ihm fest – das Wesentliche vermischt mit dem Zufälligen –, und kein Element konnte selektiv über Bord geworfen werden. Wenn er sich ein Schema erst einmal angeeignet hatte, gab es keine Abstufungen, keine austauschbaren Teile. Richtige Kleidung = T-Shirt. Basta!

Im Fernsehen sind Lernbehinderte ausnahmslos pflichtbewußt, darauf aus zu gefallen, darauf erpicht, einen guten Eindruck zu machen. Ihre Mitmenschen respektieren ihren Fleiß, ihre Leistung, die Reinheit ihres Charakters. Man muß Bill, den von Mickey Rooney gespielten Zurückgebliebenen in zwei populären Filmen-der-Woche, und unlängst Benny in *L. A. Law* einfach bewundern. Sie machen ihre Behinderungen mit so beachtlichen Stärken wett, daß sie ein Muster unverdorbener Menschlichkeit sind, Naturkinder, deren angeborene Würde ein Rousseau auf der Stelle erkennen würde.

Adam war anders. Obwohl ich wußte, daß er liebenswürdig, gutherzig und großzügig war, zeigte er der Welt ein mürrisches Gesicht. Wenn irgend möglich, drückte er sich vor Arbeit. Er weigerte sich, auf sein Aussehen zu achten, er war schwer zu motivieren und sagte nur gelegentlich die Wahrheit. Sein Verhalten entmutigte Leute, die anfangs enthusiastisch auf ihn zugegangen waren. Sogar in den sogenannten Pflegeberufen brauchen die meisten Menschen etwas Ge-

genleistung für ihre Mühe, brauchen das beruhigende Gefühl von Fortschritt, von Dankbarkeit oder Resonanz. Aber mit so etwas knauserte Adam – aus welchem Grund auch immer. Was man ihm anbot, nahm er für selbstverständlich, wenn er bei einem neuen Vorhaben im Mittelpunkt stand, kooperierte er normalerweise, aber sobald der Druck weg war, schien er alle Kenntnisse abzuwerfen, die man ihm beharrlich beigebracht hatte. Er war alles in allem keine dankbare Aufgabe, und von ein paar seltenen und besonderen Ausnahmen abgesehen, mußten wir jedesmal mitansehen, wie Menschen den Glauben an ihn verloren. Und mit der Hoffnung ging auch ein Teil ihres Engagements. Als Adam erst einmal die definierte Altersgrenze überschritten hatte, unterhalb der Lehrer oder Sozialarbeiter für ihn verantwortlich waren, verschwanden sie aus unserem Leben – selbst wenn sie monate- oder jahrelang täglich mit ihm gearbeitet hatten. Wenige Bindungen hielten länger, als es das Gesetz vorschrieb.

Der Grund war nicht etwa ein grundsätzlicher Mangel an Mitgefühl. Wenn Adams Behinderung multiple Sklerose oder Blindheit oder Legasthenie oder einfach Epilepsie gewesen wäre, wenn er taub oder sprechbehindert gewesen wäre, hätte er, so glaube ich, mehr Anklang bei seinen Sozialarbeitern der Gesundheitsfürsorge gefunden. Natürlich hatte er eine Reihe körperlicher Leiden – er nahm dreimal am Tag zwei verschiedene Sorten Medikamente, um seine Anfälle unter Kontrolle zu halten. Er hatte Probleme mit dem Gehör, der Sehkraft und dem Gleichgewichtssinn. Seine Wirbelsäule war verkrümmt. Er hatte zu große und zu viele Zähne im Mund. Und seine Koordination war ständig unsicher.

Aber sein größtes Problem, dem er Tag für Tag ausgesetzt war und mit dem seine Umwelt am schwersten zurechtkam, war, daß ihm eine bestimmte Art Vorstellungskraft fehlte. Er konnte sich nicht in die Zukunft hineinversetzen und kann es bis heute nicht: »Wenn ich x tue, folgt darauf y (ob gut oder schlecht).« Konsequenzen konnte er nur sehr vage einschätzen. Und er schritt deshalb derart vorsichtig zur

Tat, daß er schon stur wirkte. Er lebte nur in der Gegenwart und berücksichtigte selten Erfahrungen aus der Vergangenheit. Jeder Hüpfer war für ihn gleich ein Sprung in unbekannte Tiefen. Folglich blieb er meistens lieber wie angewurzelt stehen, wo er war.

Und wenn er sich dann wirklich einmal vorwagte, manchmal vorsichtig, manchmal in der naßforschen Art eines Menschen, der nichts zu verlieren hat, traf er die falsche Wahl, sah nur einen Ausschnitt des Bildes, nahm Details entweder zu wörtlich oder zu flapsig. Wenn man ihm die Einnahme der Medikamente überließ, schluckte er manchmal auf einmal, was er in drei Dosen über den Tag verteilt nehmen sollte, um »es hinter mich zu bringen«, oder er verstaute die Mittel in einer Schublade, »damit ich immer einen Vorrat habe«. Es konnte passieren, daß er eine Dollarnote aus meiner Brieftasche nahm, auch wenn er selbst noch zehn Dollar hatte, »weil ich meine sparen wollte«. Die Frage »warum« bedeutete für Adam nie besonders viel. Die darin enthaltene Ursache-Wirkung-Beziehung zählte für ihn nicht.

Im April besuchte ich in Kyle im Pine Ridge-Reservat die Schule Little Wound – eine Schule mit rund 750 Schülern vom Kindergartenalter bis zur 12. Klasse. Ich hatte dort ein langes Interview mit Mona Richards, einer Beraterin für Sonderpädagogik, mit Elaine Beaudreau, der Vizepräsidentin des Oglala Lakota-Stammescollege, und mit der Grundschullehrerin Sharon Cuny. Mona und Sharon hatten Kinder adoptiert, bei denen man Fetale Alkohol-Schädigungen festgestellt hatte. Vom ersten Wort an führten wir eine entspannte Unterhaltung. Während ich mir anhörte, welche Erfahrungen sie als Eltern und professionelle Erzieher gemacht hatten, erlebte ich immer wieder Altbekanntes. Wir unterhielten uns in einer Insidersprache, die ausnahmsweise einmal frei von Erläuterungen, Rechtfertigungen oder Ausflüchten war. Da wir unter uns waren, mußten wir unseren Gefühlen keinen Zwang antun, mußten unsere Ängste nicht mit den Beteuerungen elterlicher Liebe durchsetzen – Liebe setzten wir als gegeben voraus. Wir hatten vielmehr die Freiheit, einander die Wahrheit zu berichten, so wie wir sie kennengelernt hatten. Zwei Stunden lang öffneten wir die Türen zu unserem Innersten, fusionierten die einander so ähnlichen Welten, in denen unsere Familien lebten.

Wir trafen uns in einem hellen leeren Klassenzimmer. Das Alphabet lief als Bordüre am Rand der Zimmerdecke entlang, jeden Buchstaben illustrierte ein Bild. Ein Pinboard hing voller Schülerzeichnungen, in denen es um den Muttertag vor ein paar Wochen ging. Die Sonnen waren gelb, die Himmel blau, und Strichmännchen oder vielmehr Strichfrauen standen mit Strichkindern an der Hand neben Häusern mit rauchenden Schornsteinen. Wir saßen auf kleinen Schulstühlen, die wie für eine Lesung annähernd im Kreis angeordnet waren, und beugten unsere zu großen Oberkörper während der Unterhaltung in die Kreismitte. Anfangs, als wir uns einander vorstellten und unsere Biographien austauschten, sprachen wir gedämpft, vorsichtig, in Bibliothekslautstärke, aber wenig später schwirrte die Luft von unseren Erfahrungsberichten.

»Mindestens ein Drittel aller Schüler im Reservat haben irgendein emotionales Problem oder Lernschwierigkeiten, die man FAS oder FAE zuschreiben könnte, wenn man erstmal einen Blick auf das Familienprofil geworfen hat und sieht, wie da getrunken wird«, schätzte Elaine. Sie war eine lebhafte Lakota und wußte sich klar auszudrücken. Elaine lebte schon lange in Pine Ridge und hatte ihr College und ihre höhere Ausbildung in St. Scholastica und Wyoming abgeschlossen. Sie strahlte Autorität und Selbstsicherheit aus. Das Thema FAS war ihr keineswegs neu, und dies war durchaus nicht das erste Mal, daß sie darüber frei ihre Meinung sagte.

»Der Löwenanteil der Schülerschaft gehört in die FAE-Kategorie – was soll man nur mit ihnen anfangen?« fuhr sie fort. »Sollte man sich – auf Kosten des Unterrichtsstoffs – viel mehr Zeit für ihre Konzentrationsschwierigkeiten und ihre Disziplinprobleme nehmen? Und damit bist du erst am Anfang: Was sollen wir als Gesellschaft, also als Reservat, in der nächsten Generation tun, wenn die Hälfte unserer Bewohner FAE-Erwachsene sind?«

Ich fragte, inwieweit das schon jetzt ein Erwachsenenproblem sei.

»Wir haben wahrscheinlich zwei oder drei Generationen FAE-Leute«, sagte Elaine. »Wahrscheinlich gibt es Großeltern mit diesem Syndrom, wahrscheinlich hatten es schon einige, die längst nicht mehr leben.«

»Wenn Frauen FAS-Kinder zur Welt bringen, behalten sie diese Kinder dann meistens?« Diese Frage stellte ich immer, denn sie streifte zwei Schlüsselfragen, von denen eine von objektivem Interesse war, die andere aber mich persönlich betraf: Was kostete es die Gesellschaft – was kostete es insbesondere eine wirtschaftlich ausgeblutete Region wie Pine Ridge –, wenn eine Frau während ihrer Schwangerschaft trank? Und was war mit Adam? Welche Abfolge von Ereignissen in seinem Leben hatte ihn vermutlich in unsere Familie verschlagen?

Sharon antwortete mit einem energischen Monolog. Sie war eine blasse, schlanke junge Frau mit hellbraunem Haar, und sie trug zarte Gelb- und Blautöne. Man sah Sharon nicht an, was für eine unerschrockene Kämpferin sie war.

»Ich habe meinen kleinen Jungen, seit er fünf ist. Seine Mutter hat eine zwölfköpfige Familie im Stich gelassen. Als er dann sechs Jahre bei mir war, wollte sie ihre Kinder zurück. Sie hat vier davon bekommen, und der Sozialdienst hat sich dagegen ausgesprochen, daß sie mehr bekommt, weil sie nicht mit ihnen umgehen konnte. Sie hörte auf zu trinken, sie kam zurück und erzählte dem Richter, daß sie ihre Kinder wiederhaben wollte, und sie bekam noch drei, macht zusammen sieben. Und keinen Monat später hing sie wieder an der Flasche.«

»Sie haben bei mir angerufen, ein Notruf, und ich hatte Angst, er sei tot; das war alles, was ich denken konnte. ›Lebt er? Geht's ihm gut?‹ fragte ich, als sie anriefen. Sie sagten, ›Ja, aber er muß zu Ihnen zurück. Wollen Sie ihn?‹ Es war eine sehr brisante Situation, sie mußten ihn aus dem Heim rausbekommen. Die beiden Nächte zuvor war er beim Schulrektor... Als er wieder zu mir kam, war er völlig in sich zurückgezogen, fast wie ein Baby. Er hat ein Jahr gebraucht, um wieder dahin zu kommen, wo er war, als er wegging. Jetzt ist er besser, aber das Gericht wird ihn nie wieder zu fassen kriegen, ich werd's nicht zulassen!

Als einziges von diesen zwölf Kindern ist er voll-FAS; die anderen Kinder sind zu einem gewissen Grad FAE. Er hat alles, von zerebraler Lähmung bis zu Epilepsie und auch all die anderen Dinge: Er war klein, hat Rückgratverkrümmung, streckt sich nicht, läuft auf den Zehen. Armer, kleiner Kerl! Aber glücklicherweise ist er von der Mentalität her imstande, in der Schule mitzukommen. Da hat er Glück gehabt.«

»Was kann ich von der Zukunft erwarten? Was kann ich von ihm erwarten? Ob er wohl einmal ohne mich leben kann? Er ist so unselbständig. Er kann so vieles, aber ein paar grundlegende Dinge im Leben schafft er nicht. Es ist einfach sehr schwierig. Kommt er durch, bis er 18 ist? Wird er je lernen, wie man sich badet, sich die Zähne putzt und all die Routine-Dinge tut, die er tun muß?«

»Ja«, versicherte ich ihr. »Mein Sohn kann's. Aber als ich ihm neulich beim Schuhezubinden zugesehen habe, dachte ich, ›das hat mich ein Jahr meines Lebens gekostet.‹ «

»Mindestens«, lachte Sharon, dann lächelte sie mich an. »Ich glaube, viel mehr als ein Jahr.«

»Motivation ist ein echtes Problem«, meinte Elaine. »Berater haben damit zu tun. Lehrer auch, einfach jeder, der im Sozialdienst arbeitet. FAE-Leute sind völlig apathisch, alles ist ihnen egal, sie haben anscheinend keinen Selbsterhaltungstrieb. Es liegt ihnen völlig fern, irgend etwas zu tun, was über die gewohnten Bedürfnisse hinausgeht. Sie stehen zum Beispiel auf und essen eine Schüssel Müsli: ›Die haben gesagt, das soll ich zu der und der Zeit tun und mehr tu ich nicht.‹ Und sie denken kein bißchen weiter.«

»Ich hab das Problem mit der Motivation sogar bei FAE-Erwachsenen beobachtet. Sie sitzen in meinem Büro und lassen Sprüche los wie ›das ist mir völlig egal‹ und ›ich weiß auch nicht, warum ich dies oder das getan habe.‹ Sie verstehen wirklich ihre eigenen

Gefühle nicht, sie wissen nicht, was in ihnen vorgeht. Aber viele dieser Leute sind schon Eltern, und viele dieser Eltern… bringen ihren kleinen Kindern genau dieses Verhalten bei und leben es ihnen vor. Wo kann man da die Trennlinie ziehen? Angeboren oder erlernt? Es ist kompliziert.«

Ich hörte Elaine zu und dachte, daß Leute, die nichts über Fetale Alkohol-Schädigungen wußten, gar nicht recht verstehen würden, was sie damit sagen wollte. Sie würden denken, »klar, viele Leute sind nicht so motiviert wie sie sein sollten. Aber *das* kannst du nun wirklich nicht den trinkenden Müttern in die Schuhe schieben«. Sie würden glauben, Elaine, Sharon, Jeaneen und ich brächten aus Bequemlichkeit jedes Fehlverhalten mit Alkohol in Verbindung, sie würden annehmen, wir benutzten Alkohol als Sündenbock und willkommene Erklärung für eine ganze Reihe Probleme, die in jeder Gesellschaft und zu allen Zeiten aufgetreten sind. Aber wer konnte so einen nebulösen Zusammenhang beweisen? Und doch: Obwohl wir verschiedener Herkunft waren und ganz andere Erfahrungen gemacht hatten, stellten wir fest, daß wir uns vollkommen einig waren: Elaine war etwas Wichtigem und Richtigem auf der Spur.

Die Sonderpädagogik-Lehrerin Mona, eine warmherzige, intelligente Lakotafrau, hatte ihren Magister in Soziologie am Black Hills State College gemacht und sich dann für die die Beratertätigkeit weitergebildet. Erst kürzlich war sie nach Pine Ridge zurückgekehrt. »Ich war ein Spätzünder«, gab sie zu und meinte damit die Jahre, in denen sie gearbeitet hatte, bevor sie zum College zurückging, um ihren Abschluß zu machen. »Ich erinnere mich, daß sie in Psychologie- und Soziologiestunden über *Gedeihstörung* sprachen. Ich fragte mich, warum diese Kinder sich nie normal entwickelten. Dabei dachte ich an meine eigenen Verwandten, die total kleine Kinder hatten und ich wußte, daß sie immer eine Menge tranken, und ich fragte mich, ob ihre Kinder *gedeihgestörte* Kinder waren und ob das mit dem Trinken zusammenhing oder mit der richtigen Ernährung oder mit emotionaler Vernachlässigung. Es war schwer zu beurteilen, woran es wirklich lag. Ich nehme an, daß ich deshalb so in Fahrt kam, als ich auf FAS stieß.«

Es gibt einen Ausdruck im Zusammenhang mit *Gedeihstörung*: Marasmus. Das Wort stammt aus dem Griechischen und bedeutet »buchstäblich verfallen« oder »fortschreitende Auszehrung«. Es erinnerte mich an dieses erste Photo, das ich von Adam sah: nur Knie und Ellbogen und große, dunkle Augen.

»Sie nennen uns hier die FAS-Ladies«, witzelte Elaine und holte mich in die Gegenwart zurück.

»Wir lassen einfach nicht locker.« Monas Bemerkungen, in denen berufliche mit persönlichen Beobachtungen zusammenliefen, hörten sich vernichtend an. Jedesmal, wenn wir vier uns ein Stück weiter geöffnet hatten, schienen wir nach Atem zu ringen, schienen uns zuerst beieinander des weiteren Einverständnisses zu versichern, bevor wir fortfuhren. In dieser Leuchtstoffatmosphäre künstlichen Tageslichts legten wir großen Wert darauf, verwundbar zu sein.

»Schüler, die von FAS oder FAE betroffen sind, legen es darauf an, keinen Strich mehr zu tun, als man ihnen aufgetragen hat«, kommentierte Mona. »Manche haben Probleme, auch nur die Grundlagen zu kapieren. Sie tun sich so schwer, lesen und schreiben zu lernen und all den Kleinkram zu tun, den sie im Leben tun müssen. Sie sind nicht motiviert, wollen kaum etwas erreichen.« Sie zuckte kurz mit den Schultern. »So viele Kinder in diesem Klassenzimmer brauchen einfach *Trost*.«

Das Wort überraschte uns, wir waren über unsere eigene verzweifelte Lage belustigt. »Ich glaube, das geht nicht nur den Kindern so«, sagte ich und drückte damit aus, was wir alle fühlten.

»Mein Sohn hat's schwer«, fuhr Mona fort und ging zum Persönlichen über. »Er kann einfach nicht logisch denken. Ich glaube, man lernt irgendwann mal, daß man über die Dinge nachdenken muß, daß man logisch denken muß. Er hat keine Geduld, und wenn er's nicht so schafft«, – sie schnippte mit den Fingern – »kann er sich nicht hinsetzen und drüber nachdenken, es logisch durchgehen und schließlich eine gute Entscheidung treffen.«

In dieser fast konspirativen Atmosphäre, in der wir Einsichten und persönliche Ängste miteinander teilten, wagte ich mich sogar mit Hypothesen vor, die ich nicht mit harten Beweisen untermauern konnte.

»Wie sieht das alles aus, wemm man es auf Teenager und Erwachsene überträgt?« fragte ich und schlug dann eine Antwort auf meine eigene Frage vor. »Ich habe den Verdacht, daß viele Kinder, die Selbstmord begehen, sich nicht vorstellen können, tot zu sein, und deshalb dem spontanen Einfall nachgeben. Viele Kinder, die klauen oder gefährliche Substanzen schlucken, können vielleicht in gewissem Sinne gar nicht anders, weil sie, wie du sagst, nicht logisch über einen bestimmten Punkt hinausdenken.«

Mona nickte. »Vor ein paar Tagen war ein kleiner Junge hier drin, der versuchte, Kreide zu schnüffeln. Sie versuchen fast alles.« Sie kehrte zum Beispiel ihres Adoptivsohnes Kevin zurück.

»Ein Beispiel: Kevins Fuß kam unter ein Auto, weil es ihm nicht in den Sinn kam zu schauen, bevor er über die Straße lief, und er lief genau vor ein Auto«, sagte sie. »Ich habe Alpträume, wenn ich nur daran denke, was erst passiert, wenn er älter wird und anfängt, Drogen zu nehmen – was wird er tun? Er kann nichts logisch durchdenken und sagen, ›Okay, das ist falsch.‹ Jemand neckt ihn und sagt ihm, er soll etwas tun. Er reagiert einfach blind. Er trifft nie eigene Entscheidungen. Wenn der Lehrer gutgelaunt ist und sich richtig gut mit ihm versteht, hat er einen Supertag und lernt eine Menge. Wenn jemand anderes etwas tut, wenn das Kind neben ihm ihn mit einem Stift piekt, ist er sofort abgelenkt. Sein ganzes Leben ist so. Ob er wohl jemals ein Auto fahren kann? Ob er je einer Arbeit nachgehen, je die Verantwortung für sich selbst übernehmen kann? Im Mai wird er 13, und er ist erst so groß wie meine Kinder in der dritten Klasse. Er sitzt im Klassenzimmer der Fünften, und eigentlich müßte er in der siebten Klasse sein. Als er fünf war, habe ich ihn bekommen, und da trug er immer noch Windeln. Er war so groß wie ein Baby. Aber er hat schon viel geschafft, und ich behandle ihn wie ein normales Kind, obwohl ich weiß, daß er eine Menge Schwierigkeiten hat. Ich muß hinterher sein, daß er seine Übungen macht. Er muß das tun, weil seine Sehnen so sind, daß er mit der Ferse nicht auf den Boden kommt.«

Zur Demonstration stellte sie ihre Zehenspitzen in den Stiefeln auf den Boden, dann mühte sie sich vergeblich, ihre Ferse runterzudrücken. Auf ihrem Gesicht konnte man ablesen, wie viele Stunden sie mit ihrem Sohn gearbeitet hatte. Sie trug eine Maske aus Schmerz, sie sah aus wie jemand, den man in einem Notfall zu Hilfe gerufen hat, um eine häßliche Wunde zu verbinden oder ein gebrochenes Bein zu betten.

»Er mußte diese Übungen rund 20 Minuten pro Tag machen.« Mühsam drückte sie ihre Ferse tiefer und tiefer. »Es ist eine Tortur. Er weint die ganze Zeit, wenn er auf seinen Zehen durch den Raum läuft. Ich komme mir vor wie ein Mörder.«

»Jeder im Haus sagt, ›Mensch, Mami, mußt du ihm das wirklich antun?‹ Und ich sage, ›Ja, das muß ich.‹ Aber jetzt habe ich versucht, es so zu regeln, daß er es selbst tut, und er tut's einfach nicht. Ich hab ihm einen Zeitplan innen an die Schranktür gehängt, damit es ihm vor anderen nicht peinlich ist, und darauf steht ›Wenn ich heimkomme, ziehe ich mich um. Ich mache meine Hausaufgaben, ich erledige meine Hausarbeiten, ich mache mein Bett und hebe meine Kleider auf‹ – all das habe ich auf eine Liste geschrieben, jedes einzelne. ›Wenn ich aufstehe, putze ich mir die Zähne, ich bade, ich wasche mir das Gesicht, ich kämme mir die Haare, ich ziehe saubere Kleider an.‹ Aber er läuft eine Woche lang mit denselben Klamotten rum. Es ist ihm egal. Es stört ihn nicht im geringsten.«

Und dann die Sache mit dem Essen – er sitzt am Tisch und wartet darauf, daß ich ihm Essen auf den Teller gebe. Er ißt nicht, wenn ich mit jemandem spreche oder wenn jemand an die Tür kommt. Was er auf den Teller bekommt, ißt er, und wenn er damit fertig ist, steht er auf und geht. Das war's dann. Jetzt versuche ich ihn zu überreden: ›Bedien dich selbst. Nimm dir etwas auf deinen Teller...‹ Er würde tagelang nichts essen, wenn ich ihm nichts geben würde. Wenn man ihm nicht das Richtige zu essen gibt, wird er krank, alles mögliche von Ohrenentzündung bis Grippe. Ich mach' mir Sorgen, daß er genug Vitamine bekommt, ich muß darauf achten, daß er ißt, daß er badet.«

Ich dachte an die vielen Listen, die ich aufgestellt und für Adam an den Kühlschrank gehängt hatte. Ich erinnerte mich daran, wie ich immer um fünf Uhr seine Windeln gewechselt hatte, wie ich immer noch hinter ihm hersein mußte, damit er seine Mittel gegen die Krämpfe nahm und ihn daran erinnern mußte, daß er sich duschte, daß er aß und seine Kleider wechselte. Es konnte natürlich reiner Zufall sein, daß dieser Junge in Pine Ridge und mein Sohn in New Hampshire fast identische Verhaltensprofile hatten. Es konnte Zufall sein, daß die Mütter beider Jungen getrunken hatten, daß sie ähnliche körperliche Behinderungen haben, daß die Adoptivmutter des Jungen in ihrer Besorgnis genau denselben Ton anschlägt, den Louise und ich bei vielen anderen Gelegenheiten angeschlagen haben. Aber in diesem Raum, an diesem Tag haben wir vier die Vorsicht vor dem Zufall einmal beiseite gelegt: Wir suchen nach gemeinsamen Nennern. Mona und ich sahen einander an, verstanden uns ohne Worte.

»Etwas total Unwissenschaftliches, das mir bei den Auseinandersetzungen mit meinem eigenen Sohn aufgefallen ist«, bot Mona an. »Ich dränge ihm einen Haufen Dinge auf, von denen *ich meine*, daß sie sein Leben bereichern, und von denen *ich meine*, daß er sie mag. Und dann fühle ich mich mies, weil er nicht haben kann, wovon *ich meine*, daß er es haben will. Wenn ich realistisch bin, weiß ich, daß er in Wirklichkeit ein ganz anderer Mensch ist als ich. Wegen FAE will er nicht dieselben Dinge. Es ist eine lästige Pflicht für ihn, zusammen mit der ganzen Familie abends in ein Restaurant zu gehen, denn dann heißt es ›Sitz grade, mach den Mund zu beim Kauen, leg die Serviette auf deinen Schoß, blah, blah, blah.‹ Es wäre ihm tatsächlich lieber, er müßte nicht mitgehen, er würde lieber zu Hause bleiben und irgendwas Monotones tun. Ich an seiner Stelle könnte sowas nicht ausstehen, aber er empfindet das anders. Und das konnte ich wirklich nur ganz allmählich akzeptieren, weil wir nun mal dazu neigen, unsere Persönlichkeit auf unsere Kinder zu projizieren. Vielleicht ist das ein Schlüssel zur Behandlung. Vielleicht gibt es einen anderen Lebensstil, den wir nicht verstehen, in dem sich eine FAE-Person verwirklichen kann. Aber ich weiß nicht, wie der aussieht.«

Keiner von uns wußte es. Jeder schaute die anderen an, wartete auf Ideen, Anregungen, Vorschläge, aber die Bedeutung von Monas Worten stand im Raum und schloß alle einfachen Antworten aus.

»Wir versuchen, den Stammeskodex zu knacken«, brach Elaine nach einer langen Pause das Schweigen.

Dieser Punkt schien unweigerlich zum Gesetz zurückzuführen, zur Anwendung von äußerem Zwang, wenn die Selbstbeherrschung fehlte, zu Freiheitsberaubung als letztem Ausweg. Die Leute, mit denen ich gesprochen hatte, besonders die an vorderster Front, die den unschuldigen Opfern mütterlicher Trunksucht Auge in Auge gegenüber standen, kamen immer wieder zu dem bedauerlichen Schluß, daß keine eigenmächtige Freiheit es wert war, in FAS-Leben bezahlt zu werden. »Tu anderen, was du willst, daß sie dir tun sollen«, belehrt uns das elementarste Gebot sozialen Umgangs. Das ist die Regel, der *kategorische Imperativ*, wie es Immanuel Kant nannte, die Grundlage aller Kulturen. Sie ist die unumgängliche Voraussetzung fürs Überleben, aber vielleicht ist diese Regel in ihren subtilen Formen kein Teil unseres natürlichen Instinkts; vielleicht muß sie erlernt, aufgezwungen werden. Gesetze wurden für den Fall geschrieben, daß dieser wichtigste Impuls nicht von selbst fließen sollte.

»Wir haben über gesetzliche Aspekte gesprochen.« Mona rollte einen gelben Stift zwischen Daumen und Zeigefinger der rechten Hand. »Diese Kinder sind mißhandelt worden, noch bevor sie auf der Welt waren. Ich habe ein paar Veröffentlichungen über intrauterine Kindesmißhandlung bekommen. Und Jeaneen Grey Eagles Mann hat schwangere Frauen, die pausenlos trinken, gerichtlich verfolgt. Deshalb wollten wir mit ihm den Stammeskodex durchgehen und sehen, welchen Abschnitt er anwenden könnte.«

»Wie hat man auf all das reagiert?« fragte ich. Diese Frauen waren soviel tatkräftiger als ich, hatten eine klare Analyse und ein klares Ziel.

»Wir stoßen auf furchtbar viel Widerstand«, gab Mona zu. »Wahrscheinlich wegen des Alkoholismus'. Erst in den vergangenen fünf Jahren haben sie angefangen, über Alkoholismus zu reden, und jetzt halten sie hier AA-[Anonyme Alkoholiker]Treffen ab. Aber dann sagen wieder ein paar Leute, daß du bei den AAs eine Gehirnwäsche verpaßt bekommst.«

»Jeaneen hat mir erzählt, daß den Leuten zur Zeit die FAS-Information zum Hals raus hängt«, sagte ich. »Die eine Gruppe kommt nicht zu einem Treffen, weil sie behaupten, sie hätten das alles längst gehört, und aus einer anderen Gruppe hört man, ›ich habe während der Schwangerschaft getrunken, und meine Kinder sind prima…‹ «

»Mir hängt FAS auch zum Hals raus.« Elaine holte tief Luft, rückte einen der Türkisringe an ihren Fingern zurecht. »Aber die Antwort ist sehr einfach: trink nicht. Abstinenz verhindert, daß unseren Kinder jemals FAS zustößt.«

Es gibt nichts, was dem erwachenden Frühling in der Prärie gleichkommt. Die Winter sind in den arktischen Breiten etwas kälter, der Boden ist im Januar ein paar harte Zentimeter tiefer gefroren, die Seen müssen etwas tiefer sein, damit die Fische unter dem Eis noch genügend Sauerstoff zum Überleben haben. Aber das Tauwetter in Nord- und Süd-Dakota verzaubert durch gewaltige Temperatursprünge. An einem Blizzard-Tag im März liegt der Wind-Kälte-Faktor bei minus 51 Grad Celsius, und am nächsten Nachmittag hat ein wärmender *Chinook* (warmer, trockener Föhnwind auf der Ostseite der Rocky Mountains, Anm.d.Übers.) jede Erinnerung an Frost weggeblasen. Frühling ist mehr noch als der launische Herbst die Pufferzeit zwischen unglaublich eisig und außerordentlich heiß. Frühling ist das kurze Anklingen von Normalität in einem Land, wo die Juli- und Augustspitzen bis auf 49 Grad Celsius ansteigen können. Frühling ist die triefnasse, fruchtbare Erneuerung der Felder – der Flächen, die einst von riesigen Gletschern glatt gehobelt wurden, dann zum Boden eines gewaltigen Binnensees wurden und es schließlich mit ihrem nährstoffreichen, lehmigen Schlick an

Fruchtbarkeit mit jeder Region der Erde aufnehmen konnten. Frühling ist weniger eine Pause zwischen den großen Extremen Winter und Sommer als vielmehr eine milde Oase, in der menschliche Wesen vorübergehend ohne die Hilfsmittel Heizung oder Klimaanlage überleben können.

Ende April kam ich für eine längere Zeit nach Süd-Dakota zurück, meine Reiseroute führte mich quer durch den ganzen Staat. Sie begann in Aberdeen, wo ich Termine mit verschiedensten Verwaltungsbeamten in den Regionalstellen des Büros für Indianische Angelegenheiten (BIA) hatte, führte weiter zu den kleinen Reservaten Fort Thompson und Crow Creek, dann nach Rosebud und zuletzt nach Kyle und zu Jeaneen nach Pine Ridge. In den vergangenen neun Monaten hatte ich nicht nur Informationen gesammelt, sondern auch Nachrichten von einem befestigten Vorposten gegen den Vormarsch von FAS zum anderen getragen. Ich war der Überbringer von Strategien, Tricks und vereinzelten Erfolgsgeschichten.

In meinem Koffer hatte ich ein Sortiment Vorbeugungs- und Informationsmaterial, das man in einigen der von mir besuchten Programme entwickelt hatte: Aufkleber, Lesezeichen, Flugblätter, Poster – manche amüsant, andere furchterregend –, die alle vor den Gefahren des Trinkens während der Schwangerschaft warnten. Es waren die hoffnungsvollen Produkte begrenzter Budgets. Sie entsprachen den Aufrufen, die man in Kriegszeiten von Flugzeugen abgeworfen hatte, um die Zivilbevölkerung zu beeinflussen. Es war schwer vorstellbar, in welchem Szenario sie wirken würden – wahrscheinlich waren die meisten typischen Mütter von Voll-FAS-Kindern nicht gerade eifrige Leserinnen und würden ihr Blatt gleich wegwerfen, aber hol's der Teufel, es *konnte* immerhin geschehen. Jemand *konnte* im Stau hinter einem Auto zu stehen kommen und gezwungenermaßen immer wieder die Botschaft lesen, die auf dem Kofferraum des Vordermanns klebte.

Ich fuhr mit heruntergekurbelten Scheiben Richtung Norden. Kühle feuchte Luft, der Nachklang eines Sturms am Nachmittag, wusch mein Gesicht. Die Straße war schnurgerade, als sei sie mit dem

Lineal gezogen. In der Finsternis wiesen nur vereinzelte Verandabeleuchtungen abgelegener Farmen darauf hin, daß dies nicht ein unbewohnter Planet, sondern die Erde war. Zweimal hielt ich an: einmal, um von einer einsamen Telefonzelle aus Louise anzurufen und mit ihr meine Verwunderung über das Wetter zu teilen, das andere Mal, um mich einfach in den Wind zu stellen, der Stille zu lauschen.

Aberdeen ist eine kleine Stadt mit der Vollmacht der Regierungsbürokratie. Sie sieht aus wie eine dienstbeflissene Provinz-Hauptstadt, seine Backsteingebäude sind zu groß und wuchtig, als daß die Bürgerschaft allein der Grund dafür sein könnte. Die Stadt hat überdurchschnittlich viele Hotels und »familiäre« Eßlokale, um den Strom der Tagungsteilnehmer und Antragsteller besser unterbringen zu können, die vom regionalen Hauptsitz des BIA angezogen werden. Seine ordentlichen Vororte spiegeln die Sicherheit von Beamtengehältern wider, die auf Lebenszeit, für die Dauer der Hypothek, garantiert sind. Um die Mittagszeit liegt etwas Stumpfes auf der Erscheinung vieler Bürger, es liegt etwas Entschlossenes in ihrem Gang, wenn sie vom Büro zur *Country Kitchen* oder zu *Perkins* oder zum *Golden Skillet* marschieren. Aberdeen hat die Ausstrahlung einer Stadt, die von einem Bannkreis aus undurchdringlichem Behördenpapierkram in dreifacher Ausfertigung umgeben ist, der alle unwillkommenen Eindringlinge abweist.

Sogar der Name der Stadt hat den schnarrenden Klang von Ordnung, Sparsamkeit und Nüchternheit – ein ironischer Kontrast zu der Klientel, dem Aberdeen seinem Auftrag nach zu dienen hat. Der Blick von Barren Butte in Standing Rock aus oder vom kahlen Hügel am Wounded Knee herunter – dort wurden Ende des 19. Jahrhunderts Big Foot und 145 seiner Männer, Frauen und Kinder von den Hotchkiss-Gewehren des Siebten Kavallerie-Regiments massakriert – zeigt eine andere, eine brutalere Wirklichkeit. Das Leben der meisten Reservatsbewohner innerhalb dieses dem BIA zugeordneten Gebietes ist rauh, chaotisch und kurz. Unter der trügerisch-dünnen

Decke offizieller Politik wirbelt ein Strudel, den keine Ordnungskategorie oder gedruckte Regierungsrichtlinie bändigen kann. »Aberdeen« ist ein harmloses und deshalb irreführendes Etikett für eine hoffnungslose Hinterlassenschaft aus erzwungener Integration, Gewalt, Korruption und Gleichgültigkeit. So gewöhnlich, so durchschnittlich ist der Name, daß er unsichtbar macht, Geschrei dämpft und die Einfältigkeit eines Managements der Notlösungen und unausgereiften Planungen verschleiert. Das schottische Aberdeen liegt hoch oben auf einem Granitvorsprung sicher über der Brandung der Nordsee. Sein Namensvetter im Binnenland Dakota grenzt mit seinen Aluminiumflanken an Pine Ridge.

Ich traf mich mit Sandy Karlsgaard. Sie war als Koordinatorin für Sonderpädagogik für die Hälfte der staatlich finanzierten, regionalen Schulen zuständig, darunter Marty, Whirlwind und Wahpeton, wo Louises Eltern 30 Jahre lang unterrichtet hatten.

»Im Gesetz gibt es die Kategorie Fetales Alkohol-Syndrom nicht«, informierte mich Sandy. »Es gibt eine Kategorie, die ›anderweitige Gesundheitsbeeinträchtigungen‹ heißt, wo ein medizinisch definierter Zustand die Lernfähigkeit beeinflußt, klar? Es schien uns angebracht, FAS/FAE in diese Kategorie aufzunehmen mit der Auflage, daß es als Zustand von einem Arzt festgestellt werden muß – nicht von einem medizinischen Assistenten, nicht von einem Sozialarbeiter oder einer Krankenschwester, es muß *wirklich* eine medizinische Diagnose sein. Wir haben eine Mitteilung des Inhalts herausgegeben, daß wir innerhalb unseres Gebiets für die Verwaltungsbelange FAS-Kinder unter *anderweitige Gesundheitsbeeinträchtigungen* akzeptieren würden und daß sie nicht nur für Sonderschul-Unterricht in Frage kommen. Sie können vielmehr alle damit zusammenhängenden Dienstleistungen in Anspruch nehmen, darunter Krankengymnastik und Beschäftigungstherapie, Sprechunterricht etc… So tragen wir speziell diesem Problem Rechnung. Außerdem wissen wir, daß wegen soziologischer Gesichtspunkte und psychologischer Probleme eine solche Diagnose nicht immer einfach zu stellen ist. Viele Symptome, die sich im Klassenzimmer manifestieren, würden auch auf geistig Zurückgebliebene zutreffen, oder manchmal ist die Intelligenz normal, aber eines der anderen Symptome tritt auf...Konzentrationsschwierigkeiten, Ablenkbarkeit. Wir schlagen dringend vor, daß man einige Kinder zwar unter der Kategorie FAE behandelt, aber nicht wirklich als solche klassifiziert. FAE ist eine Art inoffizieller Terminus.«

Sandy trug einen makellosen blauen Anzug mit einer Goldnadel am Revers. An ihrer Frisur saß jedes Haar an seinem Platz, und ihr Make-up und ihre Fingernägel waren außergewöhnlich korrekt. Sie machte den Eindruck einer Frau, die die Zügel fest in der Hand hält und sorgfältig darüber wacht, nur ja nicht die Kontrolle über ihr Team zu verlieren. Ihr Gesichtsausdruck verriet, daß sie »inoffizielle Termini« nicht gerade schätzte.

»Haben Sie eine Vorstellung davon, wie viele Fälle aus der Kategorie des Fetalen Alkohol-Syndroms oder des Fetalen Alkohol-Effekts an Ihr Amt weitergeleitet werden?« fragte ich und versuchte, mich auf ihre Sprechweise einzustellen.

»Verschwindend wenige.«

Ich erwähnte, eine Sozialarbeiterin an einer Schule in Pine Ridge hätte mir vor ein paar Monaten erzählt, daß ihrer Meinung nach 40 bis 50 Prozent der Kinder an ihrer Schule zu einem gewissen Grad durch Trinken der Mütter geschädigt seien.

»Noch einmal: Das ist eine Sache der persönlichen Meinung im Gegensatz zur *offiziellen Dokumentation*,« erläuterte Sandy. »Diese spricht von geringfügigen Zahlen, die Meinung darüber aber ist anders. Die *Meinung*...« betonte sie und machte damit den Unterschied klar. »Wir wissen, daß es in den Untersuchungen der IHS (Indian Health Service = Indianische Gesundheitsbehörde; Anm.d.Übers.) Informationen darüber gibt, daß Alkohol die wichtigste Ursache für geistiges Zurückbleiben ist und so weiter. Ich habe eine ganze Reihe von Informationsblättern für die Öffentlichkeit, und ich kann Ihnen ein paar geben, die ihnen vielleicht weiterhelfen.«

Ich wollte auf den Kern der Diskrepanz zu sprechen kommen, die zwischen den niedrigen offiziellen Statistiken des Zentralbüros und den krisenhaften Zuständen bestand, über die ich gehört und die ich mit eigenen Augen im vergangenen Jahr gesehen hatte. War ganz einfach Ignoranz das Problem? Wußten die Ärzte nicht, wie sie eine Diagnose stellen mußten?

»FAS ist relativ neu, andererseits wurde auf unserem jährlichen Fortbildungs-Workshop das Sonderpädagogik-Personal des gesamten Aberdeen-Gebietes mit dem Thema vertraut gemacht. Für die IHS ist es nicht so neu wie für die breite Öffentlichkeit. Und bis jetzt sind wir immer noch weitgehend damit befaßt, die Leute darüber zu informieren. Weil FAS ganz und gar vermeidbar wäre, kommt ein soziologischer Faktor zum Tragen, der bewirkt, daß sich manche Menschen nur widerwillig damit beschäftigen. Die Bemühungen konzentrieren sich darauf, bezüglich Alkoholkonsum und Schwangerschaft zu informieren. Im Staat Süd-Dakota wird das umfassender betrieben als nur im BIA. Unter Gouverneur Janklow hat sich eine Arbeitsgruppe zum Ziel gesetzt, Schüler und Kinder zu informieren. Sie beginnen in der High School und versuchen festzustellen, ob sich die Schüler des Problems eigentlich bewußt sind. In der Legislatur wurde dieses Jahr die Frage erörtert, ob dort, wo Alkohol ausgeschenkt wird, eine Mitteilung aushängen sollte FÜR UNGEBORENE KÖNNTE DAS RISKANT SEIN. Es gibt ein paar revolutionäre Ansätze.«

Revolutionär? War es revolutionär, die Wahrheit zu sagen?

Sandy fuhr fort, in ihren Kürzeln die Wohnheimprogramme an den Internaten ihres Gebietes zu beschreiben, zu schildern, wie man sich für Beratung engagierte – Dinge, über die mir jeder zweite der hoch kooperativen BIA-Verwaltungsbeamten berichtete, mit denen ich mich während der nächsten beiden Tage besprach. Aberdeen schien beschlossen zu haben, FAS allenfalls als ein Ärgernis in einem größeren Kontext konkurrierender Ärgernisse in Angriff zu nehmen. Das BIA, so erklärten mir die offiziellen Vertreter einer nach dem anderen, sei überfordert. Man erwartete vom BIA, eine Unmenge komplizierter Probleme zu lösen, und dabei könnten die Beamten froh sein, wenn ihnen nicht die Wellen über dem Kopf zusammenschlügen. Ich lernte Leute kennen, die schon oft FAS- und FAE-Kinder gesehen hatten. Sie fühlten mit ihnen, konnten sie aber erst behandeln, wenn lizensierte Ärzte bei den Kindern offiziell FAS festgestellt hatten. Die Aussagen der Jeaneens und Brendas und Monas und Elaines, sogar die Statistiken eines Phil May zählten nicht, weil kein Dr.med. vor dem Namen stand. Das Büro des Aberdeen-Gebiets war nach wie vor *die* offiziell anerkannte Schaltstelle zwischen Washington und den Sioux-Reservaten – daran hatte sich seit den Verträgen des 19. Jahrhunderts nichts geändert. Das Problem mußte für Aberdeen »sichtbar« sein, wenn es eine Chance haben sollte, auf der Tagesordnung der Krisen nach oben zu rutschen.

Süd-Dakota führt abwechselnd den Spitznamen »Sonnenschein-Staat« und »Kojoten-Staat«. Auf meiner ganzen Fahrt quer durch Süd-Dakota stoben von der Straße Schwärme ziehender weißer Vögel wie wirbelnde Rauchwolken hoch. In einer achtstündigen Fahrt durchquerte ich den Staat vom landwirtschaftlichen Nordosten bis in den Südwesten – den Quadranten, der von Pine Ridge und den zwischen Regierung und Indianern umkämpften Black Hills geprägt wird. Ich freute mich darauf, Jeaneen wiederzusehen. Von all den Leuten, die ich im vergangenen Jahr kennengelernt hatte, schien sie mir am pragmatischsten, sie schien mir am direktesten auf FAS loszugehen.

Wir sprachen wieder in dem kleinen Büro von Projekt Recovery. Diesmal hatte sich Charlotte Brave Heart, eine andere Beraterin, zu uns gesellt. Jeaneens Haare lockten sich in einer frischen Dauerwelle, und auf ihrem Tisch türmten sich Aktenordner, Filmkapseln und Bulletins zur FAS-Vorbeugung. Auf dem Boden stand ein Koffer voller AVON-Kosmetikprodukte, mit deren Verkauf sie das Familieneinkommen aufbesserte. Hautcreme war jedes Frühjahr ein beliebter Artikel. Sogar junge Haut wird rauh, wenn man sie dem »Alberta Clipper« aussetzt, der den ganzen Winter hindurch von Kanada herunterbläst.

Jeaneen verlor keine Zeit. Sie stürzte sich mitten hinein in das Thema, das uns allen am Herzen lag, und rasselte eine Liste der neuesten Greueltaten herunter, der neuesten Beispiele für den Tribut, den mütterliche Trunksucht forderte. »Letztes Wochenende hatten wir eine Lady im Knast, die im neunten Monat ist. Wir sagten ›Wissen Sie, daß das Baby wahrscheinlich genauso besoffen ist wie Sie?‹ Als ich hörte, daß sie dann entlassen wurde, war ich schon mächtig frustriert. Ich hab' nachgefragt, ob ich Klage gegen sie wegen Kindesmißhandlung führen könnte. Aber mein Mann Robert sagte, nein, vom gesetzlichen Standpunkt aus hätte ich echt keine Handhabe. Weil's keine *direkte* Verletzung war.« Jeaneen schüttelte den Kopf, als sei das die verrückteste Idee, die ihr je zu Ohren gekommen war. »Recht auf Leben«, wiederholte sie sarkastisch das Schlagwort. »Wie kannst du ein Gesetz erlassen, wenn es der Oberste Gerichtshof nicht anerkennt? Von Gesetz wegen kannst du eine Frau wegen Körperverletzung verhaften. Was ist ›Leben‹? Das muß man sich mal fragen. Wahrscheinlich müßte ich fast schon selbst das Kind sein, um klagen zu können.«

Ich wartete mit meiner unvermeidlichen Frage auf: »Warum passiert das, warum jetzt?«

»Ich hab' festgestellt«, sage sie, »daß Alkohol eine Generation vor uns richtig reingehauen hat. Leute, die jetzt in ihren 40ern sind, sind die Produkte von FAS und FAE, und schau sie dir an, schau, wie sie hier leben. Es ist, als würden wir nicht für morgen leben – der Augenblick ist alles. ›Ich will jetzt‹. Die Leute denken nicht an die Konsequenzen, wenn sie sich gehen lassen. Sie sind allen Ernstes überrascht, wenn jemand am Suff stirbt, weil das ihrer Meinung nach dem Körper nicht schadet. Das ist eine richtig egozentrische Kiste, wo's nur um ›heute‹ geht. Niemand spart für morgen, wir wissen das alle. Wenn der Beihilfe-Scheck reingeschneit kommt, denken die Leute nicht mehr ans Monatsende. ›Jetzt können wir all das gute Essen futtern‹ – sie kaufen T-Bone-Steaks und Rippchen. Eine ganze Generation der Verantwortungslosigkeit, und ich glaube, es liegt zum Großteil daran, daß die Mütter gesoffen und die Kinder vernachlässigt haben. Trinken heißt, umkippen, oder? Umkippen, bevor's alle andern tun.«

Ich schloß die Augen und dachte daran, wie rigoros und selbstgefällig ich insgeheim Phil May abgelehnt hatte, als er so ziemlich dasselbe vorgebracht hatte: daß mehr Geld auch mehr FAS-Babies bedeutete. War seine Analyse deshalb leichter abzutun, weil er selbst kein Indianer war, weil er nicht aus einem Reservat kam und zur Zeit auch nicht dort lebte, wo viel getrunken wurde? Jeaneen aber bot mir keine so leichten Fluchtwege. Ihre Wahrnehmungen klangen in meinen Ohren vielleicht rechtslastig, setzten sich vielleicht über das hinweg, was ich gerne glauben wollte, aber sie waren aus Fakten geschmiedet, die aus der Konfrontation kamen, nicht aus einer Hypothese. Sie war genauso unglücklich wie ich, mit ihnen konfrontiert zu sein, aber sie schreckte weniger davor zurück.

Ich stand immer noch nicht recht hinter dem, was sie sagte – ich spuckte immer noch Vorbehalte und Begründungen aus und bestand innerlich noch darauf, daß es andere Wege der Aufklärung und Problemlösung geben müsse –, aber ich konnte mich in meiner sicheren, politisch koscheren Festung nicht überlegen fühlen. In dem wilden Kampf gegen das Fetale Alkohol-Syndrom liefen die richtigen und falschen Wege dauernd zusammen und überkreuzten sich. Eine repressive Gesetzgebung beschwor zwar die Gefahren des Mißbrauchs und der Fehlanwendung herauf, aber gar nichts zu tun oder zu wenig zu tun, war für die Opfer schlimmer, als zu viel zu tun.

»Wenn du alle Macht der Welt hättest...«, sagte ich. »Wenn du alles tun könntest – wobei wir aber die Menschenrechte und die Freiheitsrechte nicht vergessen wollen...«

Jeaneen lachte. »Du *wußtest* genau, daß ich *sie* ausschalten würde. Okay, ich vergesse nicht, daß es Freiheitsrechte und Menschenrechte gibt... ich will diese abstrakten Begriffe nicht benutzen, aber an irgendeinem Punkt müssen Mechanismen einsetzen, die Trinkerinnen daran hindern, Kinder zu haben, falls sie nicht bereit sind, mit dem Trinken aufzuhören. Sie müssen sich entscheiden. Ich hab' die Mutter noch nicht kennengelernt, die ihr FAS-Kind behalten hätte.«

Auch Eva, auch Phil hatten solche Mütter selten kennengelernt. Diese Kinder, wenigstens ein paar Glückspilze unter ihnen, waren jetzt bei Brenda, bei Mona, bei Sharon. Bei Louise und mir.

»Sie übernehmen nicht die Verantwortung für das, was sie da anrichten«, beharrte Jeaneen. »Ja, es gibt Menschenrechte – da war ein Aufschrei, weil der IHS Frauen sterilisiert hat, und ich teile da auch nicht den Standpunkt des IHS. Ich bin nicht für Eugenik. *Aber wir reden hier über das Überleben des indianischen Volkes.*«

»Es ist noch gar nicht lange her, da hab' ich eine Präsentation über das Thema gemacht, und die Teilnehmer an dieser Versammlung haben sich alle gegenseitig angeschaut, haben Symptome gesucht, gewitzelt. Mir war nie aufgefallen, daß es so schlimm ist – mir tat's wirklich weh, daß sie das auf die leichte Schulter genommen haben. Also, was tun? Eine Lizenz verlangen, wenn jemand ein Kind haben will? Ich hab' keinen Plan. Ich will nicht hoffen, daß es soweit kommt, deshalb hab' ich lieber noch nicht ernsthaft weitergedacht.«

»Aber wenn es dir schon gegen den Strich geht, soweit zu denken, wer soll's dann tun?« fragte ich. »Über sowas denkt niemand gern nach, aber aus meinen Gesprächen mit all den Leuten überall im Land habe ich den Eindruck gewonnen, als gingen wir nicht auf eine Krise zu, sondern als steckten wir schon mittendrin – und zwar in einer Krise, die geometrisch anwächst. Wenn dann schließlich der ganze Stamm eine wichtige Entscheidung treffen muß, kann vielleicht ein wesentlicher Teil der Bevölkerung schon nicht mehr vorausschauend denken. Was dann?« Ich schrie nicht, aber ich war nahe daran. Jeaneen und ich schienen uns zornig anzustarren. Ich hatte ihr eine Botschaft überbracht, für die sie mich am liebsten erschossen hätte, und sie war die einzige mir bekannte Person, die eine durchführbare Lösung hätte haben können, und sie hatte keine.

Charlotte warf ein vermittelnde Bemerkung ein: »Da gibt's ja noch sowas wie Verweigerung, und das hängt direkt mit Alkoholismus zusammen.« Ihre Worte zerrissen die Spannung. Wir hatten uns über die Grenzen der Beherrschung, der sachlichen Beschreibung hinaustragen lassen. Ich merkte, daß ich mehr redete als Fragen stellte, so als wäre das meine letzte Chance, meine Meinung zu sagen.

»Ich glaube, ich könnte eine Portion Verweigerung vertragen«, sagte ich, und beide Frauen lächelten. Sie hatten beide meinen jetzigen Grad zutiefster Verwirrung so oft erreicht, daß er vertrautes Terrain für sie war.

»Ich stelle mir dieselben Fragen wie du«, sagte Jeaneen, »ich habe mir den Kopf zerbrochen, wollte diesen Kindern unbedingt helfen. Aber ich habe keine Antworten.«

»Ich komme immer wieder auf das ›schlechte Urteilsvermögen‹ zurück«, sagte ich. »Siebzehn Jahre lang hat Adam in unserer Familie gelebt, aber er hat trotzdem keinen Blick für größere Zusammenhänge bekommen. Er nimmt, was ihm nicht gehört, oder er läßt sich anstacheln, zu seinem Chef zu gehen und Schimpfwörter zu ihm zu sagen, die er nicht versteht. Versuch mal, diesem Mann zu erklären, daß schlechtes Urteilsvermögen nicht einfach eine Frage der Intelligenz ist oder ein Indikator für eine verdorbene Person, sondern daß es einfach Unfähigkeit ist, absolute Unfähigkeit.«

»Wie kann ein Mensch ohne Urteilsvermögen leben?« fragte sich Jeaneen. »Es fällt einem erst auf, wenn man drauf gestoßen wird. Dann merkst du erst, wie wertvoll es ist.«

»Es ist nichts, was man in Tests leicht herausfinden kann«, stimmte ich zu. »Wir verlassen uns darauf, daß Adam nicht auf die Idee kommt, eine Weile unabhängig leben zu wollen. Wenn allerdings jemand zu ihm sagt, ›Hey, du kannst losziehen und dein eigenes Leben leben, vergiß all diese Regeln‹... Was er sich so unter eigenem Leben vorstellt! Wir fuhren mal im Auto, und er war sauer auf Louise und mich und sagte, ›Vielleicht nehme ich mir mein eigenes Apartment.‹ Das kam uns gerade recht – wir waren auch sauer auf ihn. Wir sagten, ›Adam, was glaubst du wohl, was ein kleines Apartment kostet, dann die Lebensmittel, die Rechnungen, wieviel würde das jeden Monat kosten?‹ Er war 17 Jahre alt, Sonderpädagogen hatten zwölf Jahre lang daran gearbeitet, ihm eine Vorstellung von Geld zu vermitteln. Er sagte, ›15 000 Dollar pro Monat.‹ Er kann nicht auf einen Dollar rausgeben, er hat nicht die geringste Vorstellung davon. Er würde auch 15 000 Dollar im Monat ausgeben, wenn er sie hätte. Wenn jemand sagen würde, ›Hier hast du eine Doughnut, gib mir 15 000 Dollar‹, er würde es tun.«

Unser Gelächter klang nicht fröhlich, aber es verschaffte uns Erleichterung.

»Bei vielen Menschen, die als soziale Außenseiter gelten, könnte das ›schlechte Urteilsvermögen‹ sehr wohl der Kern ihres Problems sein«, fuhr ich fort. »Ihr wißt ja, daß ich mit den anderen Jugendlichen an Adams Arbeitsstelle gesprochen habe, ich hab' ihnen gesagt, was für grausame, kleine Scheusale sie sind, wenn sie ihn mit ihren miesen Tricks reinlegen. Dann habe ich mich mit Adam hingesetzt und ihm gesagt, ›laß dich nicht von anderen Leuten benutzen.‹ Und er versteht's, wenn ich neben ihm stehe. Aber einer der Gründe, warum wir immer in einem sehr überschaubaren Umfeld gelebt haben – auf dem Land und jetzt in einer kleinen Stadt –, ist der, daß er eine leichte Beute wäre, wenn er auf eine Schule ginge, wo es Drogen oder Alkohol gäbe. Er würde nicht einen Tag durchhalten.«

»Und das würde all seine anderen Probleme verschlimmern, denn dann würden die Leute sagen, daß er so ist, wie er ist, *weil* er trinkt – die Symptome sehen genauso aus. Ich habe ein Gutteil meines Lebens darüber nachgegrübelt, wie dieser *eine* Junge wohl durchkommen und seinen Alltag meistern wird, ohne daß Louise und ich auf ihn aufpassen. Was machst du mit einer ganzen großen Bevölkerung aus Kindern wie Adam – in einer Gemeinschaft, der schon jetzt die notwendigen Geldmittel fehlen? Niemand hat eine funktionierende Erziehungsmethode gefunden. Und wir sicher auch nicht.«

Jeaneen und Charlotte hörten mit verständnisvollem Mitgefühl zu, also sprach ich weiter. Ich verschwieg nichts, ich stritt nichts ab. Unsere Familiensituation mochte statistisch irrelevant sein, aber es ging dabei um menschliches Leben. Wenn es je soweit käme, daß der Einzelfall keine Rolle mehr spielte, daß er eines Tages nicht mehr der Ursprung aller Dinge war, dann wäre die Schlacht verloren. In den kommenden Monaten sollte ich alarmierende Zahlen hören –

geschätzte 70 000 fetal alkohol-geschädigte Kinder werden jedes Jahr in den Vereinigten Staaten geboren, unschätzbare Legionen auf der ganzen Welt –, aber sie sind letztlich keine gesichtslosen Megalithen, sondern eine Vielzahl individueller Tragödien, jede einzelne eine eigene, lange und traurige Geschichte.

Jeaneen und Charlotte wußten, was sie jetzt zu tun hatten. Sie ließen mich reden, solange ich reden mußte, sie nickten freundlich, wenn ich innehielt. Sie saßen still, während das Licht im Zimmer verblaßte, und wenn das Telefon klingelte, ließen sie es klingeln. Sie hörten mir zu. Ihre Herzen hatten sich im jahrelangen Kampf, in Jahren der kleinen und großen Niederlagen nicht verhärtet. Sie hörten die Stimme hinter meinen Worten, den Schrei jedes Vaters, jeder Mutter: nicht *mein* Kind. Nicht mein *Kind.*

Der Hollywood-Film *Flucht vom Planeten der Affen* von 1971 zeigt Dr. Zira und ihre beiden Begleiter – alles hoch entwikkelte Affen mit qualifizierten Abschlüssen – die aus der Zukunft, in der Schimpansen, Gorillas und Orang Utans über viehische menschliche Wesen herrschen, in die Gegenwart gereist sind. Im 20. Jahrhundert empfängt man sie indessen alles andere als herzlich. Im Verlauf des Films werden diese friedliebenden Affonauten in den Untergrund gehetzt und schließlich ermordet. Der einzige Überlebende, die letzte Hoffnung für das Fortbestehen all dessen, was es an Hochgeistigem in der Welt von morgen gab, ist Ziras neugeborener Sprößling, der unauffällig bei reisenden Jahrmarktsgauklern versteckt ist. Wir sehen noch eine letzte Einstellung seines Gesichts, seine Augen funkeln, als er versucht, sich das Sprechen beizubringen – und weil seine hingeschlachteten Eltern so mitfühlend, vernünftig und weitsichtig waren, gehen wir davon aus, daß er Erfolg haben wird.

Ich jedenfalls tat es, als ich den Film im Jahr seiner Fertigstellung sah. Erst, als ich mir die Wiederholung im Kabel-Fernsehen ansah, fiel mir ein Detail auf, das mir zuvor entgangen war. Etwa in der Mitte der Handlung bietet Dr. Hassline, der vorsitzende wissenschaftliche Berater, der hochschwangeren Dr. Zira ein Glas »Traubensaft plus« an, und in Null Komma nichts ist sie betrunken. Man gibt dem Zuschauer zu verstehen, daß sie von diesem Getränk der Alten Welt bei jeder Gelegenheit mehr runterkippt, und ihre genießerische Hemmungslosigkeit ist eine allgemeine Quelle der Erheiterung.

Dr. Zira war eine ältere Mutter, sie stand unter Streß, und sie hatte nicht ihre gewohnte Nahrung. Sie muß im letzten Drittel ihrer Schwangerschaft gewesen sein, als sie zu zechen anfing. Der kleine Kerl im Zirkuswagen hatte nicht die Spur einer Chance.

*

Der Gesundheitsminister Mr. Koop gab 1989 einen einfachen und offenen Rat: ABSTINENZ IN DER ZEIT DER EMPFÄNGNIS, WÄHREND DER SCHWANGERSCHAFT UND DER GANZEN STILLZEIT IST DER EINZIGE, GARANTIERT SICHERE WEG. Der Kongreß ist den Gesetzen einiger fortschrittlicher Staaten gefolgt und hat endlich ein Gesetz verabschiedet, das festsetzt, daß eine Reihe von Warnungen – eine davon über die Gefahren des Trinkens während der Schwangerschaft – auf alle Flaschenetiketten alkoholischer Getränke gedruckt werden müssen. In Seattle hat der Rechtsanwalt Barry Epstein aus New Jersey, der eine Gruppe von FAS-Opfern vertritt, gegen mehrere Spirituosenhersteller Klage erhoben. Er behauptet, die Geschäftsführer dieser Firmen wußten oder hätten wissen müssen, daß ihre Produkte mit hoher Wahrscheinlichkeit angeborene Defekte verursachen, wenn sie von Frauen zur falschen Zeit konsumiert werden, daß die betreffenden Geschäftsführer aber keine Anstalten gemacht haben, die Öffentlichkeit zu warnen. Epstein behauptet, daß sich die Mütter seiner Klienten nicht bewußt waren, welches Risiko sie eingingen, als sie gewisse Biermarken, Whiskey und Wein tranken. So schädigten sie ungewollt ihren Nachwuchs: Alle Kinder wurden mit lebenslangen fetalen Alkoholschädigungen geboren. Mr. Epstein ist daher der Ansicht, daß die Hersteller alkoholischer Getränke verpflichtet werden müßten, die enormen medizinischen Kosten für diese Kinder zum Teil zu übernehmen.

Wer trägt die Verantwortung für das Wissen über den sicheren Umgang? Sicherlich hat jeder Mensch, der sich entscheidet, ein Kind in die Welt zu setzen, eine moralische Verpflichtung für das Leben, das er mitgeschaffen hat. Ob diese Pflicht zivilrechtlich durchsetzbar ist, ist Gegenstand der Debatte, aber ohne Zweifel ist ein Kind, das ausgetragen wird, vom gesunden Menschenverstand und dem umsichtigen Verhalten seiner Eltern abhängig. Die Mutter ist körperlich am stärksten betroffen, aber das enthebt den Vater keineswegs seiner Verpflichtung für seinen Sohn oder seine Tochter.

Aber sogar Eltern mit den besten Absichten können irregehen, wenn es den medizinischen Institutionen nicht gelingt, die Öffentlichkeit ausreichend zu informieren. Während ich dies schreibe, erwarten Louise und ich (in einem Monat) ein Baby, und um unsere Erinnerung über die Atemtechniken aufzufrischen, schauten wir beim Zentrum für werdende Mütter des Krankenhauses Dartmouth vorbei. Wir wollten dort ein paar Bücher durchsehen. Während Louise blätterte, zog ich das dickste Buch mit dem »offiziellsten« Aussehen aus dem Regal – eines von mehreren Ausgaben von *Schwangerschaft, Geburt & das Neugeborene*. Es wurde von Delacourt Press herausgebracht, und die Beiträge haben keinen geringeren Hintergrund als das Zentrum für Kinderheilkunde in Boston. Wegen meines Buches und wegen der Hauptsorge unseres Lebens blätterte ich automatisch im Index unter »Alkohol« nach und schlug Seite 87 auf. »Es gibt keinen Grund, maßvollen Alkoholgenuß während der Schwangerschaft einzuschränken«, las ich. »Viele Frauen empfinden einen gelegentlichen Drink als angenehme Entspannungshilfe. Aber der Cocktail vor dem Abendessen – besonders in Verbindung mit einem Imbiß – kann für viele, die Schwierigkeiten haben, ihr Gewicht zu kontrollieren, die Stolperstufe sein.«

Ungläubig überprüfte ich das Copyright – 1972. Das Buch war überholt, aber welche vertrauensvollen Eltern würden das schon vermuten? Eine Mutter würde stolz auf sich sein, würde ruhig ihren Cocktail vor dem Essen nehmen, nachdem ihr das dicke grüne Buch des Bostoner Kinderkrankenhauses grünes Licht signalisiert hatte. Und ohne es zu wissen, würde sie vielleicht in unbekanntem Ausmaß ihr Kind vergiften.

Man weiß, daß ein betrunkener Autofahrer in einer vorstädtischen Wohngegend eine Gefahr für Kinder ist. Aber was ist mit dem Arzt, der es nicht schafft, sich mit den *Tatsachen* ebenso wie mit den *begründeten Verdachtsmomenten* über etwas vertraut zu machen, das potentiell so gefährlich ist wie Trinken während der Schwangerschaft? Was ist mit den Bibliothekaren, die es zulassen, daß ungeheuerliche Fehlinformationen zum Thema Gesundheit unter die Leute gebracht werden? Haben wir aus der Contergan-Affäre nichts gelernt? Defekte Autos und Küchengeräte werden von ihren Herstellern zurückgerufen, wenn sie erwiesenermaßen die Sicherheit bedrohen. Warum ruft man maßgebliche Bücher, die letale Ratschläge enthalten, nicht zurück? Jeder informierte Verkäufer, oder Barkeeper, oder Kellner, der an eine schwangere Frau Alkohol verkauft, ohne sie über die möglichen Nebenwirkungen in Kenntnis zu setzen, ist im Grunde der wissentliche Überbringer einer Zeitbombe. Wer warnt, riskiert es anzuecken, eine feindselige Reaktion zu provozieren. Lohnt sich das?

Ja, es lohnt.

Im Sommer 1986, bevor unsere Familie von Minnesota nach New Hampshire zurückkehrte, vereinbarte ich, daß Adam an einem vierwöchigen Abenteuerprogramm an den Großen Seen teilnehmen sollte, die Kanada von den Vereinigten Staaten trennen. Ann Streissguth hatte mir dazu geraten. Einige FAE-Klienten, mit denen sie in Seattle arbeitete, hatten von einer solchen Exkursion profitiert. Sie waren selbständiger geworden, waren gewachsen an den Anforderungen, die das Leben in der Wildnis an sie stellte, und ich dachte, so ein Urlaub wäre ein schöner Abschluß für Adams Erfahrungen in Northfield. Ich schrieb lange und detaillierte Briefe an die Crew des Abenteuerurlaubs, schickte Extrarationen der krampfverhindernden Medikamente und langweilte Adam mit ernsthaften Gesprächen über Sicherheit. Von seinen Ersparnissen vom Pizza Hut kauften wir gemeinsam ein paar erstklassige Sachen in leuchtenden Farben, und Anfang Juni war alles fertig für seine Abfahrt. Außer ein paar Wochen in einem YMCA-Ferienlager in New Hampshire hatte Adam nie irgendwelche Zeit fern der Familie verbracht, aber er schien weder erpicht darauf zu sein noch davor zurückzuschrecken, von uns wegzukommen.

Louise und ich dagegen machten uns große Sorgen. Taten wir das Richtige? Würde Adam allein in den Wald laufen? Würde er einen Anfall haben, während er bei einer Vertrauensübung gerade jemanden auffangen sollte? Denn dann könnte er seinen Partner nicht packen und würde womöglich zulassen, daß ein ahnungsloser Teenager vom Felsen stürzte. Nichts heizte unsere Sorgen so an wie der Gedanke an das berühmte Abenteuer-«Solo« – die Krönung des ganzen Unternehmens, in dem jeder Teilnehmer mit minimalen Proviantvorräten über Nacht alleingelassen wurde und man von ihm erwartete, mit Hilfe der Tricks zu überleben, die er oder sie sich angeeignet hatte. Würde Adam schreckliche Angst haben? Von einem Bären gefressen werden? Verschüttgehen?

Sicher haben alle Eltern solche Ängste, wenn ein Kind zum ersten Mal auf eigene Faust loszieht, aber in Adams Fall hatte die Sache eine zusätzliche Dimension. Es war schließlich *unser* Einfall, nicht seiner, und deshalb waren ausschließlich wir verantwortlich, wenn etwas schief ging. Außerdem: Konnte noch soviel belehrende Korrespondenz die Belegschaft der Veranstaltung ausreichend darauf vorbereiten, was Adam alles nicht wissen würde? Es war unvermeidlich, daß sie zuviel voraussetzen würden – man braucht lange, ehe man erkennt, was eine Behinderung in abstraktem, logischem Denken bedeutet. Nichtsdestotrotz: Als der Tag kam, an dem der Kurs beginnen sollte, ging ich mit Adam zu seinem Bus, umarmte ihn und ließ ihn ziehen. »Wirf' ihn ins kalte Wasser« ist einer dieser aalglatten Sprüche, die man so leichthin nur dann sagt, wenn die wirkliche Möglichkeit des Ertrinkens weit weg zu sein scheint.

Während der nächsten 28 Tage riefen wir mehrmals bei der Zentrale des Abenteuerurlaubs im nördlichen Minnesota an. Nein, antwortete man uns jedes Mal, sie hätten keine Nachrichten aus Adams Kurs, woraus sie schlossen, daß alles in Ordnung sei. Ja, sie hätten unsere Briefe weitergeleitet und ja, sie würden sofort anrufen, wenn sich auch nur die geringsten Schwierigkeiten abzeichneten. Diese Unterhaltungen waren beruhigend, aber keine wache Stunde verging, in der ich mir nicht eine Katastrophe ausmalte. Jedes Telefonklingeln machte mich starr vor Schreck. Wir kauften einen Anrufbeantworter, um Anrufe aufzeichnen zu können, wenn wir außer Haus waren. Und wenn wir zu einem blinkenden roten Lämpchen zurückkehrten, entspannte ich mich erst wieder, wenn das Band mit Routinenachrichten ganz abgespielt war.

Louise fuhr eines der Autos bis unters Dach vollgestopft zurück nach New Hampshire, und mit ihr fuhren Sava, Madeline, Persia, Pallas und unsere Katze Angel. Auf dem Dach des Dodge Caravan war ein riesiger Plüschpapagei festgezurrt, den Sava an einem Jahrmarktstand in Northfield während der Jesse-James-Feier gewonnen hatte. Ich sah meine Familie um die Ecke der Zweiten Straße biegen und nach Osten fahren, und dieser knallbunte Vogel schien mir zum Abschied ein feierliches Salaam zu sagen.

Ich sollte Adam am nächsten Tag in Duluth treffen, und während ich die Bundesautobahn nach Norden nahm, war mein Kopf fast leer. Ich wollte mir nicht vorstellen, wollte nicht analysieren, welche Erfahrungen Adam möglicherweise gemacht haben könnte. Ein Teil von mir hoffte auf eine magische Verwandlung – auf einen Waldmenschen des Nordens, kariert-behemdet, robust, lakonisch – einem anderen Teil von mir graute davor, von einem betroffenen, entsetzten Gruppenleiter darüber informiert zu werden, daß Adam verschwunden sei, sich im Wald in Luft aufgelöst habe.

Ich parkte am Flughafen, dem vereinbarten Treffpunkt, und ging durch die Schiebetüren. Die Halle war voller lachender, temperamentvoller Teenager, die Adressen austauschten, sich an die Highlights erinnerten, ein paar Jungen und Mädchen küßten sich leidenschaftlich. Ich ließ meinen Blick von recht nach links schweifen, und dann sah ich ihn. Er saß allein, trug genau dieselben Kleider, in denen ich ihn weggeschickt hatte. In dem Sekundenbruchteil, bevor er mich bemerkte, studierte ich meinen Sohn: Ja, er sah größer aus, zotteliger, unversehrt. Sein Gesichtsausdruck war neutral, eine Maske des Nicht-Beteiligtseins, aber er hatte überlebt. Er sah auf und strahlte, als er mich erkannte. Wir rannten mit ausgebreiteten Armen aufeinander zu und umarmten uns dann schier endlos, als wollten wir uns versichern, daß das alles wirklich wahr sei. Adam war fast genauso groß wie ich. Er fühlte sich so kräftig an, so stark. Es war ein Augenblick der Nähe, der mich um 15 Jahre zurückversetzte. Damals sahen wir uns zum ersten Mal im Spielzimmer der Sozialdienst-Abteilung in Pierre, ein völlig spontaner Augenblick, ohne Fragen, ohne Worte außer den Namen, die wir einander gaben.

Schließlich standen wir einander gegenüber, nickten, lächelten. Ich weiß nicht, wer von uns erleichterter war. Er hob seinen Rucksack auf und ging mit mir zum Auto. Da gab es niemanden, dem er auf Wiedersehen sagen wollte.

»Hat es dir gefallen?« fragte ich. »War es toll?«

»Nein«, sagte er.

Ich wartete darauf, daß er weitererzählte, ausführte, daß er nörgelte, mich ins Bild setzte, aber da war offenbar nichts, was er dem hinzufügen wollte.

»Warum nicht? Waren denn nicht auch gute Sachen dabei?«

Ich öffnete den Kofferraum, lud seine Ausrüstung ein, schloß die Beifahrertür auf. Adam zuckte mit den Achseln und dachte scharf nach, während er sich auf dem Sitz fleezte.

»Na ja, ich bin einen Felsvorsprung runtergefallen«, bot er an, als sei das das Beste, was ihm widerfahren war, und als bedürfe diese Ankündigung keiner weiteren Erklärung.

Ich stieß direkt zum Kern meiner Sorgen vor. »Was war mit dem Solo? Erzähl mir davon.«

Wir legten die Sicherheitsgurte an, und ich lenkte das Auto aus der Parklücke, den langen, sacht abfallenden Hügel hinunter, der vom Flughafen nach Duluth hineinführt und dann auf die Straße, die am Seeufer entlang nach Wisconsin führt.

»Solo?« Dann erinnerte er sich. »Ach das. Yeah.«

»Hast du eine Nacht ganz allein verbracht? Wie war das?« In der Broschüre der Abenteuerferien war dieses Martyrium von mehreren Teilnehmern bis ins kleinste beschrieben worden. Einige hatten die intensive Zeit genutzt, um den Sinn des Lebens zu überdenken und auszuloten. Einige hatten persönliche Erscheinungen gehabt, hatten aus dem nervösen Knacksen von Zweigen und dem Schnauben unsichtbarer Tiere die Umrisse ihres zukünftigen Lebens erkannt.

Manche hatten sich einen komplizierten Wetterschutz gebaut, hatten nahrhafte Mahlzeiten aus Beeren und Wurzeln verspeist, hatten das Feuermachen neu entdeckt.

»Ach, sie haben mich auf dieser kleinen Insel abgeladen«, erinnerte sich Adam. »Es war ungefähr zur Abendbrotzeit.«

»Und was war dann?« drängelte ich. Welche Gedanken waren ihm in seiner einsamen Nacht durch den Kopf gegangen?

»Ich weiß nicht. Ich bin schlafen gegangen. Sie mußten mich am nächsten Tag schütteln, um mich wachzukriegen.«

Ich bin mir nie recht klar darüber geworden, ob die Abenteuerferien eine große Wirkung bei Adam hinterlassen haben. Einerseits konnte es gar nicht anders sein – 28 Tage waren 28 Tage, und wenn schon nichts anderes, so mußte ihm die Zeit doch zumindest gezeigt haben, daß er ohne die ständige Gegenwart seiner Eltern zurechtkam. Andererseits schien Adam, als er wieder bei mir war, selten an sein Abenteuer zu denken und machte ganz den Eindruck, als hätte er die meisten Einzelheiten schon vergessen, noch bevor wir in der ersten Nacht an einem Motel in Sault Ste. Marie unsere Fahrt unterbrachen. Das Beben, das sein erster richtiger Zusammenstoß mit der Unabhängigkeit ausgelöst hatte, schien unmerklich durch ihn hindurchzugehen, eine 1,5 auf der Richterskala seines Gleichgewichts.

Ich hatte erwartet, daß Adam – immerhin ein ehemaliger Reisender auf den Grenzgewässern – sich über Vorschriften in seinem vorigen Tagestrott ärgern und bestrebt sein würde, sie abzuändern, aber er gliederte sich ohne Protest wieder in den vertrauten Rahmen ein. Schließlich bekamen wir einen Brief von dem jungen Mann, der Adams Kurs geleitet hatte, und suchten beim Lesen darin nach den Anhaltspunkten, die uns womöglich entgangen waren. Aber wieder fanden wir wenig, was uns weiterhalf. Adam hatte seine Mitteilnehmer nicht gerade bezaubert. Er hatte sie aufgehalten, brauchte zuviel Aufmerksamkeit, hinkte nach, wenn man ihm keinen Dampf machte. Ob sich Adams Selbstbild erweitert hatte, war dem Kursleiter genauso schleierhaft wie mir. Er berichtete mit einiger Verärgerung, Adam sei eine harte Nuß gewesen, aber er sei kein schlechtes Kind.

Besser hätte ich es auch nicht sagen können.

Als wir durch Ontario und Quebec fuhren und dann quer durch

Vermont düsten, hörten Adam und ich Bruce Springsteen-Kassetten, juchzten über die gelegentlichen Holperer, wenn wir über Eisenbahnschienen fuhren, und aßen Hamburger. In unserem Nachtquartier schnitt ich ihm die Fuß- und Fingernägel, zeigte ihm, wie man sein Kinn rasiert, knipste den Fernseher an und sah *Hollywood Squares*. Wir kamen schnell voran und erreichten unsere Farm nur einen halben Tag nach Louise, den Kindern und der Katze. Ihre Fahrt war ohne Zwischenfälle verlaufen – mit einer Ausnahme. Während sie auf der langen Tappan Zee Bridge den Hudson überquerten, geriet der Karavan plötzlich in einen starken Aufwind. Im Auto fühlte Louise, wie etwas zerrte, dann hörte sie ein flatterndes Geräusch. Ein Ende des Seils schlug gegen das Seitenfenster. Ein Riemen der Gepäckspinne hatte sich gelöst, und hilflos und fasziniert beobachtete sie, wie sich der riesige Papagei über das Schutzgeländer erhob, einen rot-und-violetten Augenblick lang in der Luft hing und dann, den gelben Schnabel wie ein Raubvogel vorgereckt, weit unten in den Fluß tauchte.

Zu Hause nahmen wir unseren regelmäßigen Lebensrhythmus wieder auf. Adam, jetzt 18 Jahre alt, wurde wieder im Berufs-Vorbereitungsprogramm in Hartfort angemeldet und machte da weiter, wo er aufgehört hatte. Er hatte vorübergehend Teilzeitjobs im örtlichen Veteranenkrankenhaus und bei einer Fabrik, die Bierfässer herstellte, und setzte gleichzeitig seine Schulung in »Lebenstüchtigkeit« fort. Sava und Madeline kehrten an ihre alten Schulen zurück – in letzter Zeit taten sich beide schwer in wissenschaftlichen Fächern und brauchten Nachhilfeunterricht. Für Persia und Pallas begann ein neues Programm in einer Kindertagesstätte bei einer wunderbar eifrigen und gewissenhaften Frau, die von uns aus gesehen direkt auf der anderen Straßenseite wohnte. Louise nahm die Arbeit an ihrem Roman *Tracks* wieder auf, und ich gab eine Menge College-Kurse. Oft stand ich um fünf Uhr auf, um die nötige Ruhe zu finden, in der ich meine kürzlich veröffentlichten Untersuchungen durchstöbern und mit diesem Buch beginnen konnte. *The Beet Queen* und dann sechs Monate später *A Yellow Raft in Blue Water* bekamen positive Kritiken.

Ich wurde geradezu überschwemmt von Informationen über alle möglichen Aspekte des Fetalen Alkohol-Syndroms. Eine überwältigende Anzahl von Artikeln, Monographien, Fachveröffentlichungen und unveröffentlichten Thesen, die sich mit einer Vielzahl angrenzender Sachgebiete befaßten, hatte sich bei mir angesammelt: indianische Trinkgewohnheiten, Sucht, Schwangerschaft, öffentliche Gesundheitsfürsorge, Sonderpädagogik. Außerdem hatte ich Hunderte von Seiten Notizen, Abschriften von Tonband-Interviews und bibliographische Exzerpte zusammengetragen, denen ich noch nachgehen mußte.

Mein Jahr im mittleren Westen hatte mir mehr Daten beschert, als ich realistischerweise verarbeiten konnte, und bald merkte ich auch, daß ich in meiner Forschung eine ziemlich willkürliche Richtung eingeschlagen hatte. Weil Adam Indianer war, weil wir Indianer waren, weil Reservate die Hauptschauplätze meiner Nachforschungen waren, betrachtete ich mittlerweile FAS und FAE unbewußt vor allem als Problem der amerikanischen Ureinwohner. Natürlich war Alkohol in jeder Form historisch und gegenwärtig unbestreitbar ein Zentralproblem der amerikanischen Indianer. Aber nachdem ich drei nationale Tagungen der *Gesellschaft für die Forschung über Alkoholismus (Research Society on Alcoholism = RSA)* besucht und meine Gebühr an die Arbeitsgruppe *Fetus und Alkohol* gezahlt hatte, dämmerte mir, daß FAS und FAE keine ethnischen Grenzen kennen.

Probleme, wie ich sie beobachtet und von denen ich in Pine Ridge und Rosebud gehört hatte, waren in allen Städten des Landes im Ansteigen begriffen. Aus allen wirtschaftlichen und sozialen Schichten hörte man davon, und in Europa, Asien und Lateinamerika waren sie Gegenstand ernster Sorge. Es schien tatsächlich so, als seien Kulturen mit einer laxen Haltung gegenüber trinkenden Männern besonders gefährdet, wenn sich das Verhalten erwachsener Frauen änderte – und dieser Mechanismus gewann in den 80er Jahren an Boden. FAS-Labor- und gesellschaftliche Langzeituntersuchungen wurden in Skandinavien, Frankreich und Westdeutschland durchgeführt. Von schädigendem Alkoholkonsum durch Mütter in epidemischen Größenordnungen wurde aus der Sowjetunion, aus Polen und Ungarn berichtet.

Dr. Kirk Endicott, mein Kollege im Fachbereich Anthropologie, brachte mir Berichte über das Problem in Malaysia. Maori-Freunde aus Neuseeland schrieben, daß Alkohol unter ihren Verwandten ein Hauptgrund für angeborene Defekte sei, ebenso unter den Aborigines in Australien. Alkoholkonsum gilt in vielen Teilen der Welt als respektabler Teil der – männlichen – Sozialkultur. Frauen, besonders junge Frauen, wurden oft durch traditionelle, institutionalisierte Tabus oder durch Gruppenzwang davon abgehalten, es Männern gleichzutun. Aber diese beiden Barrieren schienen jetzt überall zu fallen. In einem Land nach dem anderen zeigten die Statistiken, daß »moderne« Frauen – gleichgültig welcher Klasse oder ethnischen Zugehörigkeit – Trink- und Rauchgewohnheiten zu einem höheren Prozentsatz übernahmen, als gleichaltrige Männer es taten.

Die *Gesellschaft für die Forschung über Alkoholismus* traf sich häufig – zwei nationale Tagungen waren dort innerhalb von vier Jahren abgehalten worden – in einem Urlauberhotel namens Wild Dunes, das nördlich von Charleston, Süd-Carolina, an der Atlantikküste liegt. Ein Konferenzzentrum mit allem Komfort liegt dort eingebettet zwischen Häusern mit Eigentumswohnungen, Tennisplätzen und palmenbestandenen Wegen. Mittags ist das Gebäude klimatisiert, aber morgens dringt durch die geöffneten Fenster das Tosen der Brandung herein, die nur rund 100 Meter entfernt ist. Die Einrichtung *Wild Dunes* ist ein Vier-Sterne-Kontrast zu dem baufälligen Gebäude von Projekt Recovery, wo Jeaneen schwangere Lakota-Frauen berät; eine andere Welt als die zusammengeschobenen, wettergegerbten Wohnwagen von Projekt Phoenix; etwas anderes als Brenda Demery's Rosebud-Krankenhaus, als die aschgrauen Klassenzimmer der Little Wound School.

In Wild Dunes hungerte niemand – ein Buffet mit Krabben und

Shrimps wurde jeden Mittag in einem offenen Häuschen angeboten, und Charterbusse beförderten die teilnehmenden Biochemiker, Geburtshelfer, Psychologen und Leute aus der Krankenhausverwaltung zum jährlichen Spoleto-Festival auf reservierte Plätze. Man tagte jeweils exakt zur Festivalzeit.

FAS- oder FAE-Opfer waren in Wild Dunes nur via Photo anwesend – als Beispiele, als Anschauungsmaterial, als Artefakte aus der Freilandarbeit. Sie waren Subjekte, über die man oft in unbekümmerter Wortwahl diskutierte. Die selbstsicheren Autoritäten waren so frei, die klassischen phänotypischen Merkmale des Syndroms auf die leichte Schulter zu nehmen, denn – versteht sich – man war Veteran, man stand tief drin in der Materie. »Ulk-Gesichter« und »FASLER« waren die Bezeichnungen der Wahl, wenn man über FAS-Opfer diskutierte – vielleicht weil die Ausdrücke so untechnisch klangen, so schön platt, weil sie so ohne den üblichen Anspruch daherkamen.

»Wär' ja okay, wenn Alkohol sie nur *häßlich* machen würde«, witzelte ein national anerkannter Funktionär der Arbeitsgruppe vor vollen Stuhlreihen. »Aber daß sie auch noch *dumm* sind« – riesiger Lacherfolg! Auch seine spätere geistreiche Bemerkung löste allgemeine Heiterkeit aus: »Wenn meine Mutter während der Schwangerschaft nicht getrunken hätte...« er hielt inne, perfektes Timing, »wär' ich vielleicht Internist geworden statt Gynäkologe«.

Ich saß im hinteren Teil des Raumes und machte mir Notizen, mein Kassettenrekorder lief wie immer, und ich sah mir die lächelnden Gesichter an. Es war beklemmend, als einziger Teilnehmer mit FAS-Kind dazusitzen, als Spion inmitten herumtändelnder Experten. Bei jeder Sitzung hatte ich mich bemüht, mich den Vortragenden und Wissenschaftlern vorzustellen, deren Monographien und Berichte ich gelesen hatte. Ich spielte meine Trümpfe aus, meine akademische Zugehörigkeit – Dartmouth war eine respektable Adresse. Aber sobald ich die Gründe für mein Interesse weiter umriß – Anthropologie, Indianer, ein Buch, ein Sohn –, hatte ich den starken Eindruck, daß ich um so mehr Glaubwürdigkeit verlor, je mehr ich mich zu erkennen gab.

Die Gründungsmannschaft der FAS-Arbeitsgruppe war eine enge Clique, ein exklusives Netzwerk, das sich selbst die beste und treueste Zuhörerschaft war. Seine Mitglieder pflegten seit Jahren Kontakt untereinander, reagierten per Veröffentlichung auf Einzelheiten in den Untersuchungen der anderen und polierten sich so gegenseitig die Clues auf Hochglanz. In dem endlosen Spiel, Regierungsmittel an Land zu ziehen, unterschrieben und bewerteten die Mitglieder des Arbeitskreises sich gegenseitig die Anträge. Als gälte es, die Exklusivität noch zu betonen und zu betonieren, pflegten die ehemaligen und gegenwärtigen Ämterscheffler untereinander einen Spezialjargon, der ebenso üppig mit den gängigen Kürzeln gespickt war wie die Sprache jedes Unterkommitees des BIA. Wie jeder Operettenstaat seine Identität zelebriert, indem er überflüssigerweise seltsame Briefmarken herausgibt oder eigenartige Grußformen anordnet, schien sich die FAS-Arbeitsgruppe gleichzeitig eifersüchtig und geringschätzig zu geben gegenüber weniger auserwählten Wesen. Sie nannten einen kleinen Teich ihr eigen und seine Insassen betrachteten sich mittlerweile als sehr große Frösche.

Mit der bemerkenswerten Ausnahme von Ann Streissguth, die zugänglich, großzügig mit ihrer Zeit, interessiert an Material über amerikanische Indianer und aufgeschlossen war, fand ich die Experten des Fetalen Alkohol-Establishments arrogant, besitzergreifend, wenn es um ihre Forschung ging, unzugänglich, kurzsichtig und selbstgefällig.

Die Diskussionen schienen hauptsächlich einem vorher festgesetzten Themenindex zu folgen, den man offiziell für lohnend erachtete. Außenseiter, deren Qualifikation man nicht kannte, waren in einer Diskussionsrunde nicht willkommen. Als Eva Smith, die einzig anwesende indianische Ärztin, Material aus ihrem Reservat vorstellte, Material, das sie als Leiterin des dortigen Fetalen Alkohol-Programms gewonnen hatte, reagierte niemand oder bat um weitere Erklärungen. Wenn ich mich erdreistete, eine komplexe Frage zu stellen, die sich aus meinen Gesprächen in Nord- und Süd-Dakota ergeben hatte – zum Beispiel über Inhaftierung von schwangeren Trinkerinnen, die schon FAS-Babies geboren hatten, oder über die Grauzone bei der Diagnose von »schlechtem Urteilsvermögen« –, stieß ich auf spöttische Ausflüchte oder näselnde Platitüden. Ich formuliere die Fragen nicht korrekt, wurde ich von einem selbsternannten »pränatalen Republikaner« zurechtgewiesen. Allein die Vorstellung von intrauteriner Kindesmißhandlung sei ein »Desaster«. Die Rechte der Mutter machten die Rechte des Fötus *immer* null und nichtig.

Den meisten Funktionären der Arbeitsgruppe – von dem Kontingent der Universität Washington einmal abgesehen – grauste es davor, erwachsene FAS- oder FAE-Opfer zu identifizieren, weil sie »dysmorphologiemäßig« schwieriger einzuordnen waren als Babies oder Kleinkinder. Schließlich war es ja so, wie es ein verehrter weiser Mann ausdrückte: »Wenn du jemanden als FAS identifiziert hast, heißt das noch lange nicht, daß du irgendwas mit ihm anfangen kannst.« Und was die Indianer anging, die waren einfach zu kompliziert – welch ein Durcheinander von Unbekannten, und dann nicht mal Konstante oder Kontrollgruppen! Es war viel sauberer, Daten in städtischen Ausbildungskrankenhäusern zu sammeln, wo die Patienten ordentlich überprüft und überwacht werden konnten.

Viele Referate waren hochtechnisch und spezialisiert. Ich habe Notizbücher mit Informationen über solche Laborratten-Esoterica wie einen »Nasenstoß-Operant mit zwei Stoßlöchern« und den »Schwanzzucktest« von Dr. Schlumpf aus Zürich. Ein weiterer deutschsprachiger Wissenschaftler, der als »der meistzitierte Mann in der Methol-Quecksilber-Literatur« eingeführt wurde, sprach ausgiebig darüber, wie das Fußschock-Meideverhalten zu messen sei, wobei der erste Schritt darin bestehe, die »Tiere in eine Kiste zu setzen und sie mehrere Tage lang zu vergessen«.

Auf jedem weiteren Jahrestreffen versuchte ich, mich in ein besseres Licht zu setzen. Jeder, der unterrichtet hat, besonders auf Universitätsebene, hat ein wenig intellektuellen Snobismus mitbekommen. Das Allerheiligste der Auserwählten – einerlei, ob es sich nun um professionelle Anthropologen, um Englisch-Professoren oder um kreative Schriftsteller handelt – ist per definitionem ein exklusiver

Club, der dilettierende Amateure als solche etikettiert und lässig verachtet. Aber warum wurde ich als solcher wahrgenommen? Was nahm mir von vorneherein das Recht, bereitwillig angehört zu werden? Ich kam, ausgerüstet mit Tonband-Zeugnissen, frisch aus der Praxis, und mein Buchvertrag war doch ein Vehikel, Informationen weit unter die Leute zu streuen.

Es mag eine Menge Gründe dafür gegeben haben, daß ich wiederholt vor den Kopf gestoßen wurde, viele davon gingen wahrscheinlich auf mein Konto. Aber ich argwöhne, einer meiner größeren Schwachpunkte war, daß ich persönlich so sehr in das Thema verwickelt war und auch kein Hehl daraus machte. Ich war humorlos und beharrlich, war die Antithese zu cool. Ich machte keine Witzchen und reagierte auch auf keine. Ich war nicht feierlich in den Kreis derer aufgenommen worden, die sich mit der Pose professioneller Überlegenheit schmücken. FAS war für mich kein Job, kein Projekt, keine Quelle für Geldmittel, nichts Karriereförderndes. FAS definierte die Existenz meines Sohnes.

Ich tat mein Möglichstes. Ich manövrierte mich beim Mittagessen neben die Referenten, die ich nützlich oder kontrovers fand. Ich schnitt Teilnehmern des Programms mit ein oder zwei Fragen den Fluchtweg zum Kreis kollegialer Bewunderer ab, die dieselben Annahmen vertraten wie sie selbst. Ich hob am Ende jedes Tages die Hand bei den Frage & Antwort-Sitzungen.

Doch meistens hielt ich den Mund und sorgte dafür, daß neue Batterien in meinem Kassettenrekorder und ein Ersatzstift in meiner Tasche war. Ich verzichtete nicht auf meine Fragen, aber die Reihenfolge, in der sie behandelt wurden – wenn sie denn behandelt wurden –, lag nicht in meiner Hand. Und natürlich gab es für mich viel zu lernen. Trotz aller Rüpelhaftigkeit einiger Referenten gehörten sie doch zu den bestinformierten Männern und Frauen der Welt, was das wichtigste Thema anging, das ich je untersucht hatte. Sie, nicht ich, hatten FAS entdeckt und definiert, und in ihnen, nicht in mir, personifizierte sich die wirkliche Hoffnung, das Problem zu verstehen und auszumerzen.

Erstaunliche Fakten und Daten ergossen sich vom Podium: Diese Statistiken hatten – anders als alle Darstellungen, die ich gesammelt hatte – nichts speziell mit Indianern zu tun. Hier ging es um ein Profil des ganzen Landes, und das war letztlich genauso schauerlich wie das Bild, das Rosebud oder Pine Ridge boten. Zwar waren in bestimmten Populationen die Prozentsätze kleiner, aber in absoluten Zahlen ausgedrückt wurden weit mehr Kinder mit alkohol-induzierten Behinderungen geboren. Eine Frau, die schon ein FAS-Kind geboren hatte, würde mit einer Wahrscheinlichkeit von 771 zu 1 000 ein weiteres zur Welt bringen. Annähernd 7 542 FAS-Babies wurden Jahr für Jahr in den Vereinigten Staaten geboren, und in dieser Zahl waren die Grenz- oder FAE-Fälle noch gar nicht mitgerechnet. Das mittlere Geburtsgewicht dieser Kinder lag um die 2,2 Kilogramm, und nur 66 Prozent wurden bis zum errechneten Geburtstermin ausgetragen. Das Gehirn, so ein Sprecher, beginne sich als eines der ersten Organe zu entwickeln und sei eines der letzten, das »fertig« werde; folglich sei es während einer langen Schwangerschaftszeit Gefahren ausgesetzt.

Die vorläufigen Ergebnisse einiger Untersuchungen trafen mich wie ein Bulldozer: Jeder von einem Alkoholiker gezeugte Sohn – ob nun von seinen leiblichen Eltern aufgezogen oder adoptiert – war dreimal stärker gefährdet, selbst Trinker zu werden, als der leibliche Sohn eines überzeugten Nicht-Trinkers. Was hieß das für Adam? Was für meinen anderen Sohn? Eine wissenschaftliche Untersuchung nach der anderen gewichtete »angeboren« stärker als »anerzogen«: Die Untersuchungen sagten nicht nur das körperliche Erscheinungsbild, sondern auch das Verhalten eines Menschen voraus. Eine frühe Untersuchung deutete die schreckliche Aussicht an, daß Frauen *oder Männer*, die zur Zeit der Empfängnis/Zeugung betrunken waren, den Fetus negativ beeinflussen konnten und daß Frauen, die seit langem Alkoholikerinnen waren, selbst dann Kinder mit irgendwelchen äthanol-induzierten Schädigungen zur Welt bringen konnten, wenn sie während ihrer Schwangerschaft abstinent gelebt hatten.

Während ich mir diese grausamen Äußerungen anhörte, die völlig meiner einstigen idealistischen Sicherheit widersprachen, daß jedes Kind als »tabula rasa« geboren wurde, fielen mir bestätigende Hinweise ein, auf die ich in meinen Untersuchungen hin und wieder gestoßen war. Während meiner Verbindung zu einer nationalen Organisation alleinerziehender Eltern, in der ich einmal ein Amt innegehabt hatte, zeichnete sich ab, daß unverhältnismäßig viele Männer und Frauen, die Kinder aus zerrütteten Familien adoptiert hatten – besonders aus solchen mit Alkohol- und Drogenmißbrauch –, immer die gleichen Probleme erlebten, wenn ihre Kinder älter wurden. Diese Probleme traten wohlgemerkt unabhängig vom äußeren Umfeld auf. Es spielte keine Rolle, ob die Kinder religiös, agnostisch, in Städten, auf dem Land, als Einzelkinder, in großen Familien, in reichen Haushalten oder in solchen der Mittelklasse aufgewachsen waren. Oft wandten sich diese Eltern auf der Suche nach Antworten schließlich verzweifelt an dieselben Sonderpädagogik-Internate, durchstöberten dieselben Hilf-dir-selbst-Bücher. In Los Angeles gab es eine Telefonzentrale mit »heißem« Draht, wo Adoptiveltern, deren Kinder außer Kontrolle geraten waren, Unterstützung erhalten konnten, wo sie sich Rat über Hilfsprogramme oder die Namen von Psychologen holen konnten, die sich als hilfreich erwiesen hatten. Ich hatte von mehreren Fällen gehört, in denen Adoptiveltern herausfanden, daß ihre Söhne oder Töchter FAS- oder FAE-Opfer waren und daraufhin die Adoptionsvermittlung verklagt hatten, weil man sie nicht vor dem gewarnt hatte, was ihnen bevorstand. Wenn überhaupt, dann versuchten nur sehr wenige, ihre Elternschaft rückgängig zu machen. Aber alle ärgerten sich über die Jahre voller Selbstvorwürfe, Verwirrung und fehlgeleiteter Bemühungen, die sie in Unkenntnis eines Zustandes zugebracht hatten, den sie weder verschuldet hatten noch aus eigener Kraft lösen konnten.

In wenigstens einem weithin bekannten Fall in Süd-Kalifornien versteckte sich eine ganze Familie buchstäblich vor ihrem FAS-Teenager, der feindselig, ausfallend und gewaltätig gegen sie geworden war. Jeaneen hatte erwähnt, daß es in dem Maße, wie in der Lakotagemeinde die Tragweite von FAS und FAE bekannt wurde, immer schwieriger geworden war, Adoptivheime für im Stich gelassene Kinder zu finden – schwierig selbst bei Mitgliedern der weitläufigen Verwandtschaft des Kindes. Dennoch wandte sich Präsident Bush in seiner Präsidentschaftskampagne gegen die legalisierte Abtreibung und plädierte für die Massenadoption aller ungewollten Babies. War ihm nicht klar, daß viele dieser potentiellen Kinder – schon im Mutterleib von Alkohol oder Kokain oder Crack zerstört – schwer vermittelbar sein könnten?

Ein Sprecher der Arbeitsgruppe lenkte meine Aufmerksamkeit auf sich. Er umriß, warum niemand mit absoluter Sicherheit voraussagen könne, welche Frauen FAS- oder FAE-Kinder mit allen Symptomen zur Welt bringen würden, unabhängig davon, wie sie mit Alkohol umgingen. Zwar erreicht Alkohol innerhalb weniger Minuten den Fetus jeder trinkenden Schwangeren, die Wirkung aber hängt von einer Reihe von Variablen ab: von Dosis, Schwangerschaftsstadium, individueller, angeborener Empfindlichkeit des Fetus, von Stoffwechsel und Ernährung der Mutter. Außerdem sind – bei sonst unveränderten Faktoren – Kinder, die eine Frau später im Leben bekommt, einem größeren Risiko ausgesetzt als die früher geborenen.

Ursache und Wirkung waren auch aus sozialen Gründen schwer abzuschätzen. In Schweden zum Beispiel tranken schätzungsweise 11 Prozent der Frauen während der Schwangerschaft in riskantem Umfang, aber ungewöhnlich viele Frauen trieben ab. Aber aus allen Untersuchungen ergeben sich dieselben unmißverständlichen Warnungen:

WENN SIE GLAUBEN, SIE KÖNNTEN VIELLEICHT SCHWANGER WERDEN, TRINKEN SIE KEIN BIER, KEINEN WEIN, KEINE SPIRITUOSEN. WENN SIE SCHWANGER SIND ODER STILLEN, TRINKEN SIE NICHTS ALKOHOLHALTIGES. WENN SIE BISHER ALKOHOL GETRUNKEN HABEN, HÖREN SIE DAMIT AUF, IN WELCHEM SCHWANGERSCHAFTSSTADIUM SIE AUCH IMMER SIND, ODER DROSSELN SIE IHREN ALKOHOLKONSUM, WENN SIE IHN SCHON NICHT STOPPEN KÖNNEN. JEDE DOSIS ALKOHOL, DIE SIE NICHT ZU SICH NEHMEN, ERHÖHT IHRE CHANCE AUF EIN GESUNDES BABY. SO-

GAR DIE ENTBINDUNG IST SICHERER, WENN SIE NÜCHTERN BLEIBEN. VOM THERAPEUTISCHEN STANDPUNKT AUS GESEHEN IST ES NIE ZU SPÄT, MIT DEM TRINKEN WÄHREND DER SCHWANGERSCHAFT AUFZUHÖREN.

Praktisch gesehen waren die volkswirtschaftlichen Kosten atemberaubend. Allein das häufige Untergewicht der Neugeborenen ließ jährliche Gesamtkosten von 82 Millionen Dollar für Krankenhaus und Arzthonorare erwarten. Ein Anatomieprofessor der Universität Iowa entwarf eine verzwickte, aber überzeugende Formel, mit deren Hilfe man die Kosten des Trinkens während der Schwangerschaft beziffern kann. Er ging äußerst vorsichtig von einem bis zwei FAS-Opfern pro 1 000 Geburten aus. Dann berechnete er auf der Basis von Census-Berichten die Gesamtzahl, was pro Jahr ein Minimum von einigen tausend Kindern mit eindeutigem Befund ergab.

Dann holte er sich eine Liste der häufigsten körperlichen Leiden, die mit FAS assoziiert werden, auf den Bildschirm – Schädigungen von Herz und Wirbelsäule, Beeinträchtigungen von Sehkraft und Hörvermögen, Defekte in der Knochenstruktur und bei der Bildung der inneren Organe –, schließlich schätzte er die durchschnittlichen medizinischen Kosten für die Behandlung jedes dieser Leiden. Und natürlich war das erst der Anfang. Dann fügte er noch den Kostenfaktor von 113 Millionen Dollar pro Jahr hinzu für so unbestimmbare, mit dem niedrigen IQ zusammenhängende Dinge wie psychologische Beratung, Nachhilfeunterricht, Tagesstätten oder Sozialdienste. Völlig undenkbar, auch nur einen Anhaltspunkt für die offenkundigste und doch heikelste aller finanziellen Belastungen zu schätzen: verlorenes Lebenseinkommen: FAS-Opfer können ja keiner geregelten Tätigkeit nachgehen.

Aber sogar nach der knickerigsten Schätzung, die von niedrigsten Zahlen, minimalen Prozentsätzen, Sonderangebotspreisen ausgeht, kostet FAS die Regierung der Vereinigten Staaten jedes Jahr Hunderte von Millionen Dollar. Wenn man alle Altersgruppen einbezieht (also nicht nur die Neugeborenen), kann die Summe das Haushaltsdefizit übersteigen, könnte sie mit den jährlichen Verteidigungsausgaben konkurrieren.

Diese Präsentation erinnerte mich an einen Artikel aus dem Jahr 1987 von Ernest L. Abel und Robert J. Sokol über die wirtschaftlichen Auswirkungen von FAS. Auf der letzten Seite las ich, daß »das Nationale Institut gegen Alkoholmißbrauch und Alkoholismus 1985 landesweit 2,9 Millionen für FAS-Forschung aufgewendet hat (B. Turner, pers. Mitteilung). Das ist nicht einmal ein Hundertstel der geschätzten Kosten, die durch die deutlicher erkennbaren Folgen von FAS entstehen. Falls die Finanzierung weiter auf dieser Höhe bleibt, könnte die Fetale Alkohol-Forschung für den Betrag, den die FAS-Behandlung eines einzigen Jahres verschlingt, noch 100 Jahre lang weitergeführt werden. Und... wir haben noch sehr vorsichtig geschätzt. Wir haben nicht einmal die Funktionsstörungen im Zusammenhang mit einem partiellen Fetalen Alkohol-Syndrom berücksichtigt, die etwa drei- bis fünfmal mehr Personen betreffen als FAS.« Wenn ein Informationsprogramm zur Vorbeugung von FAS Tausende von Dollars *pro verschontes Kind* kostet, wäre das finanziell betrachtet immer noch vernünftig. FAS ist nicht nur eine persönliche Tragödie oder eine soziale Peinlichkeit, es ist ein finanzpolitisches Desaster. Vorbeugen rettet nicht nur Leben, es spart auch eine Menge Geld.

Die Arbeitsgruppe hatte sich für die nächsten zehn Jahre unter anderem mehr Forschung, mehr Laborarbeit vorgenommen. Für die Praxis aber forderte sie, die Einstellung der Allgemeinmediziner müsse sich ändern – der Fachleute, die am häufigsten mit schwangeren Frauen zu tun hatten. Erstens müsse das »Glaubwürdigkeits-Defizit« dieser Gruppe beseitigt werden. Viele Ärzte, so behaupteten mehrere Sprecher, glaubten nämlich dem Bericht des Gesundheitsministers nicht, dem zufolge sogar kleine Mengen Alkohol dem Fetus gefährlich werden können. Sie müßten überzeugt werden. Und zweitens müsse man ihnen sagen, wie sie Schwangere, die in ihre Praxis kamen, beraten könnten, ohne einzuschüchtern oder zu werten. Sie sollten ruhig, beharrlich, informierend und klar an die Sache herangehen.

Nach der Abschlußsitzung unternahm ich einen langen Spaziergang am Strand und sammelte Muscheln für die Kinder zu Hause. Mein Kopf konnte die Multiplikationen nicht ausführen, die der Formel des Anatomieprofessors zufolge anfallen würden, wenn man auch noch Fetale Alkohol-Effekte in die Rechnung eingehen ließe: all diese amorphen, schwer bestimmbaren Merkmale, von deren Existenz jeder wußte, die aber nie in die Zählung eingingen, sofern sie nicht gerade »voll entfaltet« waren. Wie veranschlagte man die Gefängniskosten, die Ladendiebstähle, die vielen, vielen Stunden, in denen sich leibliche oder Adoptiveltern mit Schuhbändern oder Hygiene oder Hausaufgaben abplagten, mit all den problematischen Dingen, die für ihre Kinder auf immer unlösbar bleiben würden? Ein Glaubenssatz besagt, jedes Menschenleben sei etwas Teures, aber wie schrecklich teuer es wirklich ist, merken wir erst, wenn die Kosten der Abhängigkeit geordnet vorliegen.

Es war ein heißer, dunstiger Tag, und jenseits des sorgfältig gepflegten Strandes von Wild Dunes hatte die Flut einen Verhau aus Abfällen hinterlassen: weggeworfene Schwimmkörper, Treibholz, verrostete Konservendosen, ein Sortiment unzerstörbarer Plastikgegenstände. Hie und da fing sich das Sonnenlicht in kleinen, gläsernen Ovalen, die das Meer so lange umgewälzt hatte, bis alle Ecken und Kanten wegpoliert waren. Die glänzenden Stückchen in Braun oder Grün steckten im nassen Sand wie Steine in einer mittelalterlichen Krone. Sie ließen vor meinem inneren Auge wieder jene glitzernden Scherben von Muskatellerflaschen auftauchen, die die Straßen von Pine Ridge verunzierten – sichtbare Hinweise auf die 2-Liter-Krüge, die entweder in Hochstimmung oder aus Entrüstung über ihre Leere aus vorbeirasenden Autos geworfen worden waren.

Im Herbst 1988 gab es noch ein Tagung über das Fetale Alkohol-Syndrom – diesmal in Tucson und gefördert von der Indianischen Gesundheitsbehörde. Die eintägige Konferenz fand in einem Flughafengasthaus im Neo-Hacienda-Stil statt. Rund um ein rechteckiges Wasserbecken prunkten Kakteen und Palmen, und das Becken seinerseits war nach allen Seiten von drei stuckverzierten Stockwerken begrenzt. Das Wetter war für Tuscon-Verhältnisse mild, nur 32 Grad, als sich die eingeladenen Teilnehmer um neun Uhr um eine Kaffeekanne versammelten. Unsere Gruppe war von Eva Smith zusammengestellt worden, der Koordinatorin des IHS-Alkohol-Programms. Sie selbst allerdings war in Los Angeles und erwartete die Geburt eines kleinen Mädchens. Die Teilnehmer kamen aus allen Teilen des Landes und hatten jeder auf die eine oder andere Art gegen FAS gekämpft.

Die Tischanordnung im klimatisierten Ranchero-Zimmer folgte dem kistenartigen Design des Hotels. Ein Projektor dominierte die Raummitte, daneben stapelte sich eine beunruhigende Anzahl Diakästen. Die Tagesordnung war einfach: Im Verlauf der nächsten acht Stunden würde jeder Teilnehmer aufstehen und kurz seine Sicht des vorliegenden Themas darlegen. Ich warf einen Blick auf die Liste und kreuzte die Präsentationen an, auf die ich mich besonders freute. Sicherlich würde Theda New Breast ein leidenschaftliches Plädoyer für die FAS-Programme halten, die sie im Blackfeet-Reservat und in San Francisco organisiert hatte. Ich hatte einige ihrer Schriften gelesen. Sie holte sich ihre Inspiration aus Hilf-dir-selbst-Philosophien und ging als Feministin auf das Problem los. Und sie betrachtete das Trinken bei Müttern als Teil eines größeren Erbes von Sexismus und Ausbeutung. Karin Masis, eine tatkräftige junge Ärztin, arbeitete im Navajo-Reservat. Sie würde schildern, welchen Erfolg man mit der Bemühung um FAS-Information gehabt hatte, mit der sie befaßt war – bevor die finanzielle Unterstützung auslief. Ann Garneaux, eine junge Frau mit Zöpfen, versprach ein FAS-Malbuch vorzustellen, das als Lehrmittel produziert worden war, und kündigte an, über einen »Papas Anti-Alkohol-Marsch« zu sprechen, den sie kürzlich in Süd-Dakota organisiert hatte. Jeaneen hatte mir Gutes über Anns Arbeit erzählt.

Den ersten drei Sprechern war die Aufgabe übertragen worden, mit einem landesweiten Überblick unseren Wissensstand aufzufrischen. ihnen wurde eine längere Sprechzeit zugebilligt. Phil May, der sich seit meinem Besuch in Albuquerque vor zwei Jahren fast nicht verändert hatte, wiederholte noch einmal die Ergebnisse seiner Vorbeugestudien. Dr. J.M. Aase, der vielzitierte Morphologe, mit dem Phil eng zusammengearbeitet hatte, erörterte, mit Hilfe welch subtiler Mittel man ältere FAS- und FAE-Opfer erkennen konnte: ein vorgeschobener Kiefer, wiederkehrende Verhaltensprobleme (»ein spezifisches Profil«) und gewisse körperliche Probleme wie Klumpfuß und Gaumenspalte, die auffällig häufig auftraten.

Dr. Aase merkte an, daß viele Kinder von Müttern, die während der Schwangerschaft getrunken hatten, einen normalen Eindruck machten, aber dann stellte er die rhetorische Frage: »Sind sie so normal, wie sie sein könnten?« Er wies darauf hin, daß die neuesten Gehirnanalysen an FAS-Opfern nicht nur ein Wachstumsdefizit, sondern abnormale Zellformationen und -teilungen zeigten und daß der Hypothalamus – der Teil des Gehirns, der Lernen, Intellekt und Leistung kontrolliert – fast immer betroffen sei. Jahrelange Erfahrung hatten ihn nicht gerade optimistisch gemacht, daß das, was er »passive Erziehungsbemühungen« nannte, genügen würde, um das Trinken während der Schwangerschaft zu reduzieren. »Risikobereitschaft«, schlußfolgerte er, »geht nicht nur auf Unwissenheit zurück«.

Ann Streissguth, erst kürzlich von einem Jahr vergleichender Untersuchungen aus Frankreich zurückgekehrt, trat ans Mikrophon. Sie war eine kleine Frau mit einer Krone vorzeitig weiß gewordener Locken ums Gesicht, trug ein elegantes Kostüm, eine Designerbrille und Schuhe mit flachen Absätzen. Auf den ersten Blick sah man ihr nicht ohne weiteres an, daß sie die führende Forscherin in FAS-Theorie und -Psychologie war, und doch verdiente niemand den Titel mehr als sie. Zwanzig Jahre lang hatte sie, wie andere auch, das Thema erklärt, hatte sich mit intuitiven Schlüssen vorgewagt, hatte Hunderte von Patienten interviewt. Als sie tief Luft holte, bevor sie sich an uns wandte, ließ sie ihre Augen durch den Raum schweifen. Sie erkannte jedes Gesicht.

Ich hatte Ann schon mehrmals auf RSA-Tagungen getroffen und hatte oft mit ihr telefoniert. Sie hatte meine Dakota-Studie von Anfang an unterstützt und sich über die Jahre nach ihrem Fortschritt erkundigt. Ein paarmal – wirklich nur ein paarmal – hatte ich wegen einiger Aspekte in Adams Entwicklung Kontakt zu ihr aufgenommen, und sie hatte mir bereitwillig guten Rat gegeben. Ich hatte jedes Wort gelesen, das sie über das Fetale Alkohol-Syndrom veröffentlicht hatte. Nur ihre neueste Studie kannte ich noch nicht, eine Auftragsarbeit für die Indianische Gesundheitsbehörde, die sie mit zwei Kollegen von der Universität Washington vorbereitet hatte. Jetzt öffnete ich den blauen Einband von *A Manual on Adolescents and Adults with Fetal Alkohol-Syndrome with Special Reference to American Indians (1988) / (Ein Handbuch über Jugendliche und Erwachsene mit Fetalem Alkohol-Syndrom unter besonderer Berücksichtigung der amerikanischen Indianer).*

1972 hatte Ann Streissguth mit ihren Kollegen erstmals elf FAS-Opfer diagnostiziert – in dem Beitrag über diese Untersuchungen wurde der Begriff »FAS« geprägt. Jetzt begann sie mit den Nachfolgeauswertungen dieser ersten elf FAS-Opfer und extrapolierte dann von den Ergebnissen einer größeren, umfassenderen Untersuchung an 61 Jugendlichen und Erwachsenen, die kürzlich als FAS (70 Prozent) oder FAE (30 Prozent) diagnostiziert worden waren. Die Mitglieder der letztgenannten Gruppe waren zwischen zwölf und 40 Jahre alt, die meisten waren unter 18.

Ann schien mir hier ihre Ansichten entspannter vorzubringen als auf den RSA-Tagungen. Sie erläuterte eine Anzahl stichhaltiger Beobachtungen. Der durchschnittliche IQ der 52 Patienten, von denen sie Daten hatte, war 68; er reichte von einem Tiefstwert von 20 (schwachsinnig) bis zu einem Höchstwert von 105 (normal). Die FAS-Patienten unter ihnen hatten einen durchschnittlichen IQ von 66, die FAE-Patienten dagegen einen Mittelwert von 73. Die Gruppe insgesamt stand beim Lesen auf dem Niveau einer vierten Klasse, in Rechtschreibung einer dritten und im Rechnen auf Zweitklaßniveau. Das war keine gute Nachricht. Bekanntermaßen ließ sich anhand der mathematischen Fähigkeiten am besten voraussagen, ob sie als Erwachsene potentiell unabhängig in einer Gemeinschaft würden leben können. Eine Folge ihrer geringen Leistungsfähigkeit war, daß »viele Patienten.... Schwierigkeiten haben, in einem Geschäft Geld zu wechseln, und kaum imstande sind, ihre Finanzen zu regeln. Schlechte Ergebnisse in Rechnen bedeuten schlechte Merkfähigkeit, schwach ausgeprägtes, abstraktes und konstruktives Denken«.

Schlimmer noch, sogar diese minimalen Ergebnisse könnten zu positiv interpretiert werden – das echte *Aufnehmen* des Gelesenen war nämlich schlechter als das einfache Erkennen eines Wortes, wie es die Tests beurteilten, und die Kluft verbreiterte sich mit zunehmendem Alter. Wie Streissguth schrieb, war das Alphabet in der Kindheit fast »überlernt«, denn »die Fähigkeit, Wissen in Sprache und Zahlen auszudrücken, erfordert ein hohes Maß an Abstraktion«, das über das rein Mechanische hinausgeht. Obendrein erwecken »sorgfältige Schönschrift und relativ gute Rechtschreibung den Eindruck, daß [Patienten] besser mithalten können, als es tatsächlich der Fall ist«. Die untersuchten Patienten gingen im allgemeinen mit der Welt um wie ein Siebeneinhalbjähriger, obwohl sie im Schnitt über 16 waren. Ihre IQs verbesserten sich auch mit zunehmendem Alter nicht.

Überall im Raum machte man sich Notizen. Köpfe beugten sich und Stifte kritzelten wild, um dieses seltenste aller Geschenke, das eine Sozialwissenschaftlerin machen konnte, auf Papier zu bannen: Klartext, Tatsachen, die nicht von »vielleicht« oder »normalerweise« entwertet wurden. Ann Streissguth konnte aus ihrer Position mit Autorität sprechen, und ihre ehrlichen Worte hatten das Gewicht von Offenbarungen.

Ann machte darauf aufmerksam, daß die Leistungen des Staates normalerweise nur Leuten mit IQs von 70 oder darunter zustanden, was bedeutete, daß etwa 42 Prozent der Personen aus ihrer Untersuchungsgruppe nicht in ihren Genuß kamen. Doch kaum einer dieser Menschen hatte – wenn überhaupt solange – über das dritte Lebensjahr hinaus bei seiner leiblichen Mutter gelebt. Tatsächlich wußte man, daß 69 Prozent der leiblichen Mütter verstorben waren.

Einige körperliche Merkmale und Verhaltensweisen traten mit verläßlicher Regelmäßigkeit bei den meisten der untersuchten Patienten auf. 85 Prozent hatte Abnormitäten des Philtrums (die Furche zwischen Nase und Oberlippe, Anm.d.Übers.), 80 Prozent hatten Probleme mit den Zähnen, und eine Mehrheit hatte ungewöhnliche Kopfformen, Hirsutismus (übermäßige Körperbehaarung), hatte seltsam gestaltete Finger, Nasen, Ohren, Handflächen, Rükken/Hals/Wirbelsäule und Gesichtsmitte. 86 Prozent waren vernachlässigt, 52 Prozent mißhandelt worden; 80 Prozent hatten »Aufmerksamkeitsdefizite«, das heißt, sie konnten sich nicht für längere Zeit auf eine einzelne Aufgabe konzentrieren; 73 Prozent litten unter Gedächtnisschwäche, 72 Prozent waren irgendwann in ihrer Entwicklung als hyperaktiv klassifiziert worden. Eine Mehrheit war durch vorsätzlichen oder unbeabsichtigten Ungehorsam und durch Schuleschwänzen aufgefallen. 95 Prozent konnten nicht selbst mit Geld umgehen, unabhängig von Geschlecht, Alter, Ausbildungsniveau oder Herkunft. Keiner kam mit einem eigenen Girokonto zurecht. Keiner war finanziell unabhängig. Nur einer hatte eine Ganztagsstelle. Alltägliches wie etwa sich um die eigene Gesundheit und Kleidung zu kümmern, Geld zu sparen und selbst einzukaufen, wurden nur von vier der 61 Patienten aus der Stichprobe bewältigt – und *sie* waren immerhin als FAE diagnostiziert worden, mit IQ-Punkten von 75 und darüber. Nur die Hälfte aller untersuchten Personen konnten ihren hygienischen Bedürfnissen selbst nachkommen.

Diese Patienten konnten sich, wie Adam, selbst anziehen, auch wenn es langsam ging und man mächtig nachschieben mußte. Sie konnten fegen oder aufwischen oder andere Hausarbeiten erledigen, wenn man es anordnete. Sie konnten mit einfachem Werkzeug umgehen, bei der Zubereitung der Mahlzeiten helfen. Aber *keiner* der Patienten über 18 war völlig unabhängig, obwohl zehn von ihnen einen IQ über 85 hatten.

Während Ann weiter das Profil des »typischen« FAS- oder FAE-Opfers skizzierte, lauschte ich wie der Besucher eines Geschichtenerzählers oder eines Tarot-Wahrsagers, wie jemand, der skeptisch an einer Séance teilnimmt, dessen Zweifel aber unter der Lawine exakter Information zerbröckelt. Wenn Ann Adams ganzes Leben gekannt hätte und bei dem Versuch, seine Handicaps aufzulisten, nur seinen Namen unkenntlich gemacht hätte, sie hätte den Nagel nicht präziser auf den Kopf treffen können.

Neben mir war eine ältere Sozialarbeiterin aus einem Reservat im Südwesten eingenickt, ihr Kopf sank auf die Seite. Sie schnarchte sanft und nasal, vermutlich hörte es niemand außer mir. Aber ich mußte mich zusammennehmen, sie nicht wachzurütteln. Wie konnte sie sich unterstehen, so etwas zu verpassen? Und wenn die Klimaanlage noch so leise summte und Anns ruhige Stimme noch so einlullend war, durch diesen Raum zuckten (Geistes-)Blitze. Die Worte waren undramatisch, und doch ging es um Destillate ruinierten Lebens, schrillten die Alarmsirenen zukünftiger Katastrophen. Nie zuvor war Statistik in meiner Vorstellung so lebendig geworden, und doch, als ich mich im Raum umsah, von einem Gesicht zum anderen, merkte ich, daß die Zahlen unterschiedlichen Widerhall fanden. Bei einigen wie mir fanden sie Resonanz in persönlichem Wissen, aber für andere waren sie lediglich interessant, alarmierend genug, um auf gelbem Papier neben einem hingekritzelten Blümchen oder einem Krickelkrackel einen Strich zu ziehen.

Von den elf Patienten der 1972er-Untersuchung, fuhr Ann fort, lebten zwei nicht mehr – einer war in einer Badewanne ertrunken. Als hätte mich aus der Erinnerung ein Alptraum angesprungen, sah ich wieder Adams untergetauchtes Gesicht, hörte Savas beunruhigte Bitte, Adam solle hochkommen. Vier Patienten waren geistig zurückgeblieben. Sie, sagte Ann, seien die Glücklichen, weil sie so schwer behindert *aussahen*, wie sie waren. Und vier waren Grenzfälle, »helle genug, um Schwierigkeiten zu machen«.

Der Text von Anns *Manual* führte all die Punkte weiter aus, die sie in ihrer Einführung erwähnt hatte. Vernachlässigung, Aussetzen und Mißhandlung – das waren die Charakteristika einer typischen FAS-/FAE-Kindheit. Die Opfer lernten nur langsam Krabbeln und Laufen, nur schwer das Sprechen oder Sätzebilden. Sie hatten oft kaum Appetit und mußten gezwungen werden, regelmäßig genug zu essen. Normalerweise waren sie zutraulich, sie gingen auf Menschen zu und zeigten Fremden gegenüber nicht die geringste Scheu. Ich sah zu Phil May hinüber. Ob er sich wohl an die Geschichte erinnerte, die er mir über die kleinen Jungen erzählt hatte, die furchtlos auf ihn zuliefen, wenn er das Navajo-Reservat besuchte? Seine Augen ruhten auf Anns Gesicht, und ich sah ihn nicken.

»In den ersten Schuljahren«, fuhr Ann fort, »scheint ihr Bedürfnis nach Körperkontakt unersättlich. Sie reden und fragen manchmal eine Menge, aber oft fehlt ihnen der Reichtum der Sprache und der Gedanken. Es fehlt grammatische Komplexität. Sie können nicht eine Minute still sitzen«.

Ich erinnerte mich daran, wie Jeaneen die Kinder beschrieben hatte, die in ihrem Büro in Pine Ridge gegen die Wände sprangen.

»Sie neigen dazu wegzulaufen, sie brauchen ungewöhnlich viel Aufsicht. Viele Betreuer finden diese Kinder in diesem Alter liebenswert, und ihre langsame Entwicklung und ihre schlechten Leistungen werden oft mit ihrer Kleinheit entschuldigt. ›Ach, das wächst sich zurecht‹, ist eine in diesem Stadium häufig geäußerte Hoffnung. Verzögerte Entwicklung wird oft von der Familie nicht ernst genommen.«

Es war geradezu gespenstisch, wie sich Anns vielfältige Ergebnisse mit meinen eigenen Erfahrungen deckten. Meine Aktenmappen waren prallvoll mit Ermutigungen von Adams Lehrern der ersten Jahre. Und jeder hatte festgestellt, er sei einfach noch zuklein für sein Alter. »Die Schule wird vielleicht um ein Jahr aufgeschoben mit der Vorstellung, daß ›sie noch aufholen‹ «, hatte Ann in ihrem Buch geschrieben, als hätte sie einen Blick in Adams Akte geworfen. »Die weniger stark FAS-geschädigten Kinder besuchen in den ersten Jahren oft Regelschulen. Im Lesen und Schreiben hinken sie in den ersten beiden Jahren womöglich nicht merklich nach – besonders dann, wenn Kinder die Vorschule wiederholt haben. Rechnen ist üblicherweise ein größeres Problem… Patienten mit FAS/FAE hält man oft bei zufälliger Beobachtung für intelligenter und wacher, als es die Testergebnisse erkennen lassen. Das hat zur Folge, daß sowohl Betreuer als auch Lehrer sie als faul, dickköpfig und lernunwillig wahrnehmen, ein Fehler, der oft zur Frustration aller Beteiligten führt.«

Das war eine Untertreibung, die mich an das Wochenende erinnerte, als wir mit Adam für die unselige Prüfung in Staatsbürgerkunde gepaukt hatten!

»Die intellektuelle Entwicklung erreicht bei FAS-/FAE-Patienten mit 12 bis 15 Jahren und in der sechsten bis achten Klasse ihren Höhepunkt. Die Mehrheit dieser Patienten hatte viele Jahre lang Nachhilfe, ohne daß sich deshalb die grundlegenden Defizite verkleinert hätten. Unser klinischer Eindruck ist, daß Eltern und Lehrer sich oft auch dann noch auf die intellektuelle Entwicklung des Kindes fixieren, wenn es zielführender wäre, Fähigkeiten zu vermitteln, die sich auf den Beruf, das Meistern des Alltags beziehen.«

Das Hartford High School-Programm war genau auf dem richtigen Weg. Die Sozialarbeiterin neben mir sackte zu stark weg und wachte mit einem Ruck auf. Sie blinzelte, nahm ihren Stift, als sei ihr der Einfall zu einer Notiz gekommen, dann schlossen sich ihre Augen wieder. Im Einschlafen packten ihre Finger fest den blauen Stift, als ob seine aufrechte Stellung ihre Aufmerksamkeit signalisieren sollte. Aber als ihr Atem langsamer wurde, wankte er mit jedem Atemzug nach rechts und links wie ein Metronom.

»Wir haben Lehrer gebeten, uns die Probleme zu schildern, die beim Arbeiten mit diesen Patienten auftauchen«, berichtete Ann. »Unter anderem waren sie darüber besorgt, daß die betreffenden Kinder Mühe hatten, sich auf eine Aufgabe zu konzentrieren, daß sie andere Kinder ablenkten, die Sprache nur mangelhaft beherrschten, unfähig waren, ihre Arbeitszeit zu strukturieren, daß sie ständig überwacht werden mußten und Aufmerksamkeit brauchten. Häufig beschriebene Probleme waren Dickköpfigkeit, Unreife, mangelhafte Selbsteinschätzung, schlechtes Sozialverhalten und Schwierigkeiten, sich auf Veränderungen einzustellen. Interessanterweise kamen von Eltern und Betreuern über das Verhalten des Patienten zu Hause und in anderen sozialen Situationen fast wörtlich dieselben Klagen.«

Details, die Ann beiläufig erwähnte, weckten in mir eine Erinnerung nach der anderen. »Einige Patienten stellten aufdringlich immer wieder dieselben Fragen: ›Liebst du mich?‹ «

Genau wie Adam – er hatte es fast bis zu seinem achten Lebensjahr getan.

Als sich ein Junge in der Gemeinschaft danebenbenommen hatte, »sagte er, er täte es, weil ›die anderen Kinder gesagt haben, ich soll das tun‹ «, erzählte Ann. Dann erklärte sie, daß diese »Impulsivität, Hemmungslosigkeit und Naivität« unter den Patienten, die sie untersucht hatte, weit verbreitet war – unabhängig von Alter oder Geschlecht. Solche Eigenschaften paßten zum erwarteten Verhalten eines viel jüngeren Kindes, aber die körperliche Reife eines Jugendlichen oder Erwachsenen machte die Sache kompliziert. Von einem kleineren Kind erwartete man nicht, daß es ein gutes Urteilvermögen hatte oder die abstrakteren sozialen Regeln beherrschte, wohl aber von einem Teenager oder einem Erwachsenen.

Dank ihrer Forschung konnte Ann Adam unbesehen beschreiben, sie kannte seine Stärken und Schwächen ebensogut wie ich. Besser als ich. »Die intellektuell Behinderten«, schrieb sie, »haben es schwerer, ihre Erfahrungen in Begriffe und Worte zu fassen, und sie tun sich ganz allgemein schwerer, aus ihren vorausgegangenen Erfahrungen zu lernen«.

Im Geiste wechselte ich einen Blick mit Mona und Elaine, mit Sharon und Brenda Demery. Sie würden verstehen. Sie könnten eine Million Beispiele beisteuern.

»Diese Patienten wurden im allgemeinen als sehr ›mensch-bezogen‹ und gesellig beschrieben«, hatte Ann geschrieben. »Die kontaktfreudige, allzu freundliche Art, die bei kleineren FAS-Kindern als positiv erlebt wird, wird mit zunehmendem Alter dieser Menschen immer problematischer. Sie geht oft mit übermäßigem taktilen Verhalten einher, wieder ähnlich dem, das man bei kleinen Kindern erlebt... Aber Jugendliche und Erwachsene, die wenig Gefühl für die Privatsphäre anderer haben, sehr empfindlich sind und eine unpassende und übertriebene Neugier an den Tag legen, sind bei Gleichaltrigen oft unbeliebt und werden von ihnen ausgestoßen.« Schlimmer noch: FAS-/FAE-Opfer »werden leicht von anderen beeinflußt und scheinen Schwierigkeiten zu haben, soziale Situationen zu begreifen, sich an das angemessene Verhalten zu erinnern und zu wissen, wann sie ›nein‹ sagen müssen«.

Ann veranschaulichte diesen Punkt mit einem eindrucksvollen Beispiel: »Einer unserer erwachsenen männlichen Patienten traf einen Fremden an der Bushaltestelle und bat ihn, mit ihm nach Hause zu kommen. Der Fremde ging mit unserem Patienten, stahl all sein Geld und ging dann weg. Als der Patient gefragt wurde, warum er den Fremden mit nach Hause genommen habe, antwortete er, ›er war kein Fremder, ich habe ihn an der Bushaltestelle kennengelernt‹ «.

Ich hörte die Worte, als hätte Adams Stimme sie gesprochen.

Adams IQ paßte fast perfekt zu den Durchschnittswerten, die von der Gruppe der Universität Washington im Wechsler-Test erzielt worden war: sprachlich = 65 und Leistung = 78. Beide – die Patienten aus der Gruppe und er – schnitten um so besser ab, je konkreter die Aufgabe war. Beide zögerten auf Gebieten, auf denen abstraktes Denken gefragt war. Der Sozialisationsskala eines Vineland-Tests zufolge lebten die Patienten auf dem Intelligenzniveau eines etwa sechseinhalb Jahre alten Kindes, obwohl sie im Schnitt beinahe 17 waren.

Das Schema setzte sich fort. Über die Mittelschulzeit sagte Ann: »Während dieser Zeit erreicht die intellektuelle Leistung normalerweise ihr Maximum, wobei die Leistungen in Lesen und Rechtschreibung oft die im Rechnen übertreffen... Gute sprachliche Fähigkeiten, ein auf den ersten Blick freundliches, soziales Wesen und gute Vorsätze verschleiern oft weiterhin den Ernst der Lage.« Und dann gebrauchte Ann genau die Worte, die Louise und ich und andere, die Adam kannten und liebten, immer benutzt hatten. »Trotz ihrer Verhaltensprobleme«, sagte sie, »behielten die meisten Jugendlichen und Erwachsenen mit FAS/FAE ein ›liebes‹ Wesen und blieben hilfsbereit und rücksichtsvoll in ihren zwischenmenschlichen Beziehungen. So blieben viele Merkmale, die an den kleinen Kindern aufgefallen waren, im Erwachsenenleben bestehen«.

Aber Erwachsene waren keine Kinder, nicht in dieser Welt. »Beim Übergang von der Vorpubertät zur Pubertät und zum Erwachsensein treten bedeutende Veränderungen auf: zunehmend unpassendes Sexualverhalten; Isoliertheit; Einsamkeit; Depressionen; unangemessene Erwartungen in puncto Arbeit, Ausbildung und Unabhängigkeit«, endete Ann. Sie sagte eine trostlose Zukunft voraus, die jedes deus' ex machina entbehrte, wie wir Menschenwesen ihn mit Vorliebe in die Märchen einflechten, die wir über uns selbst dichten. Adam würde in seiner Geschichte nie wachgeküßt werden und »glücklich bis an sein Lebensende« leben.

*

Erst spät am Tag war ich an der Reihe zu sprechen, und in Gegenwart von soviel Sachkenntnis, so vielen Jahren aufopferungsvoller, harter Arbeit, so vielen Siegen über Verzweiflung und Entmutigung, so vielen Tausenden geduldiger Beratungsstunden mit trinkenden Müttern oder ihrem geschädigten Nachwuchs fühlte ich mich wie ein Hochstapler. Trotz all meiner Bücherweisheit und meiner Interviews und Reisen war ich in erster Linie doch nur ein aufgebrachter Vater, der nach Antworten suchte. Adam war der Grund, der mich hierhergetrieben hatte, er war die Quelle all meines Faktenwissens, die Grundlage meiner Intuition, der Urheber meiner Fragen. Ich war kein Arzt, kein Sozialarbeiter, kein Psychologe. Meine Motive waren selbstsüchtig und eng: FAS war mir nicht aus irgendeinem altruistischen Grund wichtig, sondern vor allem deshalb, weil mein Kind darunter litt.

Das Bekenntnis der Liebe macht uns verwundbar. Es läßt Voreingenommenheit zu, es stellt uns wehrlos vor die drohende Zurückweisung. Ich holte tief Luft und erzählte diesen klugen, erfahrenen Fachleuten, wie Adam die Badezimmertür schloß, wenn aus einer defekten Leitung das Wasser lief, wie er eine Doughnut für zehn Dollar kaufte, wie es ihm nicht in den Sinn kam, seinen Mantel anzuziehen, wenn es kalt war, und wie er mit 20 Jahren immer noch nicht genau und mit echtem Verständnis die Uhrzeit sagen konnte.

Ich erzählte, wie er Tag für Tag in der Stevens High School immer wieder die falsche Treppe hochstieg und wie er sein Solo im Abenteuerurlaub verschlief. Ich gab eine Litanei von Anekdoten wieder, einige spaßig genug, um Gelächter zu ernten – und stellte schließlich fest, daß die Summe dieser Geschichten etwas sehr Trauriges, sehr Unfaires sei, etwas, das einem Menschen nicht passieren dürfte, bevor er zum erstenmal die Luft dieser Erde geatmet hat. So wie in diesem Buch gab ich nur wieder, was das Leben eines Jungen lehrte. Ich schilderte einen Menschen, auf den all diese Statistiken zutrafen. Ich sagte ihnen Adams Namen.

Ich zeigte Louise diese Seiten, und sie erinnerte mich daran, daß Adam die Gabe hat zu lieben, und das ist besser als Arithmetik. Sein geschundenes, benachteiligtes Menschsein hat sich zu einer tiefen, unausgesprochenen Verbundenheit mit seiner Familie verdichtet, zu einem unlösbaren Band, das eins mit seinem Innersten ist. Die Möglichkeit, daß Liebe enden könnte, ist für ihn undenkbar. Genauso impulsiv, wie er auf alles zugeht, traut er auch seinem Herzen.

Aber wie sollen wir mit den Entscheidungen fertigwerden, die zu treffen uns Ärzte und Berater und Lehrer geraten haben? Wie können wir Adam allen Ernstes zu einer Operation überreden, die ihn steril machen wird? Andererseits: Wie können wir das allen Ernstes unterlassen? Zwar ist er voll und ganz imstande, einem Kind das Leben zu schenken, aber könnte er es denn auch aufziehen oder ernähren? Natürlich nicht. Könnte man ihm beibringen, Empfängnisverhütung zu praktizieren? Ich würde meine nächsten zwei Jahrzehnte nicht darauf verwetten. Aber muß er deshalb bis ans Ende seiner Tage enthaltsam leben?

Ein Nebenprodukt des Zusammenlebens mit Adam, der Verantwortung für ihn, des Versuchs, die Welt aus seiner Perspektive zu begreifen, war, daß ich für mich den Begriff »Intelligenz« weiter definierte. Schon immer hatte ich den Standpunkt vertreten – und bin noch jetzt dieser Ansicht –, daß die üblichen IQ-Tests allein eine unzureichende Meßmethode sind. Ich führte all die offenkundigen Gründe an: An diesen Hilfmitteln haftete naturgemäß kulturelle Voreingenommenheit; es war bekannt, daß dieselbe Person von einem Tag auf den anderen ganz anders abschneiden konnte, was den Schluß nahelegte, daß die Ergebnisse von den Faktoren Stoffwechsel oder Gefühl beeinflußt wurden; die meisten Tests setzten bei allen Teilnehmern einen standardisierten Grundstock an Fähigkeiten voraus. So unspezifische Talente wie künstlerische Kreativität, Einfallsreichtum oder manuelle Geschicklichkeit konnten in IQ-Tests leicht übersehen werden.

Die Tatsache, daß Adam ständig niedrige Punktezahlen bekommen hatte, ergab, für sich genommen, noch keine zufriedenstellende Geographie seiner geistigen Fähigkeiten. Aber, um ehrlich zu sein, das hatte auch kein Berater, Psychologe oder Lehrer jemals behauptet. Sie hatten eher behauptet, daß IQ-Tests *Indikatoren* seien, so etwas wie Suchscheinwerfer, mit denen sich die Höhen und Tiefen seiner Fähigkeiten ausleuchten ließen, welche man dann aber genauer analysieren mußte. Nachdem ich jahrelang Zeuge von Adams Verhalten gewesen war, Zeuge davon, wie sein Geist praktisch arbeitete, erkannte ich schließlich, daß gewisse Kategorien wesentlich für meine eigene Definition von Intelligenz waren.

Die erste war Vorstellungskraft – nicht so sehr die Fähigkeit, sich eine Geschichte auszudenken, sondern jene grundlegende, eine mögliche Konsequenz im eigenen Leben *vorherzusehen*. Wir tun das fast alle ununterbrochen: Wenn ich heute X tue, dann wird morgen Y passieren. Wenn ich jobbe, werde ich Geld verdienen. Wenn ich Geld verdiene, kann ich mir mehr Wünsche erfüllen. Wenn ich früh schlafen gehe, werde ich ausgeruht aufwachen. Wenn ich mein Lunch schon um neun Uhr morgens esse, werde ich um zwei Uhr hungrig sein. Solche Sachen eben. Und wie funktionieren diese Assoziationen? Ich glaube, durch Lernen aus vorausgehenden Erfahrungen, durch Schlußfolgern auf der Basis praktischer Anschauung oder durch theoretisches Ableiten aus Beispielen, die man gelesen, aufgeschnappt oder bei anderen Leuten genau beobachtet hat. Sich etwas vorzustellen, heißt in gewissem Sinne, an unsere Kraft zu glauben, die Zukunft vorherzusagen und damit auch zu beeinflussen. Vorstellungskraft sperrt uns in ein unbekanntes Szenario, aber wir sind wenigstens mit dem Talisman des Wissens bewaffnet. Das ist in einem sehr allgemeinen Sinne der kollektive Weg einer Kultur zur Selbsterhaltung, denn im Widerspruch zu der populären Überzeugung, daß eine Person mit großer Vorstellungskraft ein Bilderstürmer, ein Außenseiter sei, ist Weitblick der normale Kanal, durch den Vergangenes teilweise in den Mechanismus der Zukunft gelangt.

Adam eignete sich nach erschöpfendem Training zwar Routine

an, aber keine Vorstellungskraft. Wenn alles gut ging, wiederholte er Handlungen exakt der Reihe nach, ohne Abwandlung oder Feineinstellung. Wenn man ihn sich selbst überließ, machte er die Dinge Tag für Tag nach demselben Schema, und wenn in dieser gewohnten Prozedur ein subtiler Fehler steckte – Schuhe anziehen, Schuhbänder binden, aber hinten gebunden –, so korrigierte er den Fehler nicht, solange keiner eingriff.

An diese Verwirrung erinnerten Louise und ich uns immer in Nächten mit eisigen Winterstürmen, wenn der Strom in unserem Haus ausfiel. Sobald der Strom wieder da war, mußten wir alle Uhren neu stellen, besonders die von Adam. Falls wir vergaßen, seinen Wecker neu einzustellen, würde er zu seltsamen Zeiten vor dem Morgengrauen läuten. Dann schreckten wir um zwei oder drei Uhr nachts hoch, wenn Adam seine Sandwiches vorbereitete, sein Müsli aß, sich fertigmachte, um den Hügel hinaufzugehen und auf seinen Schulbus zu warten. Es spielte dabei keine Rolle, daß es draußen noch stockdunkel war, genausowenig wie es eine Rolle gespielt hätte, wenn der Wecker mittags gesummt hätte. Adam konnte selbst aufstehen, sich anziehen und aus dem Haus gehen – es sei denn, wir gingen runter und überredeten ihn zu bleiben.

Wissen war für Adam ein Repertoire erprobter und genauer Programme, analog der chinesischen Schrift, in der jedes Wort ein individuelles Schriftzeichen hat. Sein Denkprozeß schien oft keine flexiblen Elemente zu kennen, keine Bauklötze, die man nach Belieben umstellen konnte, um etwas Neues zu konstruieren. Jedes noch nicht dagewesene Ereignis wurde als völlig neuartige Situation wahrgenommen, nicht einfach als eine Möglichkeit innerhalb einer flexiblen Reihe veränderlicher Möglichkeiten.

Und Vorstellungskraft, so erfuhr ich, war wesentlich für Motivation. Ohne ein gewisses Maß an Vorwissen gab es keinen Grund sich anzustrengen. Ein Eichhörnchen, das auf irgendeiner instinktgesteuerten, abstrakten Ebene nicht den Winter erwartet, sammelt und hortet keine Nüsse. Ein Arbeiter, der keine Vorstellung von vergehenden Jahren und vom Altern hat, kümmert sich nicht um seine

Altersversorgung. Und umgekehrt wägen Ladendiebe, die unbedingt eine Stange Kaugummi wollen, nicht das angestrebte Vergnügen des Augenblicks gegen die unverhältnismäßigen Konsequenzen ab, wenn sie erwischt werden. Der Einfall, etwas zu tun oder zu lassen, zeigt sich in der Kristallkugel in unserem Inneren, die wir alle ständig befragen. In der anthropologischen Theorie gibt es einen Begriff, der »das Superorganische« genannt wird. Er geht von der Prämisse aus, daß die Angehörigen einer Kultur ihre Weltsicht aus demselben Reservoir historisch erzeugter Annahmen beziehen. Um in einer Gesellschaft harmonisch leben zu können, müssen wir uns eine in etwa ähnliche Zukunft zurechtlegen.

Motivation ist der Treibstoff für Weiterentwicklung, für die Erledigung unerfreulicher Aufgaben, für den Wunsch, in sozialer Hinsicht einen guten Eindruck zu machen, Verbrechen zu vermeiden, für die man wahrscheinlich verhaftet wird. Vorstellungskraft informiert eine Person über das, was er oder sie nicht direkt wahrnehmen, sondern nur folgern kann – zum Beispiel, daß der betreffende Mensch für andere Leute *sichtbar* ist und daß die Art, wie er sie ansieht, ihr Verhalten beeinflussen wird. Daher kann einen dieses Bewußtsein – sofern man nicht bewußt dagegen rebelliert – veranlassen, einen umgänglichen oder wenigstens nicht einschüchternden Gesichtsausdruck aufzusetzen, Körperpflege zu praktizieren, im besten Fall andere zu behandeln, wie man selbst gern behandelt werden würde.

Louise und ich mußten unserem Sohn Hunderte und Tausende von Malen sagen: »Adam, die Leute können dich *sehen*; schau in den Spiegel und mach dir mal klar, wie du aussiehst.« »Adam, schau nicht so finster drein.« »Adam, dein Hemd ist verkehrt geknöpft (oder du hast deine Schuhe am falschen Fuß, die Hose verkehrt herum angezogen, den Reißverschluß nicht zugezogen, eine schmutzige Brille).« »Adam, wenn die Leute dich grüßen, dann antworte ihnen.« »Adam, schubs nicht einfach jemanden beiseite, der vor dir geht.«

Ann Streissguths bester und manchmal herausforderndster Rat kommt gegen Ende ihres *Manuals*: »Vielleicht die einzig wichtige Eigenschaft beim Arbeiten mit FAS-/FAE-Patienten ist Humor.«

Wir bemühten uns, diesem Rezept zu folgen, aber wir wußten die Tatsache zu schätzen, daß sie auch einen Abschnitt darüber beigefügt hatte, wie man mit einem FA-S/FAE-Jugendlichen oder -Erwachsenen zurechtkommt. Ihre Schlußfolgerungen bestärkten uns in unserer Neigung, uns wohl oder übel in Adams Leben einzumischen.

Ann schrieb: »STRUKTURIEREN! STRUKTURIEREN! STRUKTURIEREN!«. Diejenigen unter den Betreuern, die klare, konsequente Erwartungen und Verhaltenskonsequenzen vorgegeben haben, haben auch die geringsten Probleme und ihre Kinder scheinen sich sozial am besten zu machen... Unverzügliche Konsequenzen, sowohl für positives als auch für negatives Verhalten, sind extrem wichtig. Viele FAS-/FAE-Patienten leben auf dem intellektuellen und sozialen Niveau eines Sieben- bis Neunjährigen. Auch kleine Kinder brauchen beständige Überwachung und Erinnerung, damit sie ihre Aufgaben erledigen und/oder nicht in Schwierigkeiten geraten. Dasselbe gilt für viele dieser Patienten... Es ist entscheidend, klare, feste Grenzen zu setzen, wenn man davon ausgeht, daß viele dieser Patienten sich leicht verlaufen und oft ein schlechtes Beurteilungsvermögen haben.«

Die Geschichte, die ich in Tucson erzählte, veranschaulicht vielleicht mehr als irgendeine andere, was damit gemeint ist. An einem warmen Abend im Sommer 1986 waren Louise und ich zum Essen mit Freunden in einer nahe gelegenen Gaststätte eingeladen. Sava war reife 14, Madeline elf und Adam 18 Jahre. Unsere Farm ist ruhig, liegt weit ab von der Straße. Unsere Nachbarn waren zu Hause, in Rufweite auf der anderen Seite des Feldwegs – für den Notfall. Also brachten wir, nach viel Unterweisung und Hinterlassen von Telefonnummern, zum ersten Mal die schlafenden Kinder Persia und Pallas, damals zwei und ein Jahr alt, zu ihrem Babysitter und überließen die großen Kinder von sieben bis zehn Uhr drei Stunden lang sich selbst. Sie konnten fernsehen, Karten spielen und zu Bett gehen, wenn sie müde waren.

Wie unterhielten uns bestens. Unsere Freunde waren gerade erst von einer Asienreise zurückgekehrt, waren vollgepackt mit exotischen Geschichten. Das Essen war köstlich. Für uns hatte es die seltene und romantische Bedeutung eines Rendez-vous.

Als wir nach Hause zurückkehrten, waren die meisten Lichter aus, und wir blieben einen Augenblick lang an der Hintertür stehen, um uns an den Sternen im pechschwarzen Himmel zu erfreuen. Aber als wir hineingingen, war die Stimmung verflogen. Auf dem Küchenboden stand mehrere Zentimeter hoch das Wasser; wie sich zeigte, regnete es von der Decke herunter. Wir rannten die Stiege hoch und fanden alle Kinder friedlich schlafend in ihren Betten. Als wir dann die dichtgeschlossene Tür des Badezimmers über der Küche geöffnet und das Licht eingeschaltet hatten, trauten wir unseren Augen nicht. Ein Rohr, das vom Waschbecken in die Wand führte, war herausgezogen und heraus sprudelte Wasser, sammelte sich auf dem Boden und sickerte durch die Holzdielen. Wir tauschten einen verwirrten Blick, warteten darauf, daß uns eine logische Erklärung einfiele. *Konnte* das von selbst passiert sein? Das war unser Badezimmer, voll mit Babykrimskrams und für die älteren Kinder, die das Bad im Erdgeschoß benutzen sollten, offiziell tabu.

Sava und Madeline hatten uns kommen hören und kamen noch halb schlafend, um nachzusehen. Sie schienen über die Situation genauso erstaunt wie wir. Ich zog die Schuhe aus, watete in das Chaos und steckte die getrennten Rohrenden zusammen. Sofort hörte es auf zu sprudeln. Es war nichts dabei. Jeder hätte es reparieren können.

Ich ging zu Adams Zimmer am hinteren Ende des Hauses. Er hatte sich auf sein Bett geflegelt und sich teilweise mit einem offenen Schalfsack zugedeckt. Seinen Schlafanzug hatte er nicht angezogen, und das Radio lief. Ich berührte ihn an der Schulter und rief seinen Namen, bis er aufwachte.

»Adam, warst du in unserem Badezimmer?«

»Nein«, murmelte er.

»Nun komm schon, Adam. Hast du in unserem Badezimmer herumgespielt?«

»Na gut«, sagte er unwirsch, »ich hab nur in den Spiegel geschaut.«

»Was hast du sonst noch getan?«

»Nichts.«

»Was ist mit dem Wasser, Adam?«

»War nicht meine Schuld.«

»Wie ist es passiert?«

»Na, runtergefallen eben.« Er war verärgert, für etwas beschuldigt zu werden, was eindeutig der Fehler des Rohres war.

»Hast du dich draufgestellt?«

»Nein.« Sein Gesichtsausdruck sagte Ja.

»Was hast du dann getan?«

Adam wußte, was er sagen mußte, und war überzeugt, daß er die richtige Reihenfolge eingehalten hatte – die Badezimmer-Sequenz hatten wir ihm eingetrichtert.

»Ich hab das Licht ausgeschaltet und die Tür zugemacht.«

Und dann ging er ins Bett und schlief ein. Das blöde Rohr konnte selbst sehen, wie es seine Probleme löste.

Ich kämpfte um meine Fassung. Es würde nichts nützen, ihm die Gefahren eines elektrischen Kurzschlusses und die Kosten des Wasserschadens entgegenzubrüllen. Um sich einen Begriff von diesen Dingen zu machen, mußte man antizipieren können, und Adam konnte nichts dergleichen. Schließlich blieb ich dabei, eine bestehende Regel zu bekräftigen: Adam hatte in unserem Badezimmer nichts verloren. *Das* war sein Fehler, darauf konzentrierte ich die Strafpredigt dieser Nacht.

Louise und ich sprachen sehr wenig, als wir die Küche aufwischten. Die Bücher und Unterlagen, die wir auf dem Tisch liegengelassen hatten, waren tropfnaß und ruiniert. Die Rufe von Fröschen und Piepmätzen, das gelegentliche Rumpeln eines Autos, das einen halben Kilometer entfernt vorbeifuhr, drangen durch die offenen Fenster und vermischte sich mit dem Wischen von Schwämmen und Lappen auf dem Boden. Als wir den Schaden so gut wie möglich behoben hatten, schalteten wir die Lichter aus, gingen niedergeschlagen und bekümmert nach draußen und setzten uns auf die Granittreppe. Wir hatten eine weitere Zuversicht verloren, etwas, das wir unbewußt für selbstverständlich gehalten hatten. Da zeichneten sich auf einmal unvorstellbare Dimensionen ab, Dinge, über die man sich Sorgen machen mußte, Fußangeln, die wir nicht vorhersehen konnten, bevor sie zuschnappten. Das war, glaube ich, der Zeitpunkt, wo wir ein für allemal akzeptierten, daß Adam nie genug lernen würde, um selbständig durchzukommen. Es gab einfach zu viele Eventualitäten – undenkbar, ihn auf alle vorzubereiten!

Eines Morgens im Winter 1987 fiel mir im *The Daily Dartmouth*, der Universitätszeitung, eine Kleinanzeige auf. Interessenten wurden aufgefordert, wegen befristeter Sommerjobs im Nationalpark von St. Gaudens den National Park Service zu kontaktieren – in Cornish, zehn Minuten von unserem Haus entfernt. Ich telefonierte sofort und bat um Bewerbungsunterlagen für die Außenpflegearbeiten. Ich war mir sicher, daß Adam – mit Beaufsichtigung – Gras mähen, Beete jäten, Zweige aufheben konnte. Und da es eine Beschäftigung bei der Regierung war, würde Adam wahrscheinlich nicht wegen seiner Lernbehinderung bei der Anstellung diskriminiert werden.

Fünf Monate und viele ausgefüllte Formulare später fuhren Adam und ich eines Nachmittags im Mai zu dem Anwesen, wo Augustus St. Gaudens viele seiner dramatischen Skulpturen geschaffen hatte. St. Gaudens war der Magnet einer gefeierten Künstlerkolonie, die im frühen 20. Jahrhundert an den Ufern des Connecticut River bestanden hatte – ein esoterischer, ländlicher Salon aus Malern, Dichtern und Dilettanten, die die ansässige Bürgerschaft mit ihren regelmäßigen öffentlichen Inszenierungen verblüfften, die allen außer ihnen bizarr vorkamen. Es gibt Sepia-Photographien von den Kolonisten, wie sie in gefältelten griechischen Tuniken, starr wie Salzsäulen, auf den langen Rasenflächen stehen, in Posen, die den antiken Gesimsreliefs und Statuen nachempfunden waren. Offenbar wurden diese lebenden Bilder stundenlang beibehalten – zu Ehren der Klassiker, die sie nachahmten.

Die Teilnehmer dieser Farcen lebten längst nicht mehr, aber dank des National Park Service blieb das Anwesen im ursprünglichen Zustand, und die Möbel im original viktorianischen Stil standen hinter Samtschnüren geschützt im Haupthaus. Jeden Sonntag im Sommer durften Besucher auf der Veranda picknicken und dabei einem Freikonzert lauschen, während sie den weiten Blick bis hinein in die Grünen Berge von Vermont genossen. Es war ein atemberaubender Schauplatz, ein phantastischer Ort, um im Freien zu arbeiten. Und der verantwortliche Mann stellte Adam fast vom Fleck weg zu dem großzügigen Lohn ein, der in der Anzeige stand. Die Arbeit würde an jedem Wochentag um sieben Uhr beginnen und, mit einer halben Stunde Mittagspause, um 16 Uhr zu Ende sein. Louise und ich waren hingerissen, obwohl wir dann unseren Zeitplan umstellen mußten, damit wir Adam morgens zur Arbeit fahren und ihn nachmittags wieder abholen konnten. Diese Gelegenheit war so unerwartet gekommen, so perfekt auf die geographische Reichweite unseres Sohnes zugeschnitten, paßte so genau zu dem, was er noch bewältigen konnte, daß wir uns zu der Hoffnung hinreißen ließen, es würde immer so weitergehen. Wir malten uns aus, wie Adam Spaß an der Arbeit haben, einen guten Eindruck machen, tiefergehende Freundschaften mit Kollegen schließen würde. Er würde die Genugtuung erleben, die man nach einer gut erledigten Aufgabe empfindet, und diese Genugtuung würde ihn zu neuen Leistungen anspornen. Wenn der Sommer vergangen war, würde er nicht mehr fortgehen wollen, und auch sein Chef würde ihn höchst ungern ziehen lassen. Im Lauf des nächsten Schuljahres, das nach Plan Adams letztes sein sollte, würden wir den Park Service dazu bewegen, den Pflegejob von befristet auf dauerhaft hochzustufen, und dann im folgenden Mai würde die neue Phase in Adams Leben beginnen – komplett mit Krankenversicherung und der Versorgung für Staatsbedienstete.

Wir freuten uns so auf diese rosige Zukunft, daß wir einen ganzen Satz Uniformen bestellten – für kaltes wie für warmes Wetter. Adam wurde in Grau und Grün für jede Jahreszeit eingekleidet, für naß wie für trocken. Die ganze Familie ließ sich von unserem Enthusiasmus anstecken. Ich setzte Adam am ersten Morgen mit einem männlichen Händedruck und einem Kuß auf die Wange am Tor ab. Am liebsten hätte ich eine Ehrensalve in die Luft geschossen.

Es klappte nicht. Die Belegschaft in St. Gaudens war geduldig, nahm sich Zeit, Adam zu unterweisen. Ken Kramberg, der Berufsausbildungslehrer von Hartford, widmete eine ganze Woche seiner Arbeitszeit Adams Ausbildung am Arbeitsplatz. Adams Großmütter, Großvater, Tanten und unsere Freunde schickten aufmunternde Grußkarten und riefen am Ende seiner ersten Woche an, um sich berichten zu lassen. Aber es war wie sooft zuvor – wie bei seinen Leistungen in zwölf Jahren Schule, bei seinem ersten Job im Pizza Hut in Northfield: Wenn eine Autoritätsperson Adam auf die Finger sah und ihm jeden einzelnen Tag alles und jedes sagte, was es zu tun gab, folgte er den Anweisungen. Sobald er aber sich selbst überlassen war, ließ er sich ablenken, ging weg, verlor das Interesse. Wann immer er ohne Aufsicht war, setzte er seine Brille ab und konnte deshalb mit dem Rasenmäher nicht akkurat mähen. Sein Chef versuchte ihm zu helfen, indem er jeden Morgen mit Kalk lange, gerade Linien streute, denen selbst jemand so Kurzsichtiges wie Adam leicht folgen konnte. Aber Sehkraft war nicht das Problem.

Mehr als einmal versuchte Adam, sich vor einem Arbeitsauftrag zu drücken, indem er sich hinter einem Baum versteckte. Er weigerte sich, seinen Hut zu tragen, obwohl es Vorschrift war und obwohl ein längerer Aufenthalt in der prallen Sommersonne kleinere Anfälle auslösen konnte – was auch prompt geschah. Auch Adams zweiwöchentliche Gehaltsüberweisungen waren kein Anreiz. Außer Süßigkeiten und Soft Drinks gab es nichts, was er sich kaufen wollte. Dennoch fiel Adam im Spätsommer, als er mehrere 100 Dollar angehäuft hatte – die er auf Verlangen von seinem Bankkonto abrufen konnte –, wieder in seine alte, perdiodisch auftretende Gewohnheit zurück: Er nahm sich Geld von uns.

Louise und ich hatten gegen diese Gewohnheit mehrere Jahre lang angekämpft. Wenn Louises Geldbeutel oder meine Brieftasche unbewacht herumlagen, verschwanden gelegentlich Geldbeträge und kamen später in den Taschen von Adams Hosen und Hemden im

Wäschekorb wieder zum Vorschein. Wenn wir ihn fragen *warum* er gestohlen habe, antwortete er in der ersten Runde »hab' ich nicht.« Wenn er mit dem Beweis konfrontiert wurde, pflegte er zu sagen, »ach, ich wollt's einfach«.

»Gibt es etwas, was du dir kaufen willst?« fragte wir dann immer. »Etwas, wofür du das Geld brauchst?«

Offenbar nicht. Jedenfalls konnte Adam nie etwas Konkretes sagen. Und schließlich schien das Problem abzuklingen – sei es, weil wir unser Kleingeld sorgfältiger weglegten oder weil Adam vergaß, Geld mitzunehmen. Ende September dann, als die befristete Anstellung fast vorüber war, rief mich Adams Chef aus St. Gaudens an.

»Ich möchte mich ja nicht einmischen«, sagte er. »Aber ich weiß nicht, ob es gut ist, wenn Adam soviel Geld hat.«

»Was meinen Sie damit?« fragte ich. »Er hat nur drei Dollar.«

»Gut, davon weiß ich nichts. Er hat zwei 20er und einen Fünfer. Ich weiß es deshalb, weil er die Scheine jeden Tag oben auf dem Anschlagbrett unter seinen Arbeitsplan pinnt. Ich hab' Angst, daß jemand sie runterreißt.«

Als Louise Adam an diesem Tag nach Hause brachte, beschloß ich, die Sache relativ ruhig anzugehen. Ich hatte die Erfahrung gemacht, daß es sinnvoll war, Adam auf eine Weise gegenüberzutreten, die uns alle am wenigsten aufregte.

»Adam«, sagte ich. »So geht das nicht weiter. Du hast jede Menge Geld. Du mußt nur danach fragen. Du kannst uns nicht weiter bestehlen. Stehlen ist ein Verbrechen. Wenn du das bei anderen Leuten tust, kannst du verhaftet werden und ins Gefängnis kommen. Du mußt das endlich einsehen. Also, warum hast du das Geld aus meiner Brieftasche genommen?«

»Hab' ich nicht.«

»Doch, das hast du, Adam. Ich habe vor vier Tagen auf der Bank einen Scheck eingelöst. Ich hatte zwei 20er und einen Fünfer. Ich habe das Geld in meine Brieftasche getan und bin direkt danach heimgekommen, und ich bin seitdem nicht fortgewesen. Jetzt sind die Scheine weg. Mit Sicherheit hast du sie genommen.«

»Naja, aber ich hab sie mir nur angesehen«, sagte er.

Wir absolvierten noch ein paar Runden, vor und zurück. Ich fragte völlig sinnlos nach dem Warum, Adam war außerstande, darauf zu antworten. Schließlich gab ich auf, hob meine Stimme und wurde direkt. »Adam, du kannst nicht, *kannst nicht* stehlen. Du kannst nicht hier leben und dich so benehmen. *Denk* jetzt mal drüber nach.« Ich stapfte in die Küche, knallte Töpfe auf den Herd und fing an, das Abendessen zuzubereiten.

Es war eine eisige Nacht, die Temperatur sollte laut Wetterbericht auf wenige Grade über Null sinken. Louise hatte an diesem Nachmittag ein paar Büsche gepflanzt und war dann einkaufen gegangen. Nach unserem Gespräch ging Adam nach draußen in die Richtung, wo sie gearbeitet hatte. Manchmal half er beim Löchergraben, und ich nahm an, daß es das nun tun wollte.

Um etwa 18.30 Uhr kam Louise mit einem Kofferraum voller Vorräte nach Hause, und während Madeline und Sava ausluden, erzählte ich ihr von meiner Unterredung mit Adam.

»Wo ist er jetzt?« fragte sie.

»Ich weiß nicht. Oben? Vorhin war er draußen.« Wir riefen seinen Namen, schauten in sein Zimmer, ins Badezimmer, unter die Betten, in den Keller, in die Scheune – seine üblichen Schmollecken. Ohne Erfolg. Es war inzwischen dunkel geworden, und mir fiel ein, daß Adam keinen Mantel angezogen hatte. Wir riefen die Nachbarn an, aber niemand hatte ihn gesehen. Louise nahm sich eine Taschenlampe, lief das Grundstück ab und rief seinen Namen. Ich stieg ins Auto und patrouillierte fünf Meilen in beiden Richtungen die Straße ab, hielt jeden Augenblick an und rief »Adam«. Louise und ich kamen gleichzeitig wieder am Haus an. Keine Spur von Adam. Schuldgefühle nagten an mir. Zweifellos hatte ich ihn mit meinen Vorwürfen in die Nacht hinausgetrieben. Ich sah ihn verloren, zitternd, wehrlos ohne seine Medizin oder Essen in der Kälte. In unserem Wald gibt es einen Bären, und im Zustand der Panik ist kein Gedanke zu melodramatisch.

»Ich ruf' die Polizei an«, sagte ich.

Ein Beamter war in zehn Minuten bei uns, und wir erklärten die Situation. »Hat es irgendeinen Streit gegeben?« erkundigte sich der Mann. »Irgend etwas, das ihn veranlaßt haben könnte, wegzulaufen?«

»Ja«, gab ich zu. »Möglich.« Ich fühlte mich wie der miserabelste Vater der Welt, aber der Polizist äußerte sich nicht dazu.

»Ich leite mal eine begrenzte Fahndung ein«, sagte er. »Er könnte irgendwohin getrampt sein. Unterdessen sehe ich mich draußen mal um. Bleiben Sie am Telefon.«

Louise saß am Küchentisch, und ich ging auf und ab. Wir fütterten die kleinen Mädchen, dann Sava und Madeline. »45 Dollar«, sagte ich. »Was sind schon 45 Dollar, wenn es ihn glücklich macht, sie an eine Anschlagtafel zu pinnen.« Ich wollte nur noch, daß es Adam gut ging, daß er bei Bewußtsein war, daß ihn nicht irgendein Wahnsinniger auf der Straße aufgelesen hatte.

Die Hintertür öffnete sich. »Hier ist der Ausreißer«, sagte der Polizist, und Adam tauchte auf, mit tief hängendem Kopf, fast blau vor Kälte. »Er stand nur hinter der Scheune«, berichtete der Polizist. »War die ganze Zeit da hinten.«

Ich stand nur da und sah Adam an. »Hast du uns nicht rufen hören?«

»Na, du hast mir doch gesagt, ich soll nachdenken«, antwortete er. »Ich hab' nachgedacht.«

Trotz all seiner Komplikationen waren Adams Kollegen nett zu ihm. Alle waren sich darüber einig, daß er »an seinem Job gewachsen« war. Er wurde zur Ende-der-Saison-Party eingeladen, und sein Chef versicherte mir wortreich, daß er nächstes Jahr dieselbe Stelle wieder haben könnte, wir könnten darauf zählen. Also kontaktierte ich im Januar St. Gaudens und bat um neue Bewerbungsformulare für die Sommerarbeit. Man schickte uns zwei Sätze zu, einen für das Beschäftigungsniveau, nach dem man Adam im Vorjahr angestellt hatte, und ein anderes für einen »Assistenten« der untersten Gehaltsstufe, noch unter dem Mindestlohn. Ich füllte beide aus und schickte sie mit einem Begleitbrief zurück. Ich argumentierte, daß Adam Erfahrung habe. Er sei am Ball geblieben. Er gehöre zu einer Minderheit und sei behindert, ein doppelter und, wie ich wußte, schwerwiegender Bonus. Der Leiter von St. Gaudens hatten letztes Jahr mitten im Sommer ein Belobigungsschreiben vom Park Service bekommen, in dem sie ihm nicht nur dazu gratulierten, einen indianischen Arbeiter angestellt, sondern ihn *gefunden* zu haben.

Ich wies darauf hin, daß sich Adam einen ausreichenden Lebensunterhalt schaffen müsse, wenn er jemals autark sein sollte. Er würde den größen Teil seines Einkommens sparen. Er sei jetzt 20 Jahre alt und erwachsen. Aber wenn man ihn nur in der reduzierten Stellung übernehmen könne, müsse er wohl oder übel annehmen.

Monate vergingen, ohne daß eine Antwort kam, und ich nahm wegen des Vorversprechens an, es sei alles in Ordnung, es sei nur noch eine Frage, welchen Job man Adam anbieten würde. Aber als ich Ende April dort endlich anrief, sagte man mir, daß alle Posten schon besetzt seien. Sorry.

Ich fand das verdammt unfair. Schimpfend und tobend machte ich meinem Zorn Louise gegenüber Luft. Ich drohte, gerichtlich vorzugehen und das, was in meinen Augen offene Ungerechtigkeit war, bloßzustellen. Ich war auf einer abstrakten Ebene wütend und empört. Es war eben viel leichter, jemandem Böswilligkeit zu unterstellen, als die Realität anzuerkennen, daß es nämlich allen Bemühungen der St. Gaudens-Leute zum Trotz mit Adam einfach nicht geklappt hatte. Als er fort war, hatten sie wohl erst erkannt, wie sehr er ihnen zur Last gefallen war. Sie waren keine schlechten Menschen, sie waren nur menschlich. Sie waren nicht langfristig für Adams Wohlergehen verantwortlich. Sie hatten ihm mehr Chancen gegeben, als es irgend jemand sonst getan hätte. Natürlich hätten sie anrufen und all das sagen müssen – ich war mir sicher, daß sie von Rechts wegen verpflichtet waren, wenigstens die Bewerbungen zu beantworten. Mir gefiel nicht, was sie getan hatten und wie sie es getan hatten, aber ich konnte nicht vorgeben, daß ich es nicht verstünde. Vor zehn oder noch vor fünf Jahren wäre ich gegen ihr Schweigen vorgegangen. Ich hätte mich ans Telefon nach Washington gehängt, mich mit dem staatlichen Büro für Chancengleichheit in Verbindung gesetzt, mit den Organisationen, die sich für die Rechte von Indianern und Behinderten engagierten. Ich hätte Gerechtigkeit gefordert. Aber das war lange vorbei. Kein Gerichtsbeschluß würde Adam dazu bringen, daß er seine Brille trug, daß er unabhängig, ohne genaue Kontrolle und Aufmunterung durch einen Aufseher arbeitete, oder daß er den Ehrgeiz entwickelte weiterzukommen. Wahrscheinlich hätte ich es durchsetzen können, daß man ihn in St. Gaudens zunächst für eine Saison wieder einstellte, aber das hätte nicht unbedingt bedeutet, daß sie ihn auch weiter beschäftigen würden.

Adam zog im späten Frühjahr 1988 aus unserem Haus aus. Die Zeit war reif, aber die Entscheidung dazu war nicht leicht gefallen. Es war eine Wahl mangels besserer Alternativen, ein Umzug, den wir als »das Beste« rationalisieren konnten, der aber von Sorge überschattet war. Unsere Farm war zu abgelegen. Er konnte nicht zu Tageszeiten arbeiten, die außerhalb der Schulbus-Fahrzeiten lagen. Außerdem war er in seinem letzten Jahr in Hartford. Dies war der letzte Zeitabschnitt, in dem er Anspruch darauf hatte, von dem ausgezeichneten Lehrpersonal für das Arbeitsleben geschult und bei der Stellensuche unterstützt zu werden. Adam erfüllte die Bedingungen, vom örtlichen Sozialdienst betreut zu werden, dessen Vertreter, Tony Gahan, für ihn in Hanover eine Unterkunft mit Betreuung suchte. Von seiner künftigen Bleibe aus war es nicht weit zu öffentlichen Verkehrsmitteln, so daß er zu seinem regelmäßigen Tellerwäscherjob in einer Bowling-Bahn pendeln konnte. Der Manager mochte Adam und stellte sich darauf ein, während der allgemein zu Recht erwarteten Unregelmäßigkeiten in der Eingewöhnungszeit ein Auge zuzudrücken.

An einem trüben Sonntag im März packten wir die Habseligkeiten zusammen, die Adam in sein neues Zimmer mitnehmen wollte. Es war eine merkwürdige Kollektion aus Stofftieren und Papierpuppen, die er heimlich sorgfältig aus einem Wäschekatalog für Frauen ausgeschnitten und auf Karton geklebt hatte, einem Stapel Cartoons aus den Sonntagsausgaben des *Minneapolis Star and Tribune*, einem Koffer voll Kleider, einem Schwarz/weiß-Fernseher und einer Sammlung Familienphotographien und alter Geburtstagskarten. Er nahm seine Schreibmaschine und die in Arbeit befindliche »Adam Dorris-Geschichte von Adam Dorris« mit und holte die umfangreichen Listen, die ich angelegt hatte – Zeiten und Dosis der Medikamente, Abfolge der Tätigkeiten, denen er jeden Morgen nachgehen mußte, Telefonnummern für den Notfall und die Gebrauchsanweisung, wie man einen Münzfernsprecher bedient.

Er sollte einer von mehreren Pensionsgästen im Haus eines Ehepaares sein, das Nacktkatzen züchtete, aber der typische scharfe Katergeruch, der das Wohnhaus durchdrang, fiel ihm nicht auf. Ein Lebensmittelgeschäft, eine Apotheke und ein Kino waren nur wenige Schritte vom Haus entfernt, und zu unserer Farm waren es nur 30 Kilometer. Wir hatten alle großes Glück gehabt. Als Adam dem Haus, in dem er fast 16 Jahre lang gelebt hatte, den Rücken kehrte, ohne noch einmal einen Blick zurückzuwerfen, war mir zum Heulen zumute.

Wenn alles wie am Schnürchen klappt, gibt es zwar keinen Grund, sich zu beklagen, das heißt aber nicht, daß einen nichts mehr schmerzt. Ich hatte kein Recht, für Adam mehr zu wünschen, als für ihn möglich war, kein Recht, seinem Leben meine Ziele aufzuzwingen. Wenn ich ein besserer Mensch wäre, ein weiser und einsichtiger Mensch, hätte ich ohne Vorbehalt darüber gejubelt, daß er einverstanden und fähig war, diesen Schritt zu gehen. Sicher war diese Einstellung der Tenor dessen, was ich sagte, als wir in die Stadt fuhren, seine Habseligkeiten ausluden und uns verabschiedeten. Ich war herzlich in meinen Gratulationen und Aufmunterungen, stolz in meinen Lobreden, äußerte mich voll optimistischer Zuversicht gegenüber Adam, daß dies die erste Sprosse auf der Leiter seines Erfolgs sein würde.

Aber als wir zurückfuhren, lauerte in mir etwas ganz anderes: Dieses andere Ich hatte die Arme eng verschränkt, den Mund zu einem Strich zusammengekniffen, die Schultern in ohnmächtiger Wut hochgezogen. Es forderte Besseres für Adam. Es forderte, daß er nicht für den Sündenfall eines anderen Menschen büßen mußte, für ein Verbrechen, das in Unwissenheit oder sträflicher Achtlosigkeit begangen worden war, noch bevor er zur Welt kam.

Adams Auszug war für Louise und mich in vielerlei Hinsicht befreiend. Wir waren nicht mehr für seinen Zeitplan verantwortlich, nicht mehr dafür, daß er rechtzeitig irgendwo hinkam, wir mußten ihn nicht mehr abholen, wenn er eine Aufgabe erledigt hatte, mußten uns nicht mehr vergewissern, daß Adam seine Medizin nahm, saubere Sachen anzog, sein Bett machte, seine Pflichten im Haushalt erledigte. Wir wurden uns bald bewußt, wieviel unserer Zeit wir automatisch mit all den mechanischen Anweisungen zugebracht hatten: Adam, sitz gerade. Adam, sag danke, wenn dir jemand einen Gefallen tut. Adam, das Stück Kartoffel auf deiner Gabel ist zu groß. Adam, mach die Tür zu, wenn du rausgehst. Adam, wisch deine triefende Nase nicht an der Wand ab. Adam, spül runter, wenn du auf der Toilette warst. Adam, dein Hemd sitzt verkehrtherum. Adam, mach Licht und Radio aus, wenn du schlafen gehst.

Nach jahrelanger Wiederholung hatten wir diese Sätze schließlich gesagt, ohne sie zu begründen. Mit direkten Befehle kamen alle Beteiligten leichter zurecht als mit umständlichen, langweiligen, und letztendlich vergeblichen Erklärungen. Appelle an die Logik hatten bei Adam nie etwas bewirkt. Mit der Frage »Warum?«, gleichgültig in welchem Zusammenhang, war man bei ihm noch nie weitergekommen, seit seiner Kindheit nicht. Er sagte dann nur das auf, was wir seiner Meinung nach hören wollten. Er riet genauso oft richtig wie falsch, was unsere Frustration nur noch steigerte. Wir hatten uns so daran gewöhnt, *für* Adam zu denken, daß die Stille des Hauses nach seinem Auszug etwas gespenstisch Luxuriöses an sich hatte, wie das Schweigen eines Gemäldes oder eines Buches.

*

Erst nach einer ganzen Weile besuchte ich Adam an seiner Arbeitsstelle, und als ich ihn sah, wußte ich warum. Ich ging in das fast leere Restaurant der Kegelbahn – Der Rote Hahn – und erspähte meinen

Sohn durch die offene Tür, die in die Küche führte. Ich erhaschte nur einen ganz flüchtigen Blick, als er ein paar Schritte von mir entfernt aus dem Blickfeld verschwand, aber das genügte. Er verkörperte die Tatsache, daß jetzt niemand mehr all die oft wiederholten Ermahnungen überprüfte – ein Eindruck, der sich bestätigte, als er mir ein paar Minuten später in einer Nische des Restaurants gegenübersaß.

Ich hatte mir vorgenommen, unter keinen Umständen zu kritisieren, also sagte ich nur zu mir selbst: »Adam, wo ist deine Brille? Du kannst ohne sie nicht sehen.« Ich sagte kein Wort darüber, daß er sich seit geraumer Zeit nicht rasiert oder das Gesicht gewaschen hatte. Ich kritisierte auch nicht seine Kleidungswahl: ein abgetragenes T-Shirt im frostigen November, ein Paar schäbiger Jogginghosen, die er offensichtlich ohne Unterwäsche trug, und die völlig kaputten Turnschuhe, die er schon vor Wochen wegwerfen sollte. Seine Fingernägel waren lang und eingerissen, seine Zähne nicht geputzt, sein Haar ungebürstet. Auf seiner Unterlippe zeigte sich ein frischer Blutfleck, die Folge davon, daß seine Haut in der trockenen Winterluft leicht spröde wurde. Während seiner ganzen Schulzeit hatte ich ihm von Oktober bis März Lippenpomade aufgeschmiert – mein letzter Handgriff, bevor er morgens aus dem Haus ging. Heute unterdrückte ich mein Bedürfnis, ihn daran zu erinnern.

Ich fragte vielmehr nach seiner jüngsten Verletzung, einer Brandwunde am Unterarm, die er sich zugezogen hatte, als er gegen einen heißen Ofen gestolpert war. Niemand, Adam am allerwenigsten, schien genau zu wissen, wie das passiert war. Aber wahrscheinlich hatte er an einem der vielen Tage, an denen er seine Mittagsmedizin nicht genommen oder das Lunch ausgelassen hatte, einen kleineren Anfall gehabt. Dieser hier war zwar keine größere Attacke gewesen, aber auch die waren vorgekommen. In nur ein paar Monaten an seiner Arbeitsstelle war Adam dreimal mit dem Krankenwagen zur Notaufnahme des Mary Hitchcock-Krankenhauses gebracht worden, nachdem er zusammengebrochen war. Er hatte sich den Kopf am Boden angeschlagen, hatte sich einen Bluterguß am Bein und eine blutende Nase geholt, und jedes Mal hatte man nachher festgestellt, daß die Krämpfe ausgelöst worden waren, weil die Medikamentenkonzentration in seinem Blut zu niedrig war.

Wenn er auf sich selbst gestellt war, brachte Adam manchmal seine Dosierung durcheinander: Er »erinnerte« sich dann, daß er sein Dilantin oder Tegretol genommen hatte, aber er verzerrte den zeitlichen Rahmen. Nach 17 Jahren Anleitung verwechselte er immer noch Frühstück und Mittagessen oder Mittag- und Abendessen. Die Stunden, die zwischen den Mahlzeiten lagen, verflüchtigten sich in seiner Erinnerung. Oder umgekehrt schienen sich die Minuten zwischen dem Schlucken einer Tablette und dem Zu-Tischsitzen zu multiplizieren. Dann überdosierte er und wurde schläfrig, lethargisch. Hin und wieder, davon war ich überzeugt, vergaß Adam seine Medizin absichtlich – soweit er eben zu absichtsvollem Handeln fähig war. Ein stummer Zorn auf seine Abhängigkeit, die Routine, das Leiden. Er wurde wütend auf die Tabletten und schob sie verächtlich weg – nur um später teuer für seinen Trotz zu bezahlen.

Jetzt hielt er mir seinen Arm zur Untersuchung hin. Eine lange, rote Narbe, geformt wie die Klinge eines Schwertes, zog sich von seinem Handgelenk bis zum Ellbogen. Der behandelnde Arzt hatte sich mir gegenüber beklagt, daß Adam den Verband nicht sauber gehalten und ihn oft abgenommen habe, um die Wunde zu untersuchen, und daß der Heilungsprozeß daher weder schnell noch optimal verlaufen sei. Die bleibende Narbe würde auffälliger sein als notwendig.

Aber davon sprach ich nicht. »Sieht viel besser aus«, sagte ich.

Adam hat, wie ich, ohne Brille ein »faules« Auge. Während das eine Auge fokussiert, schweift das andere ab. Sogar, als er die durchsichtige Plastiktüte öffnete, in der er aus seiner Pension etwas zum Essen mitgebracht hatte, schien er über meine Schulter zu sehen.

»Was ist mit deiner Lunchdose passiert?« fragte ich und meinte damit das teure Ding, das Louise für ihn gekauft hatte, als er hier mit seiner Arbeit anfing.

»Der Griff ist locker«, sagte er. »Deshalb benutz' ich sie vorsichtshalber nicht.« Er packte drei Sandwiches aus, drei hartgekochte Eier und eine Banane und begann methodisch zu essen. Das Blut auf seiner Lippe wurde bei jedem Bissen abgewischt, und als er kaute, erschien es wieder. Ich wollte mit meiner Serviette über den Tisch reichen und es abtupfen. Ich wollte in die Drogerie nebenan laufen und Vaseline kaufen. Ich wollte eine Menge Dinge tun, aber Adam würde sie sofort wieder aufgeben, sobald ich aus der Tür war.

Statt dessen dachte ich an all die Schulpausenbrote, die ich ihm frühmorgens geschmiert hatte. Eine Zeitlang, vielleicht ein Jahr lang, hatte Adam den gesamten Inhalt seiner Lunchdose im Schulbus verspeist, wenige Minuten nachdem er gefrühstückt hatte. Zur Mittagszeit hatte er dann nichts zu essen gehabt. Dann kam eine andere Phase, in der er überhaupt nichts aß. Eines Tages suchte ich etwas in seinem Schrank und entdeckte ein Depot vergammelter, schimmeliger Brote, Kekse und Obst, die er dort in eine Ecke gestopft hatte.

Heute bestand Adams Mahlzeit aus trockenen Weißbrotscheiben, dazwischen dünne Scheiben Mortadella. Keine Mayonnaise oder Senf. »Ich glaube, es schmeckt besser, wenn du das ein bißchen aufpeppst«, bot ich an. Er mühte sich ab, ein Ei aufzuschlagen, beugte sich in seiner Kurzsichtigkeit tief über den Tisch und klopfte die Schale, bis eine Reihe von Rissen erschien. Dann schälte er das Ei, wobei er jedes einzelne Stückchen Schale für sich in die Plastiktüte fallen ließ. Als die Oberfläche des Eis sauber war, biß er hinein – ich konnte nicht an mich halten. »Versuch's doch mit ein bißchen Salz. Das bringt den Geschmack heraus.« Er tat mir den Gefallen, löste aber eine weitere Erinnerung in mir aus, als er den Salzstreuer buchstäblich gegen das Ei drückte. Jahrelange Anweisungen hallten in meinem Kopf wider: »Halt die Ketchupflasche von dem Hotdog weg, wenn du etwas draufgibst, Adam.« »Drück den Pfefferstreuer nicht auf die Kartoffeln, Adam.« »Halt den Milchkarton über das Glas, Adam.«

Er kostete das gesalzene Ei und erklärte es als Verbesserung, aber als er mit den anderen beiden Eiern weitermachte, vergaß er das Salz. Ich auch. Allem Anschein nach achtete Adam nicht sehr auf das, was er aß. Essen schien für ihn ein Akt, der mit sinnlichem Empfinden, mit Vorlieben oder Vergnügen nichts zu tun hatte. Er stopfte sich in den Mund, was vor ihm lag, kaute und schluckte runter und fuhr damit so lange fort, bis nichts mehr da war. Es war gleichgültig, was auf den Tisch kam, er schien ein Gericht nicht vom anderen unterscheiden zu können. Dieser Eindruck hatte mich abwechselnd irritiert und deprimiert. Eine gut zubereitete Mahlzeit war eine der kleinen Freuden des Lebens, die Adam nicht wahrnahm.

Die Unterhaltung zwischen meinem fast 21jährigen Sohn und mir bestand wie immer daraus, daß ich Fragen stellte und er antwortete.

»Was macht die Arbeit?«

»Geht gut.«

»Hast du irgendwelche Filme gesehen?«

»Ich war noch nicht im Kino.«

Ich wies auf die hölzernen Bahnen, die man durch die Innenscheiben sah. »Hast du schon mal gekegelt, seit du hier arbeitest?«

»Noch nicht.«

»Was siehst du zur Zeit am liebsten im Fernsehen?«

»Ich glaub', *Mama's Familie.*«

»Was hast du gestern abend gegessen?«

»So'n Fertigessen.«

»Was für eins?«

Er dachte tief nach, kramte in seinem Gedächtnis. »Weiß ich nicht. Wahrscheinlich war's Maccaroni oder Truthahn.«

Und dabei arbeitete er sich die ganze Zeit durch das mitgebrachte Essen, wie ein Biber, der einen Baumstamm durchnagt.

»Willst du nicht was trinken?« fragte ich. »Milch oder eine Cola?«

»Nein«, sagte er. »Meistens trink' ich überhaupt nichts.«

»Weißt du, daß du eine aufgesprungene Lippe hast? Es blutet. Ist dir das Zeug ausgegangen, das du um diese Jahreszeit immer brauchst?«

Adam berührte mit seinem Finger die Wunde, dann hielt er ihn dicht vor die Augen und untersuchte das Blut. »Nein«, sagte er und wandte sich wieder dem Ei zu.

»Wie war die Arbeit heute?«

Das war eine Frage, mit der etwas anfangen konnte, und er begann mit dem Morgen, wenn er in den Bus stieg. An der Bushaltestelle stieg er aus. Er ging durch die Vordertür in den Roten Hahn. Er hängte seine Jacke an den Haken. Er fegte den Boden mit dem Besen. Er stapelte Teller aus der Geschirrspülmaschine auf. Er nahm seine Jacke und zog den Reißverschluß zu. Er ging nach draußen. Er sammelte die Abfälle auf dem Parkplatz auf. Einen Milchkarton. Ein Stück Zeitung. Zwei Limodosen. Und noch etwas, an das er sich nicht mehr erinnern konnte. Er ging wieder rein. Er zog seine Jacke aus und hängte sie an den Haken.

Ich hörte zu, während Adam wie eine Videokassette bis ins kleinste seinen Tag wiedergab. Die Stunden existierten für ihn als eine Reihe unzusammenhängender Handlungen, weder durch Analyse noch durch kritische Perspektive miteinander verbunden, nicht durch Gefallen oder Nichtgefallen bewertet, nicht durch Ereignisse voneinander unterschieden. Ich nickte und forderte ihn auf fortzufahren, aber ich sehnte mich danach, ihm Worte in den Mund zu legen, die Zwänge seines mühsam fortschreitenden Protokolls zu durchbrechen, einen Funken Sarkasmus oder Witz in ihm zu finden. »Na, Adam«, wollte ich sagen. »für wen wirst du bei der Präsidentschaftswahl stimmen? Was hältst du von der neuen Außenpolitik der Sowjets? Ich habe gerade diese große Kriminalgeschichte gelesen – da mußt du unbedingt auch mal reinschauen«.

Aber das war mein Problem, nicht seines. Wo lag die feine Trennlinie zwischen Akzeptanz eines Zustandes, den ich nie würde ändern können, und Verzweiflung oder, noch schlimmer, Gleichgültigkeit? Wann würde ich aufhören, zu wollen, zu fordern, zu empfinden, daß Adam betrogen worden war? Wann würde ich loslassen, wann würde ich mein Verlangen bezwingen, ständig sein Leben antreiben, seine Interessen steuern, seine Gedanken denken zu wollen? Ich war nicht stolz auf meine Klagen. In Wirklichkeit taten sie Adam schon lange nicht mehr gut, störten den Pulsschlag der Vater-Sohn-Beziehung, die er wahrscheinlich bevorzugen würde. Ich versuchte, mir dieses Lunch aus seinem Blickwinkel vorzustellen, und alles war vollkommen zufriedenstellend, sogar besser als zufriedenstellend: Papi hatte gesagt, er würde kommen, und Papi war gekommen. Kein Problem. Er mußte nicht befürchten, daß er sich nicht richtig an die Anweisungen erinnert hatte. Adam hatte sein Lunch nicht vergessen. Er hatte seine Medizin dabei und hatte sie eingenommen. Er war nicht kritisiert worden. Er war auf vertrautem Terrain, wo er entspannt war. Er hatte keinen Fehler gemacht. Es hatte keine Fragen gegeben, um deren Antwort er ringen mußte. Keine Störung der vertrauten Muster, und der Rest des Tages würde planmäßig verlaufen, nichts Unerwartetes.

Ich zweifelte nicht daran, daß Adam sich freute, mich zu sehen, daß er allein schon meine Gegenwart als angenehm empfand. Auf emotionaler Ebene brauchte er von mir nicht mehr als meine stillschweigende Anerkennung. Es gefiel ihm, die Kategorie »Papi« in seinem Leben zu haben – Darsteller im Fensehen hatten Papis und er auch. Es gefiel ihm, eine Person zu haben, mit der er genügend gemeinsame Vorgeschichte teilte, um ein wenig plaudern zu können. Ich bestätigte seine Welt, und mehr wollte er nicht. Das Verlangen nach mehr kam nur von mir.

Ich glaube, Adams Geburtstage sind die schwersten Jahrestage – auch wenn ich als Adoptivvater nicht dabei war, um Adams ersten Schrei zu hören, um die atmende Wärme seines Körpers zu fühlen, der zum ersten Mal Bekanntschaft mit Luft machte. Ich war nicht da, um seine Finger zu zählen, um lauthals meine Überraschung darüber auszudrücken, daß das Baby ein Junge war, um mich von der Zuversicht, die seinem neuen Dasein innewohnte, trösten zu lassen.

Soweit ich weiß – soweit es sich aus der Summe gesammelter Biographien, geteilt durch die Tragik jedes einzelnen Falles, schließen läßt –, kann die Entbindung meines zu früh geborenen Sohnes wohl kaum ein freudiges Ereignis gewesen sein. Die meisten Fetalen Alkohol-Babies treten besudelt mit abgestandenem Wein ins Leben. Ihr Fruchtwasser stinkt buchstäblich nach Schnaps oder Wein, und der ganze Operationssaal hat eine Ausdünstung wie nach einer Drei-

Tage-Party. Die Belegschaft des Kreißsaals, die immer wieder Zeuge solcher Entbindungen wird, erzählt von unterernährten Babies, die vom Delirium tremens geschüttelt werden, sobald die Nabelschnur durchtrennt ist, die ihnen Nahrung und Gift geliefert hat. Krankenschwestern schließen die Augen, wenn sie daran denken. Ein Baby im Schüttelkrampf, mit Entzugserscheinungen wie ein Obdachloser im Delirium, dem man den nächsten Schuß vorenthält – das ist schwer zu vergessen.

Verglichen mit dem Idealzustand, steckte Adam von Anfang an tief in der Klemme. Er begann sein Leben wahrhaftig anders als ein Kind, das seinen Marsch durch die Jahre ohne Fesselnarben an den Knöcheln beginnt, das normal funktionierende Augen und Ohren hat und nichts mitschleppt als das, was es unterwegs aufgelesen hat.

Adams Geburtstage sind Mahnmale für mich. Bei jeder Feier zur Erinnerung an seine Geburt versetzt es mir einen Stich, steigt die Wut in mir auf, daß er nicht unversehrt geboren wurde. Ich trauere um das, was er hätte sein können, hätte sein sollen. Diese Augenblicke, in denen der Ausdruck des Verstehens oder des Mitgefühls oder der Neugier schnell wie ein Windstoß, unerwartet wie die Stimme Gottes über sein Gesicht huscht – diese Momente sehe ich vergrößert wie unter der Lupe und halte sie in mir lebendig. Einmal sagte er im Auto zu mir – die Worte kamen ohne jeden ersichtlichen Zusammenhang: »Kansas liegt zwischen Oklahoma und Texas«. Aber als ich mich verblüfft umdrehte, laut zustimmte, immer noch bereit, nach all diesen Jahren ein verborgenes Talent oder eine Passion für Geographie, für irgend etwas zu entdecken, war dieses mögliche Wesen schon verschwunden.

»Warum hast du das gesagt?« fragte ich.

»Was soll ich gesagt haben?« antwortete er. »Ich habe nichts gesagt.«

Der 16. Geburtstag, der 18. Geburtstag. Die Meilensteine. Der Führerschein, die Wahlberechtigung, die Geburtstage auf der Schwelle zum Erwachsensein. Das waren die Tage, die ich mir ausmalte, als ich darauf lauerte, in der Post eine Antwort auf meine erste

Adoptionsbewerbung zu finden, die Tage, die sich wie entfernte Wolkenkratzer darstellten, während ich mich durch meine Jahre als Vater träumte. Ich hatte mir wenig konkrete Gedanken darüber gemacht, was dazwischen kommen würde, aber an diesen herausragenden Tage hatte ich nie gezweifelt. Sie waren die Säulen, denen ich folgte, die Oasen der Gewißheit. Während ich allein in der Hütte in Alaska oder im Apartment in der Nähe von Franconia darauf wartete, daß endlich die Entscheidung über mein zukünftiges Leben fallen würde, plante ich schon die kunstvollen Kuchendekorationen für jene großen Geburtstage, dachte an die wichtigen Geschenke, auf die ich sparen würde. Es mag merkwürdig klingen, aber noch bevor ich Adams Namen wußte, begann ich schon zu antizipieren, wie es sein würde, ihn schließlich seine eigenen Wege gehen zu lassen. Ich freute mich auf die stolzen Tage, wenn die Welt erkennen würde, daß mein Sohn immer mehr auf eigenen Füßen stand. In meiner Vorstellung waren das die stärksten Bande, die mich mit ihm verknüpften.

Als diese Geburtstage einer nach dem anderen kamen und gingen – kein bißchen so, wie ich sie erwartet hatte –, trauerte ich doppelt. Einmal ganz selbstsüchtig um mich und zum anderen um Adam, weil er nicht wußte, was er alles verpaßte, was er schon verpaßt hatte, was er noch verpassen würde. Am liebsten hätte ich diese Geburtstage durchbrochen, wie ein Zug in vollem Tempo eine schwache Sperre durchbricht. Ich wollte sie hinter mir haben und wieder in die anonymen Jahre eintauchen, für die ich mir keine Vorbilder gebastelt hatte, die sich an nichts Offenkundigem messen lassen mußten, für die es keine Kuchen gab – mit Kerzen, die nie angezündet würden.

Es traf sich, daß Adam gerade 21 wurde, als dieses Buch kurz vor seiner Vollendung stand, und es schien sich gut zu treffen. An seinem Geburtstagmorgen stand ich früh auf und buk ihm einen Zitronenkuchen, seinen Lieblingskuchen, und ließ die Schichten abkühlen, während ich nach Hanover fuhr, um ihn abzuholen. Seine Geschenke waren eingewickelt und lagen auf dem Küchentisch – ein Elektrorasierapparat, Kleidung, ein Garfield-Kalender. Zum Geburtstagsabendessen hatte er sich Tacos gewünscht, und wie immer hatte ich für die Kuchenmitte eine Wunderkerze aufgehoben – diese Sorte, die sich immer wieder entzündet, egal, wie oft man sie ausbläst.

An Adams Haus empfing man mich mit der Neuigkeit, daß er gerade einen Anfall gehabt hatte, einen kleinen diesmal, daß er aber noch erschöpft davon sei. Ich half ihm in den Mantel, bückte mich, um ihm die Schuhe zuzubinden; unterdessen sprach ich davon, welchen Spaß wir den Tag über haben würden. Er sah aus dem Fenster. Erst vor einer Woche hatte er seinen Tellerwäscherjob verloren. Im Dezember hatte er mehrere Anfälle gehabt, teils, weil sich sein Körper an eine veränderte Dosierung der Medikamente anpassen mußte, teils, weil Adam überhaupt keine Medizin mehr genommen hatte. Die Versicherung der Kegelbahn war beunruhigt, und da nach Weihnachten auch noch die Geschäfte zurückgingen, war die Angelegenheit besiegelt. Jetzt war er für ein paar Wochen wieder in Hartford, während Ken Kramberg und seine Kollegen nach einer neuen Stelle für ihn suchten. Ich dachte, daß Adam vielleicht über die veränderte Sachlage deprimiert sei, also versuchte ich ihn aufzumuntern, während wir auf der vertrauten Straße Richtung Süden nach Cornish fuhren.

»Na, Adam«, begann ich die Konversation und kratzte die konventionellen Worte zusammen, »fühlst du dich älter? Was ist das Gute dran, 21 zu werden?«

Er dreht sich zu mir um und grinste. Es *gab* etwas Gutes daran.

»Naja«, antwortete er, »die Jungs in der Arbeit sagen jetzt, ich bin alt genug, um zu trinken.«

Seine Worte aus heiterem Himmel waren wie ein Tritt in den Magen. Sie verdrängten jeden Gedanken aus meinem Kopf.

»Adam, das kannst du doch nicht machen«, protestierte ich. »Ich habe dir über deine richtige Mutter erzählt, über deinen anderen Vater. Erinnerst du dich, was mit ihnen passiert ist?« Ich wußte, daß er sich erinnerte. Ich hatte ihm die Geschichte mehrmals erzählt, und wir waren sie noch einmal zusammen durchgegangen, als er Teile dieses Buches las, oder ich sie ihm vorlas.

Adam dachte einen Moment nach. »Sie waren krank?« bot er schließlich an. »Hab' ich deswegen Anfälle?«

»Nein, sie waren nicht krank. Sie sind gestorben, Adam. Sie sind gestorben, weil sie getrunken haben. Wenn du trinken würdest, könnte dir das auch passieren.« In meiner Erinnerung liefen alle Statistiken über die Söhne von Alkoholikervätern ab und über ihre besondere Anfälligkeit, ebenfalls im Alkoholmißbrauch zu enden. »Es würde sich nicht gut mit deiner Medizin vertragen.«

Adam zog die Nase hoch, wandte sich ab, aber zuvor erkannte ich noch die amüsierte Ungläubigkeit auf seinem Gesicht. Er nahm den Tod nicht ernst, hatte es nie getan. Tod war ein abstrakter Begriff jenseits seiner Reichweite und interessierte ihn daher nicht. Tod war weniger wirklich als der Weihnachtsmann – immerhin hatte Adam in seinem Album ein Photo, das ihn auf dem Schoß des Weihnachtsmanns zeigt. Der Tod war keine Bedrohung, kein ernsthafter Grund, seinen ersten Drink abzulehnen.

Mein Sohn wird für immer durch eine mondlose Nacht streifen, und nur das Heulen des Windes wird ihn begleiten. Erzähl ihm nicht von den Bergen, von tropischen Stränden. Erwarte von ihm nicht, daß ihm beim Anblick eines Sonnenaufgangs die Sinne schwinden oder daß er über das Licht staunt, das durch die Blätter sickert. Für solche Dinge hat er nie Zeit gehabt, und er glaubt nicht an sie. Er kann so dicht an ihnen vorübergehen, daß er sie berühren könnte, aber seine Hände sind nach vorne gereckt. Sie suchen nach Halt, nicht nach Vergnügen. Er fragt sich nicht, woher er kommt oder wohin er geht. Er fragt nicht, wer er ist oder warum. Fragen sind ein Luxus, sie sind denen vorbehalten, die nicht im Regen stehen. Die Schwerkraft drückt Adam so fest gegen die Wirklichkeit, daß er nicht mehr fühlt, wo sie ihn berührt. Einen Ertrinkenden trennt keine Gedankenbrücke vom Verlangen nach Luft, er ist eins mit ihm. Mein Sohn, empfangen und gewachsen in einem Äthanolbad, ertrinkt jeden Tag. Für ihn gibt es kein rettendes Ufer.

Die Adam Dorris-Geschichte, erzählt von Adam Dorris

Die dinge an die ich mich erinnern kann ist als ich in einem pflegeheim gehalten wurde und ich war auf dem boden und spielte mit autos und wie ich spielte kam ein mann durch den flur und stand genau da und ich sah auf und tatsächlich war es mein vater . Ich stand auf und ging direkt zu ihm hin . Dann nahm er mich mit nach hause . Er nahm mich nach hause und wir lebten in einem weißen haus mit einem mann der lebte genau über uns er war überhaupt kein sehr netter mann . Wir lebten damals in sugar hill . Und wenn mein vater arbeiten mußte ging ich immer in eine kindertagesstätte und lernte da wie man so verschiedene sachen tut wie malen und auch wie man singt . Und wie man sachen aus klötzchen baut . Dann kam mein vater wieder und holte mich ab und wir fuhren dann nach hause . Dann lebten wir da eine zeitlang . Danach beschlossen wir dann in ein anderes haus zu ziehen . Damals zogen wir nach infield in new hampshire . Da war ein großer see dort der name des sees wurde mascoma see genannt . Wir lebten in einem kleinen gelben haus wir hatten auch andere nachbeern und sie waren vil netter als die leute mit denen wir lebten . Manchmal neckte mich mein vater und er sagte dann zu mir willste zum see runter Adam willste zum see runter das war wenn ich entweder spielte oder las . Und wenn er das zu mir sagte weinte ich weil ich nicht wußte daß er mich neckte . Ich hatte ein kleines oranges fahrrad das hatte räder die muste man nicht aufpumpen weil die räder hart waren . Der sitz war auch hart . manchmal ging ich rüber und besuchte meine nachbahrn und redete mit ihnen oder spielte einfach mit ihnen . Und nachts wenn ich schlafen ging sperrte mein vater immer die tür ab . Morgens bevor ich aufstand hatte ich das bett ganz schön triefig nas ich wartete auf ihn weil ich erst nicht wuste wie ich ihn auf mich aufmerksam machen sollte . Dann zeigte er mir das wie ich ihn aufmerksam machen solte . Wie ich ihn aufmerksam machen sollte das war an die wand ballern von meinem zimmer aus und im zeigen daß ich auf die toilette mußte . Aber ich hab,s ihm nie gesagt . Ich habe nur immer das bett naßgemacht und einfach dagelegen in dem stinkigen urin . Ich lag einfach da und wartete daß er in mein zimmer kommt . Wenn er in mein zimmer kam roch ich von oben bis unten nach urin . Dann hat er mich in meiner kleinen blechbadewanne baden lassen . Ich habe ein kleines spielzeug mit dem ich in der wanne spiele . Und das war ich und du und müllers kuh aus dem kindergartenvers . Wir hatten damals in unserem haus keine badewanne . Wir hatten nur eine dusche . Ich badete immer mit schaumbad . Er kaufte das manchmal im laden.

Als wir in enfeild in new hampshire lebten nahm mich vater zur kindertagesstätte Norwich die liegt genau in Norwich in Vermont. Genau da brachte er mich hin und dann ging er direckt zur arbeit und ich verbrachte meine zeit in der kindertagesstätte Norwich und machte verschidene arten spiele und solche dinge . Und ich machte da auch mittagsschlaf. Ich aß da auch mein mittagessen . Wenn dann mein tag vorüber war kam mein vater und holte mich ab bei der kindertagesstätte am ende des tages und wir machten uns auf den heimweg . Dann war es wie an jedem tag . Reingehen und rausgehen . Als ich ein bißchen größer war hatte ich mein allererstes weihnachten mit meinen großeltern in Louisville in Kentucky . Ich flog mit meinem vater in einem großen flugzeug nach Louisville . Das eine was ich an dem flugzeug mochte war als wir uns fertigmachen mußten zum abflug in den himmel . Ich mochte es auch wenn das flugzeug schneller wurde wenn es vom flughafen abhob . Und wenn das flugzeug vom boden hochkam konnte ich sehen wie die räder in die flügel von dem flugzeig reingingen . Da waren wir hoch über den wolken . Da bin ich zum ersten mal in einem flugzeug gewesen . Wir waren eine zeitlang im himmel . Wir aßen im flugzeug als wir nach Louisville kamen . Dann nach einer weile machte sich das flugzeug bereit zum landen . Da paßte ich genau auf um zu sehen wie die räder runterkamen . Zuerst kamen die hinteren räder runter und dan kamen die räder an der vorderseite runter . Als wir in dem flugzeug waren konnte ich häuser sehen und autos die sahen aus wie klitzekleine spielzeugautos und laster . Es war fassinirend . Dann war unser flugzeug endlich soweit das es auf dem flug hafen in Louisville landete . Als ich aus dem flugzeug ausstieg mit meinem vater fing ich an zu rennen von einem ende des flughafens zum anderen . Bis ich ganz auser atem war . Dann stiegen wir in omas auto und fuhren zu ihrem haus .

In der minute wo wir ankamen HATTE ich die gewohnheit in die küche von meiner oma zu gehen und den deckel von dem abfalleimer mit meinem fuß aufzumachen . Ich habe das getan seit ich klein war . Ich habe nie vergessen das zu tun seit ich klein war . Und während ich da war ging ich in den zoo mit oma und mit tante marion zum ersten mal . Und während ich mit ihnen zusammen war fuhr ich im zug mit ihnen im ganzen zoo herum . Und während wir in dem zug fuhren sahen wir all die tiere die in dem Louisville zoo waren . Dann gingen wir aus dem zoo raus und begannen uns auf den weg zurück zu omas haus zu machen . Dann kamen wir zu omas haus wir stiegen aus dem auto und gingen rein . Ich sah dan fern und oma machte für uns abendessen . Dann als wir das abendessen gegessen hatten aßen wir nachtisch . Und dann sahen wir ein bißchen fern und dann gingen wir alle direkt ins bett . Ich hatte ein kleines bett am fußende von omas bett . Und wenn ich nicht schlafen konte sagte ich oma immer daß ich nachts nicht schlafen konte . Manschmal kuschelte ich eine weile bei oma im bett . Und dann standen wir auf und frühstückten . Und während sie das frühstücksgeschirr abspülte spielte ich im wohnzimmer mit allen meinen weihnachtsspielsachen die ich von allen bekommen hatte . Ich hatte einen kleinen elektischen spielzeugzug der immer rundherum im kreis fuhr . Und ich saß dann genau in der mitte von der schiene und ließ den zug um mich rum fahren. Und wenn ich aus dem zimmer ging ließ ich den zug von der schiene runterfahren und die batterien waren dann leer . Dann war der zug nicht mehr gut . Ich wurde zum lunch zu Burger King zum ersten mal mitgenommen als ich klein war . Dann als wir oma und tante marion eine zeitlang besuchten machten wir uns fertig zum packen und fuhren nach hause .

Dann als ich größer wurde wurde ich zum ersten mal zur schule in Cornish mitgenommen damit ich meine neuen lehrer treffen sollte . Ich war ganz schön schüchtern beim ersten mal ich lernte die lehrer ein bißchen mehr besser kennen . Und ich lernte auch die anderen kinder dort an der cornish schule kennen . Dann als ich in der fünften klasse war hatte ich eine lehrerin die in ein paar sachen ziemlich streng war . Ich tat etwas in der schule das ich nicht hätte tun sollen und das war ich nahm 25 cents von ihrem pult ohne sie um erlaubnis zu fragen . Das war als ich probleme bekam mit einer von meinen anderen lehrerinnen und das war mit Miss alexion . Da wars daß die richtigen probleme anfangen . Ich wurde in Mr.Hutchins büro mitgenommen damit Miss Alexion meinen vater in der arbeit anrufen konnte und ihm die schlechte nachricht erzählen . Und während miss Alexion mit meinem vater sprach am telefon weinte ich sehr weil ich was tat, was ich nicht häte tun sollen . Dann nachdem sie mit meinem vater gesprochen hatte sprach ich mit ihm . Es war für uns beide nicht sehr angenehm . Weil das bedeutete daß er in der mitte von diesen klassen und besprechungen unterbrochen wordem ist .

Dann als wir in infeild eine zeitlang lebten zogen wir nach Cornish . Und ich ging zur schule in cornish als wir umzogen . Da hab ich dann alle meine neuen lehrer dort kennengelernt . Und den neuen rektor auch . Ich hab da ein paar neue fareunde an meinem ersten schultag kennengelernt . Dann während des sommers fuhren wir die ganze strecke bis nach Neuseeland . Wir gingen dort zur schule wir mußten zur schule laufen von dem haus das wir gemitet haben . Einmal verlief ich mich auf dem heimweg und ich hatte mich total verlaufen obwohl . bis ich endlich meinen weg zurück nach hause fand . Ich hatte diese kleinen plastik lunchdosen die ich mitnehmen mußte jedesmal wenn ich zur schule ging ich mußte mein lunch draußen essen mit meiner klase . Weil sie hatten keine cafeteria in der schule . Und diese schule erlaubte einem auch nicht lange hosen zu tragen . Man durfte in dieser schule nur shorts tragen . Irgendwie wars komisch für mich shorts in diese schule anzuziehen in die ich ging . Außerdem war ich nie zuvor in einer schule wo man in die schule shorts anziehen mußte . In dieser schule war der rektor eine lady statt einem mann . Ich mochte diese schule sehr . Ich hatte einen lehrer als ich dort zur schule ging . Und sie hatten auch eine schulkrankenschwester ich wußte nicht das sie eine schulkrankenschwester hatten die an den zähnen von den schülern arbeitet . Ich dachte es wäre eine krankenschwester die den schülern half die krank waren das es ihnen besser ging .

Dann besuchten wir Auckland eine zeitlang gingen wir runter nach wellington . Wir gingen segeln mit ein paar läuten die ein segelboot hatten . Wir gingen mit ihnen segeln draußen auf einem see . Wir stiegen in ir dinghy das sie hinter dem segelboot herzogen . Wir hielten an einem kleinen strand artigen gelände und wir stiegen in das dinghy und wir wurden rüber zu dem kleinen strand gerudert eine zeitlang odre so. Wir aßen ein bißchen während wir auf ihrem boot waren . Dann nachdem wir eine zeitlang blieben fuhren wir die ganze strecke zurück nach Auckland Neuseeland mit dem Zug . Wir schliefen im zug auf dem ganzen weg von Wellington nach Auckland Neuseeland . Es war eine sehr lange zugfahrt von Wellington den ganzen weg nach Auckland Neuseeland . Als wir auf dem weg zurück nach Auckland waren waren wir die ganze nacht im zug . Es war eine lange zugfahrt zurück .

Dann nachdem wir zurückgekehrt waren von Wellignton taten wir wieder was wir sonst auch taten . Dann war unser letzter tag in neuseeland und auch in der schule . An meinem letzten tag in der schule stand ich vor meiner klasse und erzählte ihnen was ich über Auckland dachte und wie ich die schule fand . Solche sachen eben . Und dann als ich soweit war aus der Auckland schule wegzugehen wurde mir ein buch überreicht von neuseeland das hieß AOTEA-

ROA. Und innen in dem buch hate jeder seinen namen auf ein stück papier geschriben dann das stück papier geklebt das sie alle unterschriben hatten auf die erste seite des buches das mein lehrer für mich gekauft hatte . Dann an meinem letzten tag in Neuseeland erzählte ich allen in meiner klasse die ich hatte daß es mir eine menge spaß gemacht hat . Und daß ich hoffe ich kann ein andernmal wieder kommen . Bevor ich dann von der schule wegging wollte jeder meine unterschrift haben damit sie sich an mich erinnern konnten . Ich schrieb meinen namen auf ein kleines stük papier für jeden in der schule . Dann nachdem ich allen in der schule auf widersehn gesagt hatte ging ich nach hause und als ich auf dem heimweg war verlief ich mich und ich konte meinen heimweg nicht finden . Dann endlich fand ich meinen weg zurück zu dem haus das wir gemitet haben . Ich mußte ein stück einen hügel hochgehen dann war da dieser fahrweg um den ein stahlzaun drum herum war . Und ich mußte diesen steilen fahrweg runtergehen und ich lebte in einem backsteinhaus das ein großes wohnzimmer hatte und eine kleine küche und ein schlafzimmer mit einem großen doppelbett . Wir schliefen in dem doppelbett . Und unten war ein büro und ein extrazimmer mit einem großen klavier in der hinteren ecke von dem zimmer .

Ich mußte eine plastik lunchdose jeden tag mit zur schule nehmen . Und ich mußte mein lunch draußen essen weil die schule hatte keine cafeteria . Und das was ich in der schule noch tun mußte war noch daß ich in der schule shorts tragen mußte weil die schule erlaubte einem nicht in die schule lange hosen zu tragen . Eines tages hatte ich keine shorts die ich in die schule anziehen konnte deshalb hab ich schließlich stattdessen lange hosen angezogen . Dann an meinem letzten tag in der schule wurde ich gebeten mich vorne ins klassenzimmer zu stellen und ich sollte ein paar sachen sagen . Ich sagte daß es mir in der schule sehr gefiel und daß ich auch gern da war . Bevor ich dann aus der schule wegging bekam ich ein buch das hieß ATOEAROA . Dann als ich zurück zu dem haus ging das wir gemietet haben verlief ich mich und ich konte meinen weg nicht finden zurück zu dem haus das wir gemietet haben . Dann endlich mußte ich die straße ein kleines stük hochgehen dann fand ich endlich meinen weg zurück zu dem haus das wir gemietet haben während wir in Neuseeland waren .

Dann an unserem letzten tag in Neuseeland packten wir alle unsere taschen und machten uns auf den weg zum flugplatz und wir kamen zurück mit der Air Neuseeland D.C. zehn und flogen die ganze strecke zurück nach Kalifornien. Und dann von dort aus nahm ich einen VERMONT TRANSIT die ganze strecke zurück nach White river junction vermont . Und als wir nach White river junction reinkamen waren Mr und Mrs. green da um mich zu begrüßen . Ich holte all mein gepäck aus dem bus dann nachdem ich all mein gepäck geholt hatte legte ich es in Mr und Mrs greens auto . Dann fuhr ich nach hause nachdem ich aus dem bus gestiegen war . Ich ging direckt ins bett sobald ich nach der fahrt nach hause gekommen bin .

Dann kam eines tages jeffrey her *(das ist Savas erster Name, den Adam hier verwendet)*. Er war ganz schön niedllich als er zuerst nach New hampshire kam . Er hatte dieses lustige kleine lächeln das er jedem zeigte . Er blinzelte mit den augen und lächelte gleichzeitig . Er hatte das größte lächeln von allen . Außerdem wenn er seinen mund richtig weit aufmachte . Er kann,s immer noch . Als er größer wurde fing er an mehr wie er selber auszusehen . Es war nett ihn als meinen ganz eigenen bruder zu haben als er klein war . Aber jetzt isses so daß er größer und stärker wird . Ich kann mich erinnern als er klein war hatte er immer diese wutanfälle wenn er probleme hatte und er hörte dann nie auf zu schreien . Und wenn vater ihm sagte er sollte aufhören dann schrie er einfach weiter . Außerdem schrie er stundenlang und hörte nie auf . Und wenn er nicht aufhörte wurde er schnurstracks in sein zimmer geschickt . Und wenn er aufhören konnte zu schreien konnte er wieder runterkommen und zum rest der familie kommen. Aber eher nicht .

Wenn er etwas nicht tun wollte und vater sagte ihm er sollte es tun wurde vater wütend und schrie ihn an bis er es tat . Wenn dann jeffrey schwierigkeiten hatte schrie er stundenlang . Und wenn jeffrey nicht aufhörte zu schreien stopte vater ihn automatisch . Jeffrey wollte abends nicht ins bett gehen . Als er klein war . Und er wollte auch keinen mittagsschlaf machen . Als wir in Louisville waren wurde jeffrey zum ersten mal in den zoo mitgenommen . Das war als nur ich jeffrey oma und tante marion da waren damals . Während wir waren fuhren wir im zug im zoo herum und ich und jeffrey ritten auf den ponies . Aber eines wollte jeffrey nicht und das war von den ponies runtergehen und ich auch nicht . Auch als da waren ritten wir auf einem elefant Was ich nicht mochte an dem elefant war der krach den er machte . Ich hielt mir beide ohren zu als der elefant dieses geräusch machte . Aber sonst gefiel mir der rest von dem zoo . Das eine tier aus dem ganzen gesamten zoo das wir mochten war die giraffen am meisten von allen . Und während wir im zoo waren gingen wir auch zum kinder zoo . Dann nachdem wir sie eine zeitlang besuchten und ein bißchen länger machten wir uns auf den heimweg . Und wir waren auf unserem heimweg wir hielten in new york und besuchten Tanet Ginny.

Zum Erntedankvest gehen wir nach new york city um die Erntedankparade anzusehen . Meine tante bleibt in ihrem apartment und shaut der parade zu und ich schaue der parade zu die nicht so weit weg ist von dem apartment . Ich schaue mir alles an von den festwagen bis zu den Heißluftballons . Eines mag ich an der Erntedankparade und das sind die ballons . Einmal war ich da war einer von den ballons drauf und dran zum runterkommen es war snoopy der hat probleme mit dem oben bleiben . Ich glaube snoopy hatte nicht genug heiße luft in sich drin . Snoopy fing an schwierigkeiten zu haben oben bleiben während der parade . Er fing dann an sich vorzubeugen wo ich stand . Snoopy hat fast den boden berührt . Und außerdem landete er fast auf mir . Aber sie haben ihn endlich doch wieder hoch gekriegt . Snoopy hat angefangen sich in alle richtungen zu lehnen . Dann nachdem sie ihn wieder richtig hingekriegt haben wars okay . Snoopy hatte wahrscheinlich nicht genug heiße Luft in sich drin .

Dann schließlich kam madeline in die familie . Als sie in die familie kam hatte sie einen sehr bösen windelausschlag . Vater nahm sie dann raus an schönen sonnentagen und ließ sie nackt in der sonne liegen ohne irgendwas an . Sie hatte diesen windel ausschlag und vater nahm sie dann nach draußen an tagen die schön waren . Sie mochte es nicht draußen zu sein . Sie hatte dieses kleine lächeln das sie jedem zeigte . Sie hatte immer ihr trauriges kleines lächeln . Als madeline ein bißchen älter war hatte sie diese gewohnheit ihre backen mit essen vollzustopfen . Jeffrey hatte diese selbe gewohnheit auch . Und wenn sie ihre backen vollstopften ging vater dannn hinter sie und er drückte ihnen auf die backen und madelines essen kam über den tisch . Vater erklärte madeline das sie nicht ihre backen vollstopfen sollte aber sie tat es trotz dem . Dann eines tages die einzige art wie sie es lernen konnte war abzubeißen wenn jeff es tat Damals hat sies kapirt . Auch Jeff hatte genau das Problem wie madeline . Er mochte es auch sich die backen vollzustopfen . So mußten sie alle aus ihren fehlern lernen .

Als jeff zur kindertagesstätte ging spielte er und rannte und damals rannte jeff und er stolperte über ein anderers kind und er schlug mit dem kopf gegen einen stuhl und da war ein nagel der stand aus dem stuhl raus und er hat sich die stirn aufgeschlagen . Damals strömte das blut ganz schön schnell raus . Einer der lehrer in der kindertagestätte merken daß mein bruder schmerz hat . Damals wurde jeff zum mary hitchcock memorial krankenhaus in hanover gebracht . Vater raste mit ihm direkt zum krankenhaus so schnell wie möglich . Als sie da ankamen wurde jeff ganz schnell direkt in die notaufname gebracht Als er beim krankenhaus ankam wurde er direkt in den notaufnahmeraum gebracht . Während er da war bekam er sieben stiche wo er sich die stirn aufgeschlagen hatte . Und von da an hat er eine narbe bekommen wo er sich aufgeschlagen hat . Als das passierte stolperte er über ein anderes kind von dem namen paul . Als das passierte war ich damals in der schule .

Mein vater und meine schwester und mein bruder waren einmal in einem autounfall . Was meinen vater betrifft er stieß sich die rippen am lenkrad . Aber was meinen bruder jeff und meine schwester madeline betrifft glüklicherweise hatten sie ihre sicherheitsgurte an . Es war der opel in dem sie den unfall hatten . Wir hatten einen VW bus bevor wir den opel hatten . Nachdem wir dann den opel hatten bekamen wir dann einen mazda am 10.Oktober 1981 heirateten wir direkt hinter unserem haus in unserem innenhof . Nachdem wir dann unsere zeremonie hatten gingen wir aus in ein nettes resturant in Claremont zum abendessen . Und als wir dort aßen haben sie unseren mazda mit rasiercreme überzogen . Sie hatten diese kleinen kuchenformen an unseren mazda gebunden . Auf die kühlerhaube des autos schrieben sie in großen buchstaben JUST MARRIED . Sie haben all diese kleinen blechdinger überall am auto festgemacht . Außerdem haben sie auch die rasiercreme über das ganze auto getan . Wir mußten nach hause fahren mit der rasiercreme über unserem ganzen auto . Dann am nächsten Tag sind wir aufgestanden und vater hat uns gebeten das auto zu waschen und die ganze rasircreme runterzukriegen und auch all die kleinen blechdinger abzumachen . In dem augenblick als wir die rasircreme von dem mazda runtermachten merkte Vater daß die farbe von dem mazda runterging während wir die raasiercreme von dem auto runtermachten . Die rasiercreme war auf dem ganzen mazda . Und wir hatten auch diese kuchenformen. Sie waren auch an dem ganzen mazda . Sie waren an den scheibenwischern und auch am kofferraum von dem auto . Und da waren auch ein paar an der antenne von dem mazda festgemacht . Wir sind an dem abend nach hause gefahren mit rasiercreme über unserem ganzen auto . Wir sind an dem abend ausgegangen in ein nettes resturant . Vater hat die kleinen kuchenformen in den kofferraum des autos getan weil er nicht die kuchenformen hinterherschleppen wollte während wir nach hause fuhren . Und er wollte sich auch nicht peinlich fülen während wir nach hause fuhren .

Ich kann mich erinnern als ich mit mom zum ersten mal nach NORD DAKOTA fuhr . Wir packten das gelbe auto voll mit all unseren sachen drin . Wir fuhren das gelbe auto eine ganz schöne weile und damals ist uns das auto abgestorben . Also zogen wir es rüber an die seite der bundesstraße . Mom versuchte das auto anzulassen aber jedes mal wenn sie versuchte es anzulassen leuchtete die alarmlampe auf jedesmal wenn sie versuchte es anzulassen . Also hingen wir zimlich lang fest am rand des high ways wenn ich das NICHT SELBST sage . Ich saß hoch oben auf ein paar felsen . Wir warteten daß hilfe kommt . Ein abschleppauto kam rüber und fragte meine mutter was ist los und sie sagte es ihm . Also erzählte dann Mom ihm über das auto sie brachte das auto zu einer garage in der nähe damit sie es reparieren sollen . Nachdem dann das auto repariert war fuhren wir weiter und versuchten ein motel zu finden . Aber stattdessen schliefen wir in diesen wohnwagen stattdessen . Mom ging rein um unser gelt zurückzukriegen aber wir konnten es nicht zurückkriegen . Also haben wir doch in diesen komischen wohnwagen geschlafen .

Aber dann sind wir wieder aufgebrochen auf die strase nach NORD DAKOTA um omi und opa zu besuchen . Und auch ihren kleinen hund rascal . Also rascal ist ein sehr sehr verspielter hund . Er ist die sorte hund die gern sachen jagt wie zum beispiel einen stock oder vielleicht einen ball . Was ich an rascal mag ist wie er leute begrüßt die zum haus kommen . Und als ich da in Nord Dakota war hatten die leute nebenan ein schwimmbecken . Und an sehr heißen tagen ging ich dann rüber mit Opa und er setzte sich in einen der stühle am beckenrand und las eine zeitschrift oder ein buch . Während ich im becken rumschwamm . Ich durfte nur ungefähr eine stunde im becken schwimmen . Dann war das abendessen fertig wenn wir zurück ins haus innen rein gingen . Morgends standen wir immer auf und ich machte dauerlauf mit opa . Und zum frühstück waren wir dann zurück . Dann den tag über ging ich entweder zum lebensmittelladen oder auf eine fahrradatour mit opa . An manchen tagen gingen opa und louise sie gingen machnmal tennis spielen an den tagen die schön waren . Und während sie spielten half ich dann omi soviel ich kann . Ich half opa soviel ich konnte während ich da war . Ich war froh daß ich ein bißchen helfreich sein konnte während ich da war . Mir gefiel es auch gut louises großeltern kennen zu lernen.

Ich wolte nicht so ein vielfraß selber sein als sie sagte er sollte anfangen und ein bißchen gewicht zulegen . Und während ich da war sagte sie daß ich soviel essen sollte wie ich wollte . Und ich sagte ihr daß ich nicht so ein fettes schwein werden wollte während ich sie da besuchte aber sie sagte sie häte überhaupt nichts dagegen . Sie sagte daß ich mir soviel nehmen konnte wie ich wollte und ich sagte ihr das das zimlich in ordnung war . Aber sie sagte ich muß mehr essen . Ich wollte sie überhaupt nicht entteuschen .

Also nachdem ich dann bei louises großeltern war machten wir uns auf den nach NORD DAKOTA . Und während ich da war machte ich dauerlauf mit ops auf einem felt das einen kleinen laufpfad darauf hatte . Ich machte dann mit ihm dauerlauf am morgen das machte spaß . Ich lief dann auf dem pfad mit ihm auf dem felt das direkt hinter der schule war . Also bin ich auf dem pfad die runde gelaufen ungefähr acht mal und dann habe ich mich auf den heimweg gemacht mit ops . Ich bin mit ihnen spazierengegangen einmal und ich ging rüber über die straße und dann ist omi wegen mir überall suchen gegangen nach mir . Ich war vor ihnen zu hause . Dann endlich kam omi durch den flur in dem augenblick und sie sah mich im wohnzimmer sitzen und fernsehen und sie dachte daß ich verlorengegangen bin . Aber was ich in wirklichkeit getan hatte war ich war über die straße gegangen ohne daß omi und ops mich gesehen haben . Wegen mir hat sich omi eine zeitlang sorgen gemacht als ich beim haus war bevor sie da waren .

Dann danach machten wir uns auf den weg nach hause zurück nach cornish . Dann danach taten wir unsere normalen sachen nachdem ich zu hause zurück war . Wie zum beispiel ich tat das geschirrwaschen den abfall und legte auch meine wäsche weg . Und meistens machte ich meine eigenen jobs ums haus rum . Dann als ich nach hause kam war ich zimlich froh am nächsten tag wieder zu hause zu sein . Ich fing an meinen koffer auszupacken und legte all die kleider weg die ich mit nach NORD DAKOTA mitgenommen hatte . Dann an einem tag schloß mom die ganze gesamte küche weiß zu streichen . Also fuhr sie in die stadt und fuhr hin um weiße farbe zu holen . Dann strich sie die ganze gesamte küche weiß . Es ließ die ganze gesamte küche ganz anders ausseen . Dann fing ich an mit meinen eigenen geregelten Dingen wie meine geschichte an der ich gerade jetzt arbeite . Soweit jetzt hat es mich zimlich viel zeit gekostet daran zu arbeiten . Aber bis jetzt habe ich meine sache zimlich gut gemacht . Es ist ganz schön schwer mich an all die dinge zu erinnern die ich tat als ich klein war . Als ich das ganze anfing habe ichs sehr schnell kapiert . Ich kann mich auch erinnern als ich in der schule war als mein bruder jeff meine schwester madeline und mein vater in einem sehr bösen unfall waren damals . Und was passiert war sie fuhren nach hause und damals sind sie in einen ganz schön bösen unfall geraten …

Einmal mußte mein vater flach auf dem boden liegen im wohnzimmer weil er seinen rücken gezerrt hatte während er seine arobics gruppe gemacht hat damals er hat schließlich ziemlich lang auf seinem rücken gelegen . Während das passiert ist haben wir drei unser bestes versucht nett zu vater zu sein wegen seinem schlimmen rükken . Wir taten alles was wir konnten um ihm weiterzuhelfen . Es war wirklich schwer mit nur uns vieren . Und was meinen vater betrifft er brauchte all unsere hilfe die er kriegen konnte . Das eine bei dem er hilfe brauchte war vom boden hochzukommen . Wenn er einen einzigen muskel bewegte tat es ihm immer sehr weh . Er fand es nicht schön auf seinem rücken zu liegen es war sehr unbequem für ihn . Wenn er also zur toilette wollte mußte louise ihm immer sehr vorsichtig helfen aufzustehen und dann half sie ihm immer zurück ins wohnzhimmer . Und dann half sie ihm immer zurück auf den boden sehr vorsichtich . Es war eine sehr unbequeme lage für vater zum ligen . In paar tagen fühlte sich sein rücken ein bißchen besser mit jedem tag an . Dann nachdem sein rücken wieder wie normal war war er soweit daß er anfangen konnte mehr dinge zu tun . Dann fing er an wieder sein normales Zeug zu tun . Dann einen Tag später wollte er seine arobics gruppe unterrichten und als er zu seiner gruppe ging schaffte er es ein paar treppen ein bißchen zu schnell hochzugehen und das war dann als er seinen knöchel verstauchte es war sein linker knöchel den er verstauchte . Er kam an diesem abend nach hause und hinkte auf einem fuß . Er hatte seinen linken fuß einbandagiert . An diesem abend legte er sich auf die couch mit seinem verstauchten knöchel hoch in der luft. Er legte seinen linken fuß auf ein kissen und tat etwas eis drauf um die schwellung runterzuhalten. Er kam ganz gut rum es störte ihn immer wieder mal hin und wieder aber er schaffte es überall hinzukommen ohne drüber nachzudenken.

Dann nachdem das passierte tat ich was sehr dummes während mein vater und louise zum abendessen war an genau diesem abend. Ich ging ins schlafzimmer von meiner schwester und schlief auf ihrem bett ein bis mein vater und mutter genau an diesem abend nach hause kamen. Als sie die treppe hoch kamen um schlafen zu gehen an diesem abend fanden sie mich beide auf madelines bett liegen. Und ich wurde genau da erwischt. Mein vater fragte mich immer und immer wieder was ich in madelines zimmer tat und ich sagte all diese lügen. Dann endlich mußte mein vater meine fragen für mich beantworten was sehr sehr peinlich war für mich. Dann nachdem er meine frage für mich beantworten mußte schubste er mich raus aus madelines zimmer und mit dem gesicht voran an die wand. Und in diesem augenblick hatte ich schließlich eine beule an meinem kopf. Ich habe mich dann wirklich geschämt. Von da an durfte ich nicht mehr in das schlafzimmer meiner Schwester mehr rein. Mein vater war wirklich sauer auf mich weil ich das getan hatte. Es gefiel ihm auch überhaupt nicht. Dann nachdem das passiert war bat er mich ein mal in ihr zimmer zu gehen ein mal und dann sagte ich ihm daß ich nicht mehr in ihr zimmer gehen durfte dann nachdem ich das zu ihm gesagt hatte sagte er daß ich in ihr zimmer gehen konnte und ich sagte zu ihm daß ich nicht mehr in ihr Schlafzimmer durfte dann verlor er langsam seine gedult mit mir in genau diesem augenblick. Ich war sehr sehr durcheinander in diesem augenblick.

Dann ein mal als ich in meiner goßmutters haus war in Louisville Kentucky sah ich fern damals und während ich das tat bekam ich einen scharfen stich an meinem linken bein von einer wespe. Ich hatte starken schmerz damals. Als meine großmutter sah daß ich starken schmeerz hatte tat sie etwas backpulver drauf um die schwellung zu dämpfen. Dann nachdem sie das drauf getan hatte tat sie eine bandage drauf um das backpulver zu bedecken. Das war als mein vater und meine mutter für ein paar tage weggingen . Sie nahmen das auto meiner tanten als sie auf ihre reise gingen . Und während sie eine weile weg waren taten wir ein paar interessante dinge zusamen . Die dinge die wir taten waren wir gingen in den zoo und gingen zum lunch weg in eine art resturant .

Als sie hochkamen nach new hampshire gingen wir immer zu burger king in Claremont . Ein mal gingen wir hin da war glaube ich ihr grill kaputt und sie mußten damals ihren grill reparieren . Also stiegen wir alle in omas auto und wir fuhren die ganze strecke nach lebanon zu kentucky fried chicken zum lansch . Also war das das erste mal daß wir zu kentucky fried chicken in lebanon fuhren . Wir sind viele male zu burger gegangen als sie beide hier waren . Da war noch was das ich mir angewöhnt habe und diese gewohnheit war mein schulbrot im schulbus essen . Und als mein vater mich fragte ob ich mein pausebrot im bus gegessen hätte sagte ich schließlich ja zu meinem vater . Dann eines tages sagte er zu mir wenn du weiter dein pausebrot im bus ißt bevor zu überhaupt in der schule bist muß ich noch dein pausebrot zusammenklammern . Also sagte ich zu ihm okay papi was immer du sagst dann ging ich genau am nächsten tag in die schule . Wie immer stieg ich in den bus mit meinem bruder und schwester . und dann gerade bevor wir in die schule kamen hatte ich mein lansch im bus gegessen . Dann als es zur mittagszeit kam hatte ich dann kein lunch mehr weil ich es im schulbus gegessen hatte . Dann als mein vater sagte daß er es satt hatte mir die selben Dinge immer und immer wieder zu erzählen beschloß er daß er meine lunchtasche zuklammern würde so daß ich nicht rankonnte bis zur mittagszeit .

Dann nachdem das alles erledigt war Mein bruder hatte dieses problem gute noten zu kriegen auf seiner berichtskarte . Und als vater ihn fragte ob er die klassenarbeit fertig hatte und abgegeben hatte sagte er dann immer ja deswegen dann log er deswegen . Dann kriegt anrufe von seinen lehrern . Und damals fing er an sehr schlecht in der schule zu sein . Vater sagte ihm wenn er nicht anfängt gut in der schule zu sein könnte er keinen sport machen außer er fing an sich zu verbesern . Und von da an fing er an sehr schlecht in der schule zu sein und er log unseren vater an UND ER HAT SICH DANN IN GANZ schöne schwierigkeiten gebracht . Nachdem das passierte wurde sein walkman ihm weggenommen eine zeitlang . Bis er beweisen konnte daß er anfangen konnte gut in der schule zu sein .

Dann nachdem das vorbei war fing jeff an in der schule musikstunden zu nehmen und jeden abend wenn er heimkam übte er dan auf der orgel jeden abend . Er übte dann auf der orgel jeden abend bevor er schlafen ging . Dann als er eine ganz schöne Zeit auf der orgel geübt hatte beschloß jeff sofort aufzugeben . Dann ein paar tage später wurde jeff direkt unter dem rechten auge von einer wespe gestochen .

Dann nach einer weile bestellte vater eine wagenladung holz es kam zu uns in scheiten . Dann nachdem sie uns die scheite geliefert hatten hatten wir mr storrs und die pattersons bei unserem haus sie zersägten das holz für uns . Und spalteten es für uns mit ihrem holzsspalter und nach einer weile kamen einige männer vorbei mit ihrem lastwagen . und sie hielten an um mit dem holz zu helfen . Und als ich von der schule nach hause kam habe ich schließlich das ganze holz erledigt indem ich es alles ganz hinten in der garage gestapelt habe . Und was wir als extra holz hatten stapelte ich auf der rechten seite der garage . Es hat lange gedauert bis ich das holz gestapelt hatte . Ich könte dir das nicht erzählt haben aber holzstapeln ist eines von meinen liebsten hobbies . Ich habe wirklich nicht was gegen holzstapeln überhaupt nicht . Und mein anderes hobby ist rasenmähen . Ich habe kein anderes hobby außer diesen beiden grade da . Ein mal als ich gerade eine reihe holz stapelte war ich fast fertig mit der allerletzten reihe holz als es runtergebrochen ist auf mich drauf . Ich hatte glük meine brille war nicht kaputt . ICH WAR froh darüber . Nachdem das runtergefallen war mußte ich alles wieder noch mal aufstapeln . Dieses mal machte ich den stapel holz stabiler als zuvor . Einmal brach das dach der garage ein und vater dachte das die autos zerstört werden würden endlich brachte er die autos raus aus der garage bevor die garage fast auf die autos runterbrach . Glüklicherweise bekamen wir schließlich beide autos rechtzeitig raus . Dann danach rief vater eine firma an die garagen wieder reparierte . Direkt am nächsten tag kamen sie um nachzusehen was passiert war . Sie hatten diese gewisse Art von hebevorrichtung die nur benutzt wurde um garagen wieder in ihre normale position zu heben . Nachdem sie die garage wieder dahin bekommen hatten wo sie sie hinhaben wollten setzten sie diese bretter innen an das dach der garage um es viel mehr stärker zu machen . Das war als wir den CHEVY MALIBUE hatten und den subaru .

Da war eins das mein vater an diesem auto nicht mochte eigentlich waren da ein paar dinge die er an diesem auto nicht mochte und das waren zum beispiel wenn er rausging um zu versuchen das auto morgens anzulassen um zum arbeiten zu fahren . Er hatte probleme mit dem gelben malibue . Also dann beschloß mein vater das auto zu tauschen und ein anderes zu holen . Wie tauschten dann das auto gegen ein anderes auto nachdem wir den malibue tauschten . Wir bekamen einen bus mit sieben sitzplätzen nachdem wir den chevy malibue eintauschten . Dann bekamen wir den bus wir konnten öfter zusammen wohin fahren . So mußten wir nicht zwei autos auf einmal nehmen . Dann danach nahm mein vater immer den bus zur arbeit öfter als er den subaru nimmt . Mir scheint daß mein vater mehr erfahrung gehabt hat den bus zu fahren als Mami und mir scheint daß mami mehr erfahrung gehabt hat den subaru zu fahren als Vater . Ich sage das nicht um respektlos zu sein . Ich sage nur daß sie beide sehr gute fahrer sind und daß sie beide verschiedene fahrtecnicten haben .

An was ich mich noch erinnern kann ist dieses eine mal im sommer als mein vater mich bat ganz um das haus herum zu gehen und all diese büsche auszugraben die ein klettenbusch genannt werden . Also dann an genau diesem tag kam mein vater zu mir und sagte zu mir Adam von diesem wochenende an möchte ich daß du anfängst all diese Klettenbüsche auszugraben so daß da keiner mehr zu sehen ist . Also dann genau an diesem wochenende begann ich indem ich die Kletten oben neben der scheune erledigt habe . Junge junge das kann ich dir sagen an diesem tag war es echt heiß . Ich arbeitete bis zum schwitzen . Nachdem ich fertig war mit der scheune fing ich an die rückseite des hauses zu machen . Da gabs mehr auf der rückseite des hauses als oben bei der scheune . Dann nachdem das alles damit vorbei war habe ich schließlich die kletten in müllsäcke getan . Na eigentlich habe ich sie alle auf einen großen haufen getan . Und dann nachdem ich alle Kletten auf einen großen haufen getan hatte ließ ich sie dann trocknen über nacht und dann direkt am nächsten morgen nahm ich all die klettenbüsche die alle tot waren und dann tat ich sie alle in dicke, fette müllsäke . Dann nachdem ich mit den kletten ganz fertig war habe ich schließlich mehr kletten ausgegraben . Am hals tat es wirklich weh mehr und mehr kletten auszugraben jedes mal aber es mußte ja doch getan werden . Ich hatte nichts dagegen die arbeit für meinen vater zu tun . Aber da war es manchmal an diesen wirklich heißen tagen wo ich keine lust hatte kletten auszugraben überhaupt nicht aber sie mußten ja doch ausgegraben werden . Also dann ich mußte diese arbeit tun bevor ich irgendwas anders tun konnte . Wenn ich diese arbeit für meinen vater nicht getan häte wären schließlich all diese kletten rund um unser haus gewachsen . Und das wäre eine katastrofe gewesen .

Bibliographie

Es gibt viele gute Literatur zu meinem Thema. Ich nenne hier vier Titel, die vielleicht Sachverhalte und Zusammenhänge der FAS/FAE-Problematik am besten vermitteln.

Abel, L. Ernst, *Fetal Alcohol Syndrome and Fetal Alcohol Effects*, Plenum Press, New York, 1984, 1987.
Hier scheint mir der beste Überblick über die wissenschaftlichen Erkenntnisse zum Thema gegeben. Es ist gut geschrieben und hervorragend dokumentiert.

Streissguth, Ann Pytkowicz, *A Manual on Adolescents and Adults with Fetal Alcohol Syndrome with Special Reference to American Indians*, Indian Health Service, Washington DC, 1986, 1988.
Eine klare und detaillierte Zusammenstellung der Verhaltensstörungen durch pränatale Alkoholschädigung und eingehende Schilderungen, wie Eltern und Erzieher damit umgehen können.

Shkilnyk, Anastasia M., *A Poison Stronger Than Love*, Yale University Press, New Haven, 1985.
Dies ist ein bewegender Bericht über einen Indianerstamm in Ontario, der von dem Alkoholproblem besonders betroffen ist. Trotz seiner Eigenheiten wird an diesem Stamm deutlich, wie grausam chemische Drogen sich bei Frauen und Männern aller ethnischen Gruppen auswirken können.

U.S. Department of Health and Human Services, *Alcohol Health & World Research 10(1)*, Washington DC, Herbst 1985.
Hier berichten führende Wissenschaftler in einer Veröffentlichung des Bundes-Gesundheitsministeriums, die der Verhinderung von pränatalen Alkoholschäden gewidmet ist; insgesamt ergibt sich ein sehr gutes Bild über den Stand der Forschung und des Umganges mit unserem Thema Mitte der 80er Jahre.